Brain-Science & the Arts : Yearning・Healing・Mastering

Edited by **Hideaki Koizumi**

（恋う・癒す・究める）

脳科学と芸術

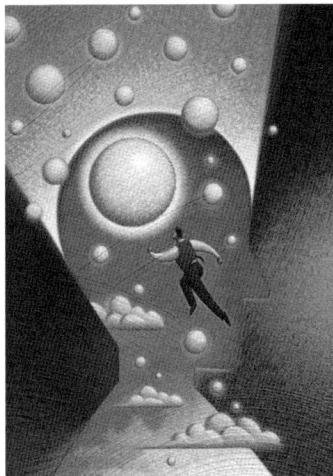

小泉英明 編著

岡ノ谷一夫
齋藤亜矢
港 千尋
入来篤史
川畑秀明
金沢 創
山口真美
保前文高
多賀厳太郎
川村光毅
北浜邦夫
北澤 茂
河内十郎
斎藤公子
野田 燎
舘野 泉
吉松 隆
緑川 晶
河村 満
中井久夫
伊福部 達
檀 一平太
大橋 力
湯浅譲二
篠田桃紅
高橋アキ
北岡明佳
藤井直敬
高田みどり
梅若猶彦
渡辺英寿

工作舎

まえがき……◉小泉英明

芸術は不思議です。ひとつの作品が、鳥肌のたつような感動を与えたり、ときには深く傷ついた心を癒したり、そして、人の将来を一変させる底力を鼓舞したり……とても不思議です。たったひとつの音が、たった一本の線が、心を震撼させることもあります。好奇心の塊《かたまり》である科学者にとっても、それは大きな謎でした。科学者たちも、早くから芸術に深い興味を抱いてきましたし、科学を超えたすばらしさに畏敬の念をもってきました。

本書のテーマ「脳科学と芸術」(Brain-Science & the Arts)は、2つの方向性を含んでいます。ひとつは「脳科学によって、芸術の本質をより深く理解」するものです。もうひとつは「芸術を通じて、脳そして人間をより深く理解」しようというものです。「芸術とは何か?」という永遠の問いかけは古代ギリシャからずっと続いてきましたし、また、これからも答が出ないかもしれません。ただ、かなり強力な見通しを得ることが、「脳科学と芸術」によって初めて可能になるのではないかと期待できるようになりました。

「脳科学と芸術」の背景には、近年、脳科学が急速に進展した状況があります。私たちの脳の働きが、直接、画像や動画として見えるようになってきたのです。創作や演奏しているときの脳の活動、芸術を鑑賞しているときの脳の活動が、そのまま描画できるようになりました。脳を傷つけずに、脳の働きが観察できる非侵襲脳機能描画(non-invasive brain function imaging)の誕生です。ここに至って「脳科学と芸術」研究が現実のものとなってきました。

考えなくてはならないもうひとつの背景は、静かに進む芸術教育への関心低下です。技術革新や経済政策とも呼応して、教育界では、いわゆる「知育」への傾きが大きくなっています。数学や国語などの主要5教科に重心が移り、芸術科目は少しずつ隅へ追いやられています。けれども「脳科学」から見ると、それは望ましい方向とはいえません。なぜなら、いくら知識や技能を頭や体に詰め込んでも、それを世の中のために活用しようとする志《こころざし》やパッションがなければ、なにひとつ始まらないからです。まさに、宝の持ち腐れとなります。

芸術には隠れた「智慧」が満ちていますし、芸術が引き起こす心底からの「感動」こそ、学習意欲や向上心の原点となりうるからです。

私たちの脳は進化の歴史を宿しており、中心から外側へと3層の構造をもっています。中心の脳幹は代謝や循環など生命を維持する脳であり、その周りを古い脳である辺縁系がとり囲んでいます。辺縁系は生きるために必要な本能、つまり食欲・性欲そして意欲などをつかさどっています。そして最後に進化したのが、知性の座であるいちばん外側の新しい皮質です。

この古い皮質と新しい皮質の相克は、本能と理性の相克となりますが、新旧の皮質が調和した志やパッション、そして格調は「感性・知性の協創」をもたらします。芸術は、感性と知性の2つの要素から沸き起こり、たとえて言えば、両者が光輝きながら上昇し、高温溶融して降り注ぐ世界のように感じています。

翻って、大切な芸術評論は、現在、充分に機能しているでしょうか。芸術の将来が危ぶまれている現状に果敢に対処しているでしょうか。そして、真摯な芸術家、若くて才能にあふれた芸術家たちの自由な活動を助けているでしょうか。もし、その逆だとしたら社会の将来は暗然としています。今こそ、芸術評論や芸術ジャーナリズムの底力が、社会から求められているのではないでしょうか。

脳科学から見ると、芸術とはまさに「感性・知性の協創(協奏)」であり、「すばらしい感動の共有」を組織化する営みです。生物種であるヒト(homo sapiens)から人間(a human being)となるためには、この知性と感性の調和が不可欠です。芸術は、平和の原点となる多様性の受容に資するとともに、人間の尊厳と格調を地域性や民族、時代を超えて現前させてくれます。
芸術と人間を深く掘り下げ、科学と芸術の架橋・融合をはかる「脳科学と芸術」のような新たな領域を切り拓くのは、真っ白な深雪をラッセル(雪掻き)して進むのにも似て、とても労力のいる仕事です。けれども、心ある芸術家の方々は大切な時間をこのために割いてくださいました。また、やはり心ある脳科学者の方々も同じようにそうしてくださいました。
この本は、知性と感性の協創の果実、それ自体が科学的な行為であると同時に、ひとつの芸術的な行為といえるかもしれません。この本を手に取られた方々が、もしも同じように感じて新たな科学的=芸術的営みへの活力を得てくだされば、願ってもないことです。

A——4人のチンパンジーの画風[サインペン]

▶A——The painting styles of four chimpanzee artists.

4人のチンパンジーたちの絵にはそれぞれ「画風」がある。[**a**]パンは、ひとつひとつ筆を置くように、細かい線を色ごとに丁寧に並べる。[**b**]ポポは、腕を前後にせわしなく動かして、筆圧をかけ何色でもおかまいなく往復線を重ねる。[**c**]アキラは、大きな体のわりに、点と線を組み合わせた軽やかなタッチが特徴。[**d**]曲線が重なり合いながら全体に広がるアイの絵は、20世紀のアメリカの画家ジャクソン・ポロックのアクションペインティングに似ている、という人もいる。

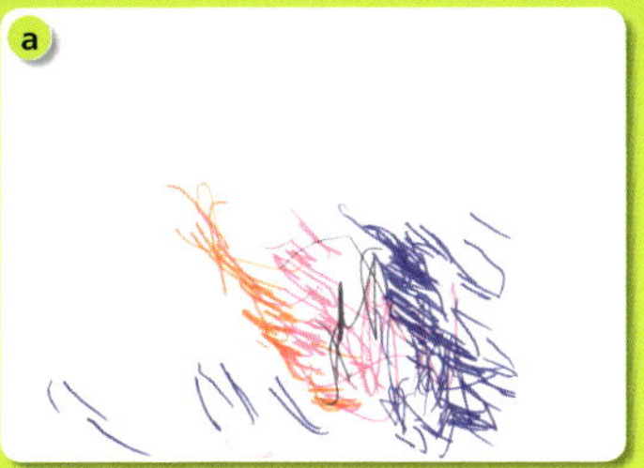
a

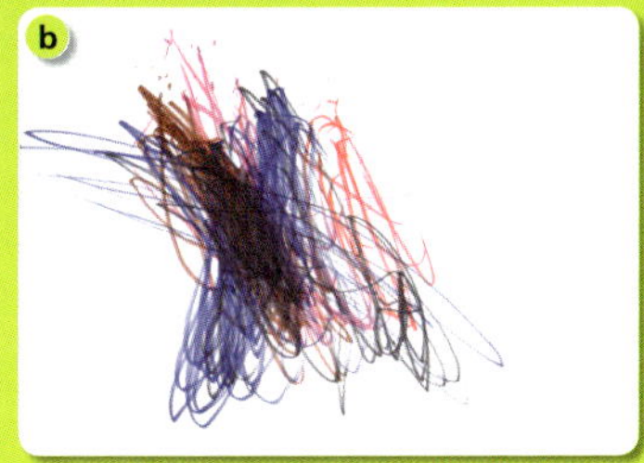
b

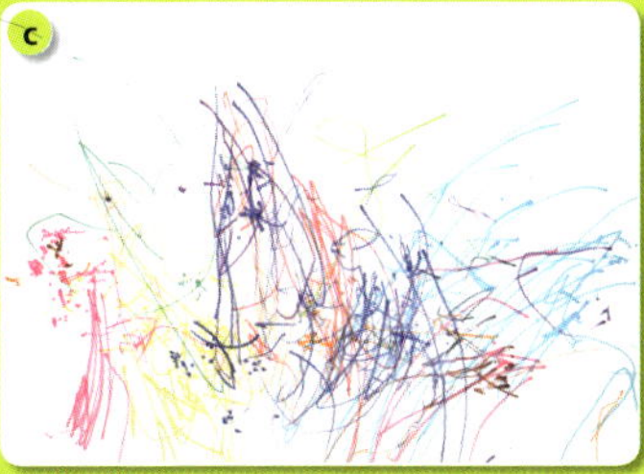
c

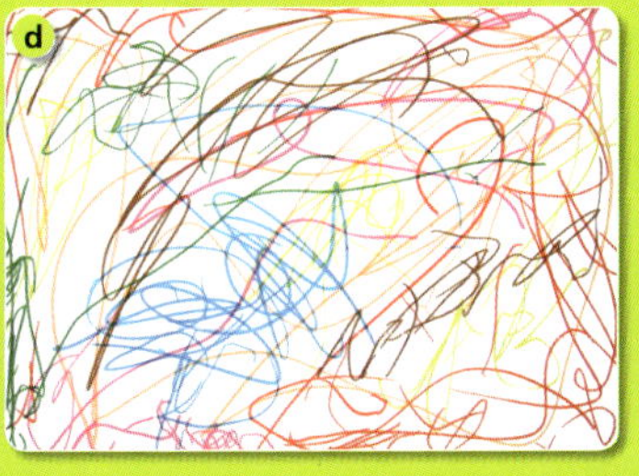
d

B——パンとアイの水彩画

▶B——Watercolors by Pan and Ai.

絵の具に筆で描いても、それぞれの画風をつらぬく。パンは、細かいタッチで色ごとに塗り分け(左)、アイは、くねくねの曲線を全体に広げる(右)。
(図A・Bとも協力:京都大学霊長類研究所→033頁以下参照)。

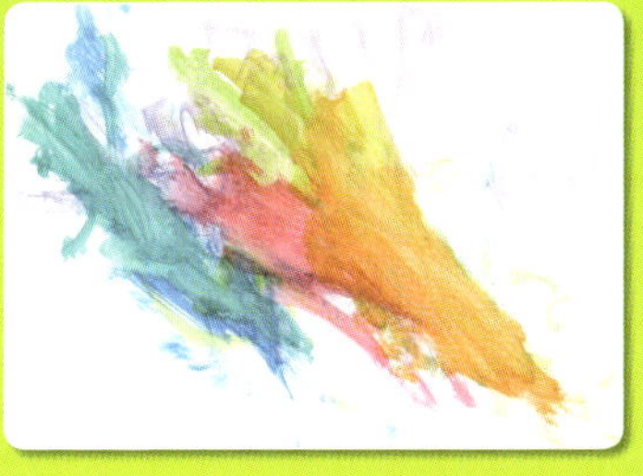

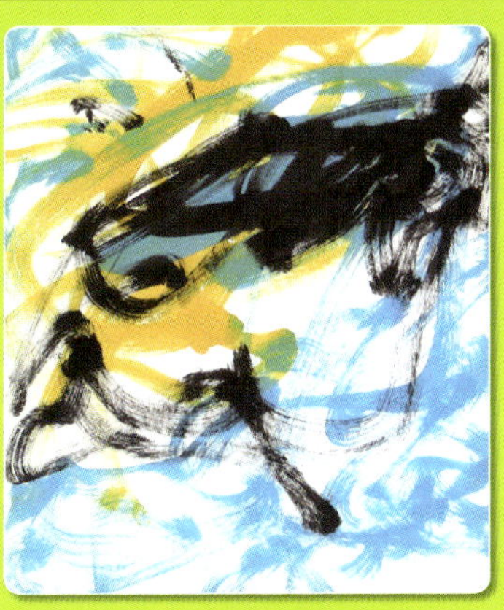

C——「美しい」と感じる脳・「醜い」と感じる脳

▶C——The brain experiencing "beauty" and "ugliness".

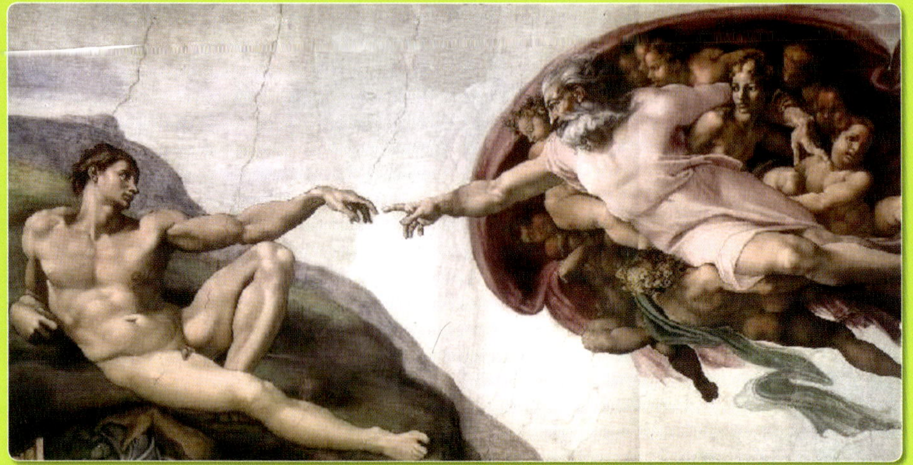

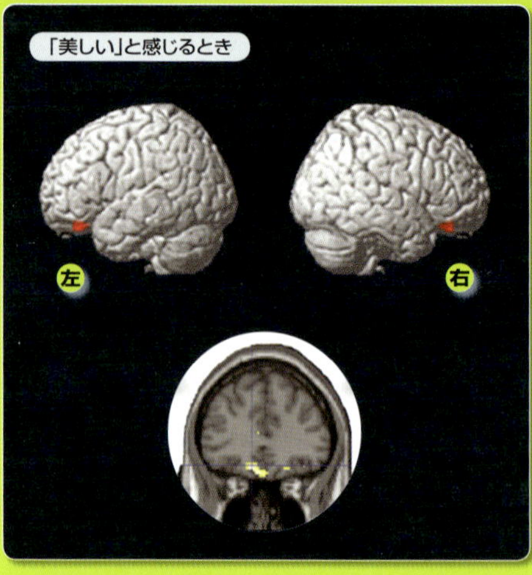

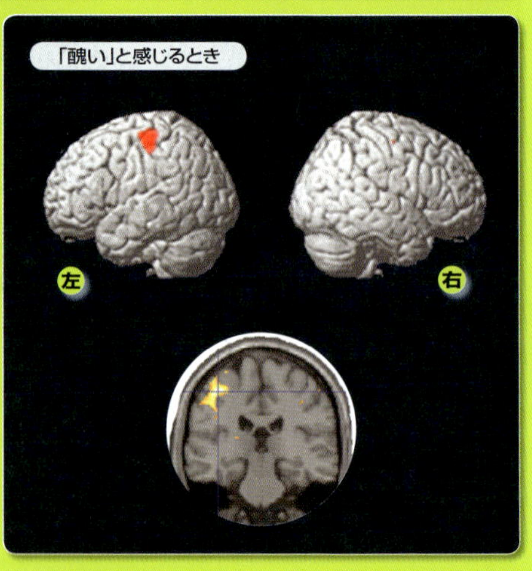

ミケランジェロ「アダムの創造」(システィーナ礼拝堂天井画、バチカン)を見て、ある人は「美しい」と感じても、別の人は「醜い」と感じるかもしれない。「美しい」と感じるときには前頭眼窩皮質の活動が高まり、「醜い」と感じるときには、左脳の運動野の活動が高まる(Kawabata & Zeki, 2004より→071頁以下参照)。

D——歌声を聴く脳

▶D——The brain hearing song.

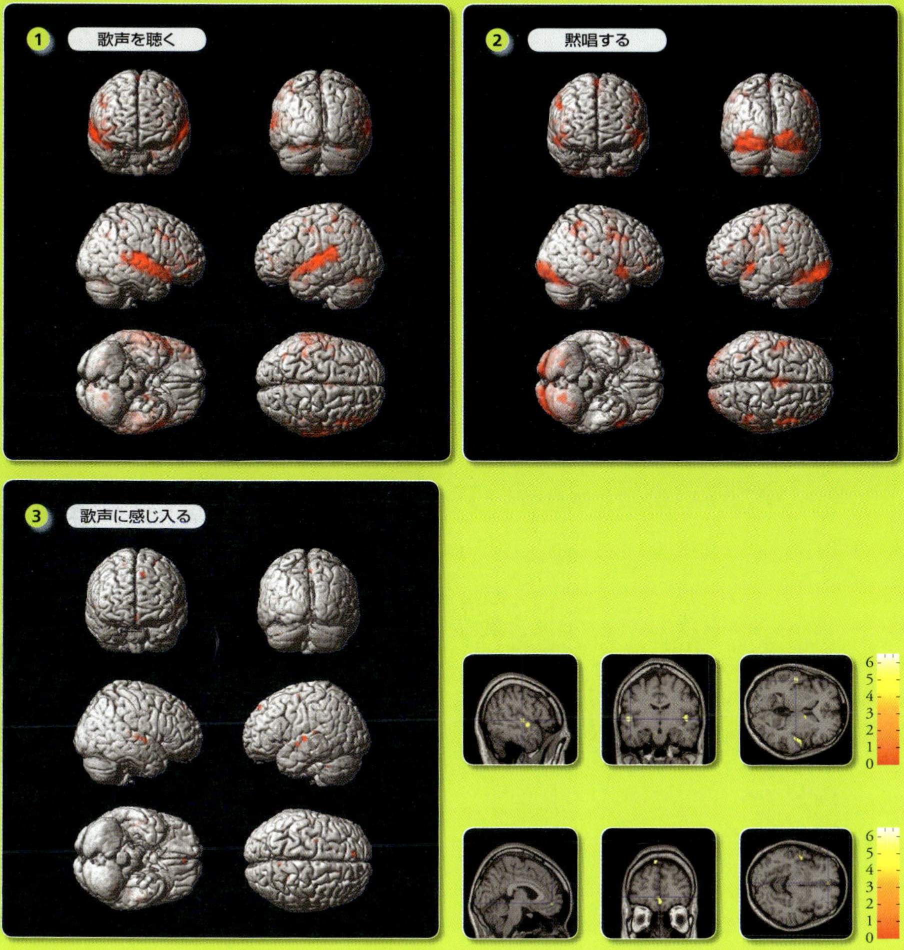

[1] 歌声を聴いているときと無音状態との差。聴覚野と関連領域が活性化している。これらは、歌詞を普通に話している声を聞いているときの状態に似ている。

[2] 声を出さずに頭の中で歌う(黙唱する)ときと安静状態との差。両半球の視覚野、聴覚野、言語野、補足運動野などが活性化している。これらは、黙読をしているときの状態に似ている。

[3] 歌声を聴いているときと会話を聞いている状態との差。両半球の側頭平面や上側頭回などの聴覚連合野とともに、島や前部帯状回などの情動系が活性化している。

Courtesy of Robert Turner: Max-Planck-Institute for Human Cognitive and Brain Sciences, Germany.

E——錯視の妙［錯視デザイン＝北岡明佳→325頁以下参照］

▶E——The strangeness of illusion.

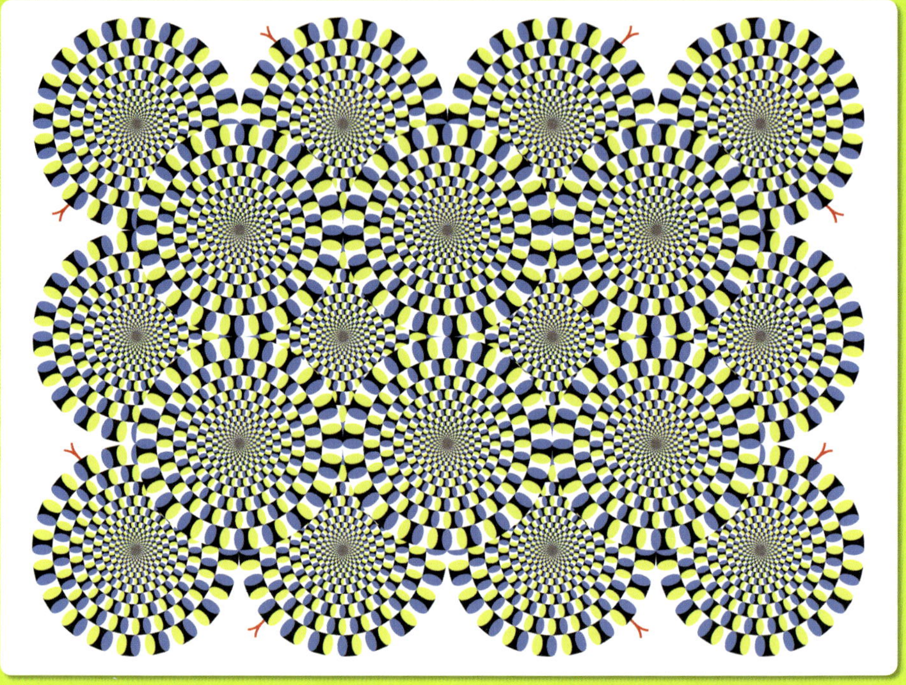

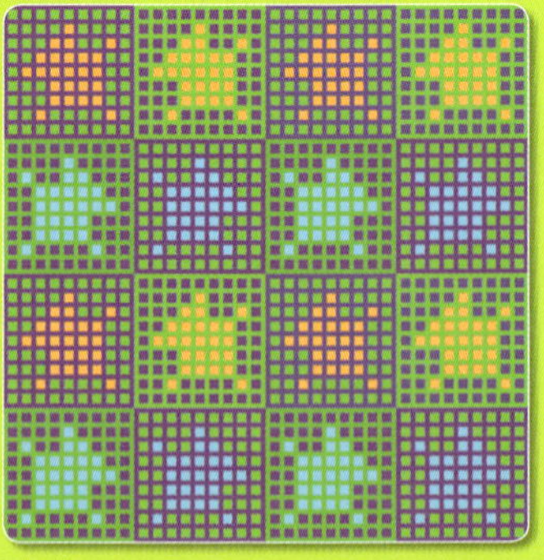

上:静止画が動いて見える錯視、作品「蛇の回転」。ただ眺めているだけで、それぞれの円盤が回転して見える。回転方向は、黒→青→白→黄→黒の方向。見つめているところ（中心視）では、錯視が起きにくい。

下:色の土牢錯視（北岡, 2007c）を用いた錯視デザイン作品「四色の犬」。上から1番目と3番目の列の犬はピンク色とオレンジ色の2種類、2番目と4番目の列の犬は青緑色と水色の2種類がいるように見えるが、それぞれ同じ色である。なお、土牢錯視（dungeon illusion）は明るさの錯視で、Bressan（2001）による。

【第1部】

恋う

芸術衝動の由来と発達

色 見 え で 移 ろ ふ も の は 世 の 中 の

人 の 心 の 花 に ぞ あ り け る

●——小野小町『古今集』巻15

【恋う】——

1

小鳥の歌に見られる美の進化

岡ノ谷一夫

◉

鳥はヒトよりは
ずっと狭い音域しか
聞くことができない。
しかし、その狭い音域で
感覚能力をとぎすまし、
ヒトと同様な聴覚的美を
味わうための機能を
洗練させてきたと
言えよう。

小鳥はなぜ
うたうのか

小鳥には2種類の発声信号がある。ひとつは、敵が来たとき、餌をねだるとき、挨拶を交わすときなど、状況に応じて発する単音節の音で、「地鳴き」とよばれる。もうひとつは、複数の音を組み合わせて発する「歌」である。なぜ小鳥はうたうのだろうか？　そしてなぜ、小鳥の歌は私たちにとっても、美しく聞こえるのだろうか？
この章では、小鳥の歌の生態学、脳科学的な分析から、歌の進化の生物学的な要因を説明し、人間と鳥に共通してみられる美について、そして人間における芸術の起源について考える。
鳥類全9千種のうち、歌をうたう鳥は5千種いる。このうちの多くが、鳴禽類というグループに属する。小鳥の歌は、オスからメスへの求愛行動のひとつであり、同時に、オスどうしの闘争行動でもある。小鳥はさえずることでメスを誘い込み、また同時にライバルとなるオスを追い払っているのである。このような歌の機能は、録音再生実験とよばれる研究により明らかになってきた。小鳥の歌を録音しておいて、それを野外で再生することで、同種のオスやメスがどのような行動を取るのかを調べる研究である（小西，1994; Catchpole & Slater, 1995）。

歌をうたうことは実は命がけの行動

たとえば、シジュウカラという小鳥のオスは、繁殖期になると縄張りを構える。オスは縄張りの境界近くで歌をうたい、ライバルを牽制・威嚇する。縄張りの中に他のオスが入り込むと、実際につつき合いの闘争が始まることもあるが、たいていの領土紛争は、歌をうたうことだけで平和的に解決される。ただし、縄張りを守るために歌をうたうことは、同時に、天敵に見つけられやすいという危険をも犯していることになる。実際、縄張りを守ろうとして歌をうたっているオスが、タカなどに捕食されることは多い。だから、歌をうたうことは実は命がけの行動なのである。
たくさんのシジュウカラが隣接して縄張りを作っているところでそ

の中から一羽だけを捕獲してしまうと、一日も経たないうちに、周りのシジュウカラがその領土を奪ってしまう。しかし、シジュウカラを捕獲して代わりにスピーカーを何か所かに設置し、そこからその縄張りの主の歌をときどき放送すると、しばらくの間縄張りは侵犯されない。また、主のいる縄張りの中にスピーカーを入れて、そこから他のシジュウカラの歌を放送すると、縄張りの主はスピーカーを攻撃する。これらと同様な実験がたくさんの種類の小鳥についても行われ、一般に、小鳥の歌は縄張りを守る機能を持つことがわかってきた。

小鳥の歌のもうひとつの機能、求愛についてはどのように研究されてきただろうか。まず、オスが歌をうたう頻度については、妻がいないオスのほうがよりたくさん歌をうたうことが、シジュウカラをはじめとして、多くの鳥の研究からわかってきた。小鳥のオスは繁殖地につくとまず縄張りを確保し、そこでたくさん歌をうたうことによってメスを誘い込む。いったん妻ができると、うたう頻度はずっと低くなり、縄張りを維持するのに必要最低限しかうたわなくなる。繁殖地に来てもっとも早く妻を得るオスと、そうでないオスは何が違うのか。早く妻を得るオスのほうが歌をうたう頻度が高く、複雑な歌(たくさんの種類の音が含まれる歌)をうたうという結果が、いくつかの種についての研究からわかっている。これらの研究から、オスの歌は求愛の機能を持つことも明らかになった。

小鳥の歌が美しいのはなぜか

ではなぜ、小鳥の歌はヒトの耳に美しく響くのか。これを理解するためには、私たち人間と小鳥の聴覚系についての知識が必要である。音は空気の圧力の変化である。圧力の変化の頻度を振動数または周波数といい、ヘルツであらわす。圧力変化の強さを音圧といい、デシベルであらわす。周波数は音の高さに、音圧は音の大きさに対応する。ヒトに聞こえる音(可聴音域)は、音圧が40デシベルくらいの場合、20ヘルツから20キロヘルツ(20,000ヘルツ)までであるが、40歳以上になると10キロヘルツ程度までしか聞こえなくなる。いっぽう、鳥に聞こえる音は、同じ音圧で200ヘルツから8キロヘルツ程度である。これは、ヒトに比べると非常に狭い範囲である[▶図01]。鳥の声が甲高く聞こえることから、鳥は私たちには聞こえない20キロヘルツ以上の超音波が聞こえると思いこんでいる人もいるが、それは大きな間違いだ。ヒトのほうが鳥よりもずっと広い範囲の音が聞こえる。しかし、実際に音楽に使われる音域は、200ヘルツから8キロヘルツ程度であり、鳥の歌にもやはりこの範囲の音が使われている。だから、鳥の声は私たちにとって音楽的な音の範囲にあると言ってもよい(Fay, 1988)。

音楽を鑑賞するのに必要な聴覚機能はもちろん可聴音域のみではない。音程の違いがどの程度わかるか、そしてどのような和声感を持っているのかが、むしろ大切な要因になる。これらについても、

▶図01——ヒト(白丸)と小鳥(黒丸)の平均聴覚曲線
ヒトのほうが広範囲にわたり優れた聴力を維持している。小鳥の聴力は、1−4キロヘルツで非常に優れているが、それ以下、それ以上ではあまりよくない。

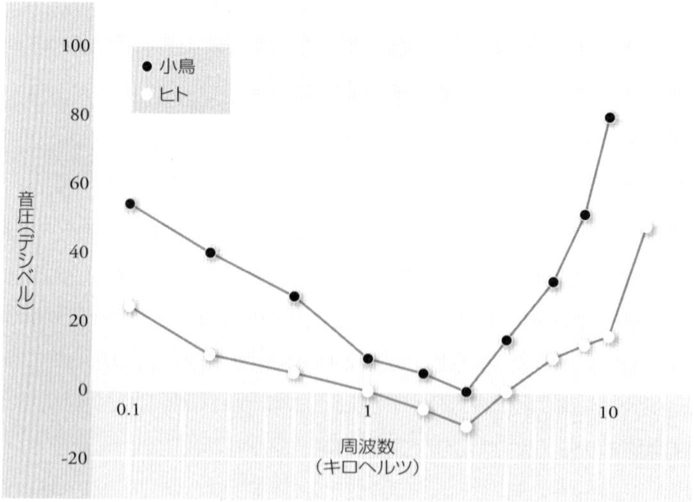

鳥とヒトで重要な類似点がある。

音程の違いの知覚限界は、人間では基準となる周波数の0.1パーセント前後である。すなわち、440ヘルツの音(オーケストラのA音である)ならば、439ヘルツや441ヘルツの音とはじゅうぶん聞き分けがつくというわけだ。小鳥で同様なテストをしてみると、これほどではないが、基準となる周波数の1パーセント前後で聞き分けができることがわかった。人間以外の動物で、これほど小さな周波数の違いがわかる動物は、小鳥以外にはいない。さらに、歌をうたわないハトやニワトリなどの鳥でテストしてみると、10パーセント前後の違いしかわからないそうである。ある音とその半音高い音の差は、周波数にして5パーセントほどである。すなわち、人間や小鳥には半音の違いがわかるが、ハトやニワトリではわからないことになる。小鳥の聴覚は、歌をうたうためにとぎすまされていると言えよう。

小鳥の聴覚は、歌をうたうためにとぎすまされている

音楽にとって、和声感は重要である。2つの音が同時に鳴ったとき、それらが美しい和音を作るか、それとも不協和音を出してしまうかによって、音楽の構成の仕方が変わってくる。3度以上離れた音の協和感と不協和感は、2つの音がつくる「うなり」の周波数に応じて起こる。一方、近接した音の不協和感は、聴覚の分析能力に対応していることがわかっている。人間では、同時になる音が、1/3〜1/4オクターブ未満の場合には必ず不協和感が起こる(むろん、全く同じ音程である1度では不協和には感じない)。1オクターブは8度だから、ドとミbのような短3度音程より狭い音程だと不協和に感じる。この音程差は、聴覚の臨界帯域にほぼ等しい。臨界帯域とは、内耳にある蝸牛管の基底膜上での一定の長さに対応していると考えられている。臨界帯域を測定するには、ある音と白色雑音《ホワイトノイズ》(低い音から高い音まで均等に含む雑音)とを同時に聞かせ、その音がぎりぎり聞こえるまでの音圧に下げる。その後、雑音の幅を信号音の周りで少しずつ狭めてゆき、突然音が聞こえやすくなったときの雑音の幅(雑音に含まれる低い音から高い音までの幅)が、臨界帯域である。この方法で小鳥の臨界帯域を測定すると、やはりヒトと同様に、1/3オクターブ前後であることがわかった。他の動物ではこれはもっと広く、1/2オクターブ前後である。

オスとメスが協和音程でデュエットする熱帯の小鳥

ある種の熱帯の小鳥はオスとメスでデュエットをする。この際、オスの音程とメスの音程は、3度または5度の協和音程であることが多いらしい。このことからも、ヒトの感じる協和感と、鳥の感じる協和感に共通性があることがわかる。

鳥はヒトよりはずっと狭い音域しか聞くことができない。しかし、その狭い音域で感覚能力をとぎすまし、ヒトと同様な聴覚的美を味わうための機能を洗練させてきたと言えよう。このことが、小鳥の歌がヒトの耳に心地よいことの要因になっていることは確かである。鳥の内耳は、ヒトの内耳とは比べものにならないほど小さいが、狭い範囲での美を味わうには十分なのである。

歌は学習される

小鳥の歌と私たちの音楽とはさらに共通点がある。小鳥の歌は、私たちの言語や音楽と同様に、学習しなければ身につかない行動なのである。動物の多くは鳴き声を出すが、学習しなければ身につかない声を出す動物はきわめて稀であり、鳥類、鯨類、そして私たち人間しかいない。小鳥の歌は、これらのうちでもその学習過程の解明がもっともよく進んでいる行動である(岡ノ谷, 2003)。

小鳥の歌学習は、2段階の学習過程を経て進む[▶**図02**]。

まず、生後1か月前後の時期より、ヒナたちは同種の鳥の歌声をよく聞くようになる。これから1-2か月をかけて、小鳥のヒナたちは同種の鳥の歌を記憶してゆくのである。この段階を、感覚学習期と呼ぶ。この過程で形成される歌の記憶のことを、聴覚鋳型とも言う(小西, 1994)。

野外では、さまざまな種類の鳥の声が聞こえるはずだ。小鳥のヒナたちはなぜ、自分が記憶すべき鳥の声がわかるのだろうか。2つの手がかりがあると考えられている。ひとつは、社会的な手がかりである。自分を世話してくれる鳥が父親に違いないから、その鳥の歌声を記憶すれば、同種の鳥の歌を学べるであろう。もうひとつは、ヒナの脳の中に、どのような特徴の音声をより注意深く聞くべきかという情報(生得的偏好)が組み込まれているという可能性である。歌全体が組み込まれているわけではないが(もしそれなら、学習が不要なはずだ)、ある特徴を備えた歌を好むような仕組みがあれば、自然と同種の歌を学べるはずである。

実験によると、これら2つの手がかりがともに有効に働いているようである。ヒナたちは、世話をしてくれた親がうたう歌に興味を示し、ただ聞かせただけの歌にはあまり興味を示さない。また、歌の中で種特有の音響構造を含むものにより注意を向ける。このことは、歌をさまざまに編集して、どのような特徴があればヒナが記憶

▶図02——感覚学習期と感覚運動学習期

大ざっぱな生得的鋳型に合う外界刺激を聴覚的に記憶し、鋳型を完成させる。鋳型をもとに自己の発声を鍛錬し、歌を完成させる。すなわち、ひたすら歌を聞いて覚えるのが感覚学習期。覚えた歌の記憶にもとづいて発声練習をするのが感覚運動学習期。

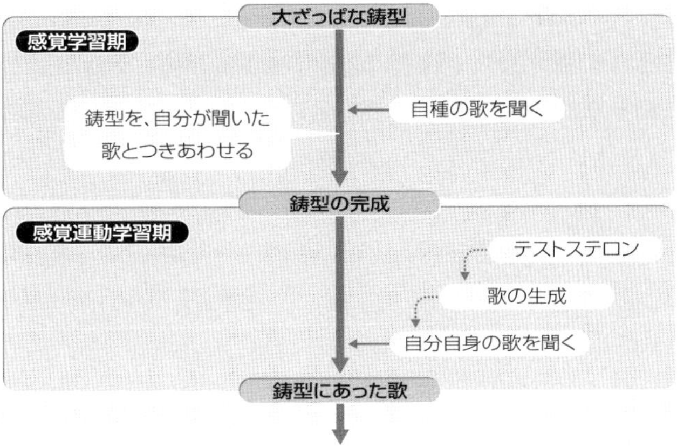

するのかを調べる実験によりわかってきたことである。たとえば、ミヤマシトドという鳥は、歌い出しに高くて長い「ピー」という音が入る。ミヤマシトドのヒナたちは、この部分さえ先頭にあれば、それにどのような音が続いても、おおかた学んでしまうことがわかった。ヒナたちは、自分の種の歌の特徴を生まれながらにしていくつか知っているのである。

「学成り難し」は鳥も同じ

感覚学習期に続き、生後2か月前後で、あらたな学習の形態がはじまる。じっと聞いて覚えるだけではなく、積極的に自分で声を出してみて、その声と感覚学習期に貯えた記憶(聴覚鋳型)とを照合し、少しずつ修正してゆく過程である。聴覚的な記憶を、筋肉運動に変換してゆく過程とも言えよう。この時期を、感覚運動学習期という。感覚運動学習期は、この後2-3か月続く。このころの小鳥は青年期にあると言えるが、将来、ライバルに負けずに縄張りを守るため、そして妻を得るために、練習にいそしむのである。小鳥はこれらの学習過程を経て、ようやく実用的な歌をうたえるようになる。「学成り難し」は鳥も同じだ。

歌をうたう脳の仕組み

さて、このように複雑な歌の学習を可能にする脳について、どのようなことがわかっているだろうか(Zeigler & Marler, 2004)。そのため、まず鳥の脳の概要について説明しよう[▶図03]。図は鳥の脳を縦に切ったところの模式図で、左が前である。大きな楕円の部分が大脳、その後ろが小脳、下部全体が脳幹である。全体が略号で記されているが、解剖学用語の場合、何の略号かを述べてもあまり意味がないので、略語のままとし、むしろヒトの脳と対応する部位を述べることにしよう(岡ノ谷, 2007)。

小鳥の脳は、体重との比率で言うとヒトの脳より大きい。ヒトの脳が体重の40分の1程度なのに比べ、ジュウシマツの脳は24分の1

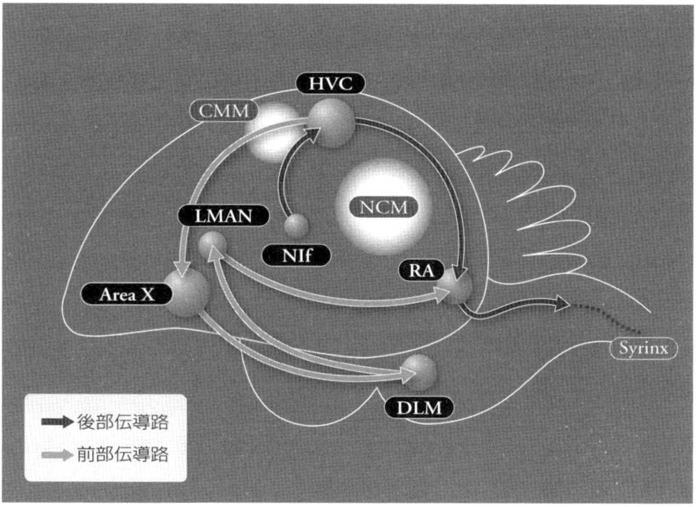

▶**図03**——鳥の脳の歌制御系（左が前）
前部伝導路はHVC、Area X、DLM、LMANを接続しRAに至る。後部伝導路はNIf、HVC、RAを連結し、鳴管（Syrinx）に至る（図：相馬雅代）。

にも達するのである。この大きな脳のかなりの部分が、歌を学び、うたい、聞き取るために用いられている。

同種の鳥の歌を聞いて覚える感覚学習期には、脳のどの部位が活用されるのであろう。音情報は耳より入り、蝸牛神経核や下丘、内側膝状体と呼ばれる脳幹の神経核を経て、大脳のL野という部位に至る（神経核とは神経細胞の集団のこと）。L野（CMMとNCMの間の部分）からはさらに、図にあるNCMという部位とCMMという部位とに音情報が送られる。これらの部位では、種に特有な歌を聞くと脳の神経細胞で*zenk*という遺伝子が発現して、対応するタンパク質の合成が始まることがわかっている。この現象を利用して、親の歌と子の歌でどの程度同じ歌要素（歌を構成するひとつひとつの音）が共有されているかを歌学習の指標とすると、歌学習が完全な個体ほどNCMとCMMにおいて*zenk*遺伝子の発現が活発であることがわかった。この結果は、感覚学習期において形成される聴覚鋳型はNCMとCMMに存在する可能性を示している（Bolhuis & Gahr, 2006）。

次に、感覚運動学習期である。この時期、小鳥は自己の発声を聴覚鋳型と照らし合わせて誤差を修正してゆく。このような学習を可能にするには何が必要であろうか。

鳥の発声器官はヒトとは異なり喉頭ではない。左右の気管支のすぐ脇についている、鳴管(syrinx)と呼ばれる部位である。鳴管には、脳幹の舌下神経核から神経繊維が伸びており、また、舌下神経核へは大脳のRA〔▶図03〕から神経繊維が伸びている。だから、RAにおいてはすでに歌をうたうために必要な情報はすべて統合されていると考えられる。RAにはさらに上位の神経核であるHVCから神経繊維が伸びている。HVCはさらに上位のNIfから神経連絡を受けている。このNIf＞HVC＞RA経路は後部伝導路とも呼ばれ、直接歌を制御するために必要な経路である。この経路のどこを損傷されても、歌が劣化することがわかっている。ヒトで言うとRAは運動野に、HVCとNIfはブローカ野や補足運動野に対応すると考えてよいだろう。HVCとRAは、他の経路を介して間接的にもつながっている。HVCから大脳基底核のArea Xへ、そこから視床のDLMへ、そこから再び大脳のLMANへ、そしてRAへと戻る。この間をつなぐArea X＞DLM＞LMANを前部伝導路という。歌の学習が完了した鳥でこの経路を損傷してもさしたる支障はないが、歌の学習途中の鳥でこれを損傷されると学習が不完全になってしまうことから、この経路は歌の学習に関わると考えられている。

歌の学習に関わる前部伝導路

感覚運動学習では、聴覚鋳型と自己の発声の照合を行う部分 ❶ が必要である。そして、それらの誤差を計算する部分 ❷、さらに、誤差に応じて学習を促進したり抑制したりする部分 ❸ が必要である。これらの部分と、解剖学的にわかっている部位とを照合させてみよう。すると、HVCとRAの神経細胞間の接続のあり方 ❸ を、前部伝導路 ❷ が介在してLMANからの出力により変更することで、歌の感覚運動学習が進むのではないかということが予測できる。この仮説にもとづき、鳥がうたっている歌に実時間で変更を加え鳥に聞かせれば、LMANから誤差に対応する神経活動が記録されるのではないかと考えられ、いくつかの実験が行われたが、そのような結果にはならなかった。しかし、鳥がうたっている時にLMANに電気刺激を加えると、歌が刺激の強さに応じて変化することがわかった。このことから、LMANが送信しているのは歌の変化を許容する信号であり、誤差信号ではないことがわかった。では誤差信号はどこから来るのか？　HVCへはL野からNCM、NIfを介して聴覚情報が伝えられている。自分が歌をうたった際の聴覚フィードバックが、NCMやCMMにある聴覚鋳型と照合を受け❶、その結果が誤差❷となってどこかからRA❸に伝わってゆくのであろう。しかし依然として、具体的な部位は同定されていない。

ヒトが言語を獲得したり、歌を学んだりする場合にも、同様な仕組みが活用されるのであろう。しかし、ヒトについてはこのような詳細はまだ全くわかっていない。今後、鳥の研究がヒトの言語や歌の学習を理解するのによりいっそう役立つようになることは、疑いようもない(岡ノ谷, 2003)。

歌学習の進化

鳥の歌はこのような複雑な仕組みによって学習される行動である。ではなぜ、鳥はこれほどまでに手の込んだことをして、歌を学習するようになったのだろうか。生まれつきうたえる歌だけでは何が物足りないのであろうか。実際、学習を必要とせずに歌をうたう鳥もおり、これらを亜鳴禽と呼んでいる。亜鳴禽の歌は一般に鳴禽(学習を必要とする鳥)の歌よりも単純であるが、鳴禽の中にも亜鳴禽よりいっそう単純な歌をうたう種もあるにはあることを考えると、決して複雑な歌をうたう必要のみが歌学習の進化要因なのではない。

発達栄養仮説と呼ばれる仮説が、歌学習の起源について説明を試みている(岡ノ谷, 2007)。歌は生後初期の学習により獲得される行動である。だからこそ、生後初期の栄養状態がよくなければ、よい歌をうたえるようにならない。実際、少ない餌で育てた鳥の歌は、十分な餌で育てた鳥の歌よりも、メスにとって魅力が少ないという実験事実も出ている。歌を聞くことにより、メスはオスの発達初期の栄養状態を推測でき、より健康状態の優れたオスを選ぶことができるのであろう。
はじめに述べたとおり、小鳥の歌は、オスがライバルの牽制と威嚇のため・およびメスの誘因のためにうたうものである。生存のためではなく、同性間での競争と、異性による選択により形質が進化することを、性淘汰という。性淘汰の概念はすでにダーウィンの著作に現れている。
歌の特徴の、ある部分はライバルに向けて、他の部分はメスに向けて発信されているのかも知れない。それぞれどのような特徴だろうか。ライバルを牽制し縄張りを守るためには、いくつかの方法があるだろう。そのひとつは、縄張りがすでに多くのオスによって占有されたように示すことである。自分の縄張りのそこかしこで、さまざまに異なる歌をうたえば、あたかも複数のオスが縄張り内にいるように聞こえるのではないか。そうすれば、ライバルはあえて多くのオスを敵に回すより、空いている土地を探すほうに力を入れるだろう。実際、ある種の鳥はそのような戦略をとり、短くて特徴的な歌を複数うたう。一曲を短くしてレパートリーを増やすという戦略である。この場合、ひとつひとつの曲にユニークさがある必要はない。
いっぽう、歌がメスに向けて発信されているのであれば、縄張りが不特定多数のオスによって占有されていることを示すより、広い縄張りが一羽の有能なオスによって占有されていることを示すほうがよいだろう。メスは歌を聴くことで、その歌をうたっている個体が優秀な個体であることを理解できるからである。そのためには、一曲が長く複雑であることが大切である(岡ノ谷, 2003)。生存に直接関係せず、しかしコストの高い行動をとることで、オスは自己の優秀さをより効果的にアピールできる。この原理は、イスラエルの生物学者ザハヴィにより唱えられたもので、ハンディキャップの原理（ザハヴィ, 2001）と呼ばれている（日本語では、これは「過剰装飾の原理」と呼んだほうがより実態に即すと思われるので、筆者はこの言い方を採用する）。

メスに向ける歌 ライバルに向ける歌

実際、野外に棲んでいるシジュウカラのように縄張りを確保する鳥は複数の歌レパートリーを持つが、ジュウシマツのように人間のペットとして飼われる鳥は餌の心配がなくメスを誘うためだけに歌をうたうためか、一曲が長く複雑である。また、同じ種の鳥であっても、資源が豊富でオスどうしの競争が少ないところでは歌は長く複雑になり、逆に縄張りの確保が最優先課題の場所では一曲は単純でレパートリー数が増える傾向がある。

美と芸術の進化

これまで考えてきたことは、芸術の進化に何か示唆を与えるであろうか。小鳥の歌は私たちにとって美しく聞こえる。しかしそれは鳥たちにとって美しいかどうか以前に、生存と繁殖をかけた闘いなのである。ヒトの行動においても、踊りや歌は、戦闘や求愛の儀式で用いられる。ヒトの芸術のうち、少なくとも踊りや歌は、性淘汰により進化した形質であり、鳥の歌との比較が可能なのではないだろうか。

鳥の歌の機能にはオス同士の闘争とメスの誘因とがあるということをこれまで述べてきた。これらをあえてヒトの芸術と対応させて考えると、面白い比較が可能になる。正統と前衛である。正統においては、洗練されたレパートリーが確立しており、それらを精確に習得することが、芸術家として必要な第一歩である。しかし、既存の美意識をさらって行くだけでは芸術は因習化してしまう。メスに向けられる歌は、レパートリー数よりもユニークさが勝負になる。既存のものを超えた前衛的な歌であるほど評価されるわけである。
正統的な古典芸術においては、芸術社会そのものがレパートリーを守る傾向にあるから、新奇さは不要である。しかし、前衛芸術においては新しさがすべてであり、その多くは受け入れられないが、新たな美意識の開拓にもつながる場合もあり得る。鳥においては、そのようなユニークな歌は富裕な土地でしか生じない。ではヒトにおいて、新しい芸術潮流が生ずるのは、どのような階層からであろうか。一概に富裕な階層からとは言い難い。抑圧された階層から新たな芸術思潮が生まれることも多い。
しかし、芸術とは美そのものとはまた一線を画す行動である。芸術とは、個人が感じた美を社会の成員へと伝達しようとする作業のことである。芸術表現は伝達のための装置であり、美そのものとは異なる。初期のヒトの集落における闘いの歌、求愛の踊りは、その集落の構成員にとっては闘争と繁殖をかけた表現である。個々の構成員は美を感じたかも知れないが、このような行動は、部外者によって観察されてはじめて芸術として記述されるのである。いっぽう、鳥は自らの歌を記述することはない。鳥にとって歌は美にとどまり、決して芸術にはならない。
ではヒトが芸術を手に入れたのはなぜなのか。美が集団に向けて発信されるようになるためには、どのような変化が脳と社会に生ずる必要があったのか。これらを究明することが、脳と芸術の科学の進むべき方向である。

謝辞 ◉全文を読み、理解しにくいところや用語の不統一等を指摘し、より読みやすいものにしてくれた野中由里氏に感謝する。

参考文献

★01——Bolhuis, J. J. & Gahr, M.(2006). Neural mechanisms of birdsong memory. *Nature Reviews Neuroscience,* 7, 347-57.
★02——Catchpole, C. K. & Slater, P. J. B.(1995). *Bird Song: Biological themes and variations.* Cambridge: Cambridge University Press.
★03——小西正一(1994).『小鳥はなぜ歌うのか』岩波新書　新赤版338, 岩波書店.
★04——岡ノ谷一夫(2003).『小鳥の歌からヒトの言葉へ』岩波科学ライブラリー 92, 岩波書店.
★05——岡ノ谷一夫(2007).「小鳥の歌と4つの質問」岡良隆、蟻川謙太郎(編)『シリーズ21世紀の動物科学』(8), 培風館.
★06——Fay, R. R.(1988). *Hearing in vertebrates: a psychophysics databook.* Chicago: Hill-Fay Associates.
★07——ザハヴィ A, ザハヴィ A(2001).『生物進化とハンディキャップ原理』大貫昌子訳, 白揚社. [Zahavi, A. & Zahavi, A.(1997). *The handicap principle: a missing piece of Darwin's puzzle.* New York: Oxford University Press.]
★08——Zeigler, H.P. & Marler, P.(2004). Behavioral Neurobiology of Birdsong. *Annals of the New York Academy of Science,* 1016.

【恋う】———

2

絵筆をもったチンパンジー

——描くことの起源を探る

齋藤亜矢

◉

チンパンジーたちは、
ごほうびのリンゴを
もらえるから
描くのではなく、
描くという行為自体に
おもしろさを
感じているらしい。

チンパンジーが
描く

これは、チンパンジーのアイが描いた絵だ〔▶**図01**〕。京都大学霊長類研究所で文字や数字の勉強をしているアイちゃんといえば、ご存知の方も多いかもしれない。床に画用紙を置いて、その上に7色のペンを広げる。するとアイは、そのなかから1本ずつ選び、自分でキャップをはずして描きだす。やわらかな手首の動きから、リズミカルな曲線が生まれていく。

では巻頭カラー頁の4枚の絵を見てみよう〔▶**図A**〕。この中に、アイの作品がもうひとつあるのだが、それはどれだか分かるだろうか。

慣れてくると、たくさんの絵を前にしても、誰が描いたものかほとんど見分けがつく。それは筆のタッチや色の配置などの特徴、いわば画風のようなものがあるからだ〔▶**巻頭カラー図B**〕。

こうした個性は、とくにおとなで確立しているようにみえる。白い

▶**図01**——アイの描いた絵（水性サインペン 2007）

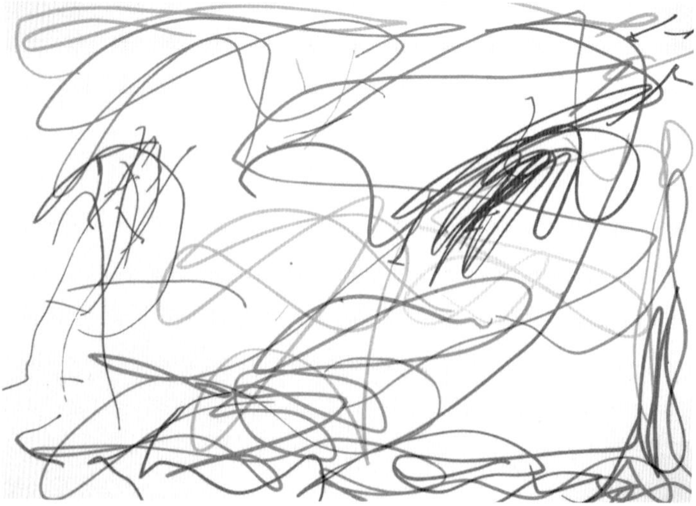

紙に描いてもらうと、毎回同じような筆のタッチで描く。一方、アイの子のアユムや同年齢のパルといった子どもたちは、まだ経験が浅いこともあり、描き方があまり定まっていない。じっくり描くというより、ペンを動かすうちに線が残る、自分の動きを紙にぶつけている、そんな感じでもある。
あるとき、当時5歳のパルに絵画用のボードと刷毛を用意した。おおよそ50cm×70cmのボードは、小さなパルに比べるとだいぶ存在感がある。
床の上にボードを置くと、白い大きな平面が広がった。するとパルはまず、その真ん中にちょこんと座った。それから、軽く雑巾がけするようにその上に両手をすべらせる、顔を近づけてぺろっとなめる、仰向けにごろんと寝転ぶ。そうしてひとしきり体全体でその白い平面を楽しんだ後、ようやく刷毛を持って描き出した。
描くという枠に収まらない奔放な動きが、パフォーマンスアートのようでもあり、小さな体で刷毛を縦横無尽に走らせる様は、なかなかの「爆発」ぶりだ[▶**図02**]。私たちは、パルの気が散らないように笑いをこらえて見ていたのだが、描きあげたパルが顔を上げると、我慢の糸が切れた。口の周りには赤い絵の具がべったりついて、隠れて口紅をつけた女の子のようになっていた。

描くことの起源

描く。それは、多様なかたちをとりながらも、ヒトでは時代や文化を超えて、ほぼ普遍的に見られる行為だ。ヒトは、描くことを楽しみ、描かれたものに魅了される。しかしそれは、生存や繁殖といった生物学的な目的とは、直接の関係がないようにみえる。どんなに写実的に描いたとしても、「絵に描いた餅」は食べられない。
では、ヒトはなぜ進化の過程で描くことをはじめたのだろうか。
今のところ人類最古の絵は、旧石器時代の終わりごろに描かれた洞窟壁画とされている。フランスのラスコーやスペインのアルタミラなど複数の洞窟に、壁画やレリーフなどが残されている。なかでも古い約3万7千年前のショーヴェ洞窟壁画には、ウマやバイソンをはじめとする多様な動物たちの絵が、写実的に生き生きと描かれている(→58-59頁参照)。さまざまな画材や、陰影などの技法も使われており、この時代には、すでに描く心が成立していたとみて間違いないだろう。

これらの壁画を描いたのは、クロマニョン人などのホモ・サピエンス(現代人)だ。ホモ・サピエンスの祖先は約20万年前にアフリカで生まれて、約10万年前に世界各地に広がったとされる。その広がった先々で、すべてのヒトが、絵画や彫刻などの芸術を独自に持った。したがってアフリカの共通祖先の段階で、描く心の基盤となるものを持っていた。そう考えるのが自然だとされる。

奔放な動きはパフォーマンスアート さながら

では描く心の基盤とは何なのだろうか。それを探るには、絵を描く

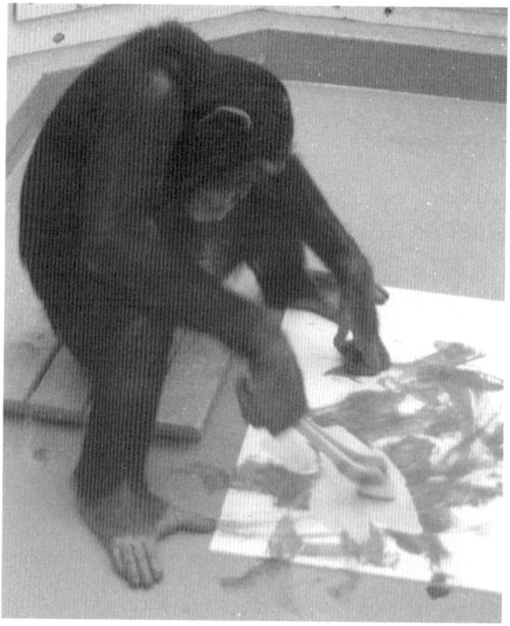

▶**図02**——「爆発」中のパル
刷毛でB2のボードに描くパル。水彩絵の具(撮影:野上悦子)

ヒト、ホモ・サピエンスと、それ以前の人類とを比較する必要がある。しかし旧人や原人は、すでに絶滅してしまっていて、その心のしくみは化石には残っていない。考古学では、それを壁画や装飾品、石器など、残された物の特徴から推察する。しかしそれだけでは、心の進化の道筋を明らかにすることは難しい。

そこで私たちは、現在生きている種のなかでもっとも近縁な、チンパンジーについて研究している。霊長類学や比較認知科学という学問の手法だ。

ヒトとチンパンジーは、約600万年前に同じ共通祖先から分かれたとされる。そのチンパンジーの認知や行動について、ヒトとの相違を明らかにする。それによって共通祖先が持っていた心のしくみと、それ以降の進化の過程でヒトが独自に身につけた心のしくみを探ることができる。

また描くという行為は、発達の過程で育まれる。ヒトの子どもの発達過程と比較すれば、ヒトがどのように描く心を獲得していくのか、チンパンジーとの違いはどこなのかをより詳しく知ることもできる。

ヒトの子どもが描く

描くためにはまず、2つの物を関連づけて扱う、定位操作という知性が必要だ。ペンなどの筆記具を持ち、その先を紙に当てると跡が残り、紙につけたままで動かすと線が残る。その対応づけを理解しないと描けない。

ヒトでも1歳前後ではじめてペンを持つと、たいていは口に入れる、ふりまわす、投げる。そんな動きの中から、やがてペンが紙にぶつかって短い線が残ったり、叩きつけた跡に点が残ったりすることに気づく。そうしてなぐりがきがはじまる。

子どもたちは、動きの軌跡が線として現れることに夢中になる。なぐりがきの線は身体の発達にともなって変化し、そのバリエーションも増えてくる。引っかいたような短い線や叩きつけるような点は、肩からの大きな動きによるものだが、そのうち肘の関節を使って往復線を描き、肩と肘とを連動させて、ぐるぐると渦巻きを描く。渦巻きはやがて、始まりと終わりがはっきりした線や閉じた円になる。手首や指まで連動させれば、より細かく線を調整できる。そうして描くものにまとまりがでてくると、動きの軌跡だったなぐりがきから、「なにか」を表す形、表象が生まれてくる。

チンパンジーが描くもの

チンパンジー、ゴリラ、オランウータンなどの大型類人猿は、画材を与えれば描くことができる。アイやパンを見ると、手首や指も使って描いている。はじめはもちろん練習が必要だが、慣れてしまえば、サインペン、筆や刷毛、小さな色紙、大きなボードなど、画材が変わっても、すぐに描けるようになる。
しかし類人猿以外の霊長類、たとえばニホンザルにペンを渡しても、口に入れてバリバリと噛み、飽きたら手放してしまうだけだ。紙とペンといった2つの物を組み合わせて使うのは、案外難しい。
チンパンジーの描画に関しては、デズモンド・モリスの『美術の生物学』をはじめ、古くから研究がある。これまでの研究から分かっているのは、かれらが、食べ物による報酬を与えなくても描くこと、画用紙の上になにか形を描いておけば、そこにしるしづけをすることなどだ。
チンパンジーたちは、ごほうびのリンゴをもらえるから描くのではなく、描くという行為自体におもしろさを感じているらしい。しかし、かれらが描くのは、基本的には子どもと同じような「なぐりがき」とされていて、具体的な物の形、つまり表象をはっきりと描いた例はない。

チンパンジーの描画行動について、一定の手続きで実験をおこなうには、実験者がチンパンジーと同じ部屋に入る必要がある。そのため過去の研究では、特定の個体や、子どものチンパンジーだけを対象とした研究が多い。チンパンジーは力が強く、とくにおとなと同室しての実験は難しいからだ。

おとなのチンパンジーには画風がある

幸い今回は、京都大学霊長類研究所のチンパンジー、6人を対象に実験ができた[▶図03]。そのうち4人がおとなである。チンパンジーと同室して実験を進めてくれたのは、かれらと長年の信頼関係を築いてこられた松沢哲郎さんだ。協力してくれたチンパンジーたちには、これまでにおえかきの経験もある（松沢哲郎『チンパンジーはちんぱんじん』岩波書店ほか）。

その6人に同じ条件で描いてもらえば、チンパンジーそれぞれに個性が表れる。すでに述べたように、おとなのチンパンジーには独自の描き方があるようで、でたらめに絵筆を動かして、線が偶然残るだけではないらしい。全体をくねくねの線で埋めよう。短い線を並

▶図03——6人のチンパンジー画伯（年齢は2005年の実験開始時）
普段、研究所のチンパンジーたちは、研究者と一緒にさまざまな勉強をしている。コンピュータを使って数字や漢字、図形文字の学習をしたり、積み木を積んだりもする。画面上に散らばった1から9までの数字の配置を瞬間的に覚えるという課題では、ヒトのおとなより優れた成績をおさめるチンパンジーもいる。そんなかれらの様子を見ていると、リンゴを描いて要求することができても、それほど不思議ではない気もするが…。

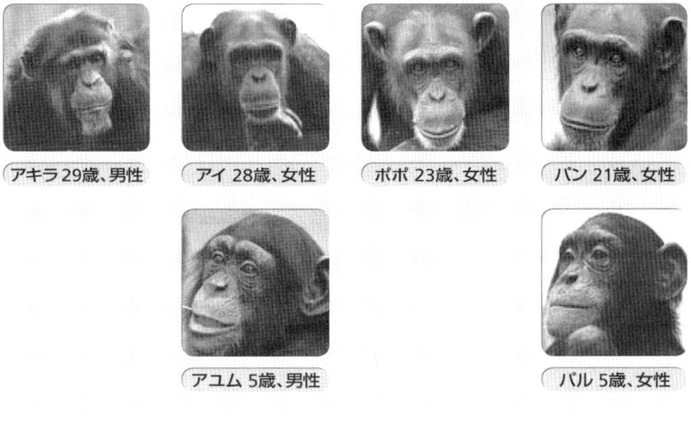
アキラ 29歳、男性
アイ 28歳、女性
ポポ 23歳、女性
パン 21歳、女性
アユム 5歳、男性
パル 5歳、女性

べて色を塗り分けよう。そんな「意図」のようなものが見てとれる。しかし、今のところかれらが表象を描くことはなさそうだ。ではチンパンジーは本当に表象を描かないのだろうか。描かないとすれば、それはなぜだろうか。大きく分けると、3つの問題が考えられる。線をひく手の動きをうまく調整できないという技術的な問題、なんらかの認知的な能力の問題、あるいは、描こうと思わないだけ、という意欲の問題だ。かれらの描く能力をうまく引き出し、こうした問題を検証する方法はないだろうか。

お手本を示す

そこでまず、チンパンジーがどれだけ細かく線を調整して描けるのか、技術的な能力をヒトの子どもと比較してみることにした。人がお手本を示すように、目の前で簡単な形を描いてみせる[▶図04]。チ

▶図04——ヒトがお手本として形を描いてみせる
1枚目は白紙に自由に描いてもらって、2枚目以降、お手本を描いてみせる。その同じ紙に、別の色のペンで描いてもらった。形を描けるかどうかだけでなく、白紙に描いたときと比べて、描き方にどのような変化が現れるか。細かく基準を設けて行動を分類した。

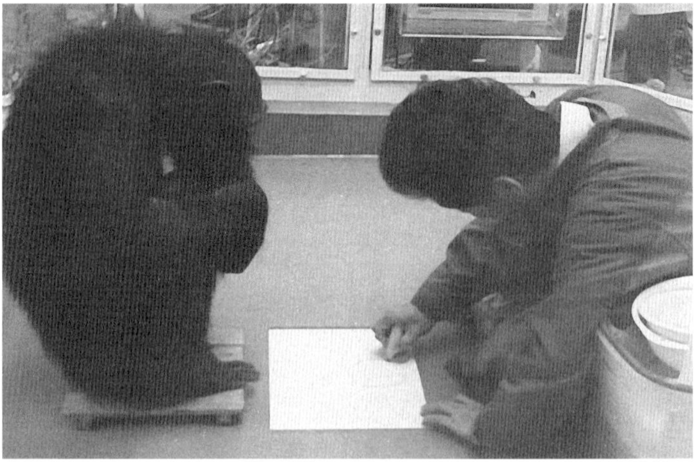

ンパンジーは、線から形が生まれることに気づいて、同じように形を描いたりするのだろうか。
描いてみせるのは、横線、縦線、円、十字、正方形の5つの形だ。形ごとの難易度がひとつの指標になるので、こうした模倣課題は、ヒトの発達検査に用いられている。それをチンパンジーにも挑戦してもらうことにした。

ヒトが形を描くまで

まずはヒトの発達過程を見ておこう。子どもが形を描けるようになるまでに、描き方はどのように変化していくのだろうか。当時11か月から2歳5か月の31人に、2か月ごとに描いてもらい、2年近くの変化を追った。個人差はあるが、その特徴的な反応をまとめると次のようになる。

ほぼ2歳直前から同じ形を描こうとしはじめるヒト

1歳前後では、なぐりがきをするのがやっとで、お手本を見せても6割は描き方に変化がない。最初に出てきたのは、手本の形にしるしづけをするという反応だ。この時点では、線のパターンは変わらず、描く位置だけが変化する。紙の上のほうに描かれた正方形の一部に、点々でしるしをつけたり、円にぶつけるように往復線を重ねてきたりした。
1歳後半ぐらいになると、線のパターンが変わるようになった。縦線を描いてみせれば、縦方向の線が増えるなど、動きを真似しているようにも見える。
そして2歳直前ぐらいから、なんとか同じ形を描こうとしはじめる。しかし形を描くという目的は理解していても、手の動きを調整してねらいどおりに線を描くのは、なかなか難しいようだ。2歳3か月ぐらいになってはじめて、よたよたした線で縦線を描けるようになった。

チンパンジーの筆さばき

さて、チンパンジーたちはどうだったか。

結論から言ってしまえば、チンパンジーがはっきりと形を描くことはなかった。しかし、かれらは手本と無関係になぐりがきをするだけでなく、手本の形に応じて描き方を変えたのだ。

まず多かったのが、形にしるしづけをする反応だ。ヒトの子どもと同じように、なぐりがきの位置をずらして重ねてきた。パルは、勢いよく往復線を重ねてくるし、アキラは形の隅っこに点々でしるしをつける。また、いつも決まっていた筆のタッチが変わる、つまり、線のパターンの変化も少しみられた。

チンパンジーの技術的能力はなかなかのもの

とくにポポとパンで特徴的だったのが、なぞるという反応だ。ポポは白紙に描くと、いつも同じところに往復線を重ねていた。ところ

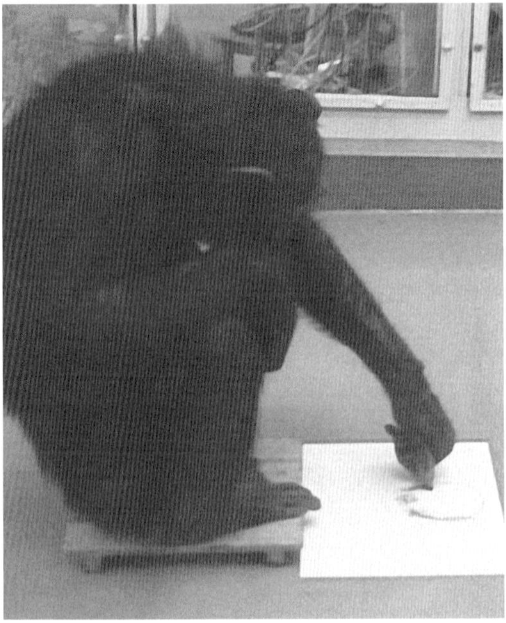

▶**図05**——円を丁寧になぞるパン
手本として描かれた円に、線を重ねる。

が手本の形を描いてみせると、その線をたどるように細かくぎざぎざと線を重ねた。そして縦線を提示したときには、その一部をスーッとなぞったのである。

いつもは短い線を並べて色ごとに塗り分けるパンも、その短い縦線を手本の円や正方形の一辺一辺に丁寧に重ねた［▶図05］。その調子で、手本の横線におきまりの短い縦線を重ねているかと思ったら、途中でふいに長い横線が出てきたこともある。

なぞるという行為は、ヒトでは2歳を過ぎてから増えてきた反応だ。模倣して形を描くようになる時期とほとんど重なる。考えてみれば、数ミリ幅の線の上を数ミリ幅の線でなぞるのだから、綱渡りをするようなものだ。ペンを持つ手の動きを細かく調整して、ねらいを定めて描く。チンパンジーの技術的な能力はなかなかのものといえるだろう［▶図06］。

画竜点睛をかく

それなら、円や正方形のような抽象的な形ではなく、あと一筆だけ加えれば表象が完成する、そんなものをあらかじめ描いておいたらどうだろうか。

ヒトの子どもの場合、はじめて描く表象は、顔のことが多い。顔の線画を用意して、その右目だけを消しておいたら、チンパンジーも、その「ない」目を補って顔を完成させたりするだろうか。次におこなったのが、いわば「画竜点睛」課題だ。

使用する顔の線画は、チンパンジーの顔写真をもとにして作った。❶ そのままの顔、❷ 右目だけがない顔、❸ 左目だけがない顔、❹ 両目なしの顔、❺ 輪郭のみの顔をそれぞれ紙に印刷しておく［▶図07］。この順に1枚ずつ見せて、その上に描いてもらった。

1枚目、そのままの顔が描かれた紙を広げると、たいていのチンパンジーは描かれたものをじっと見た。そこでペンを渡すと、描かれ

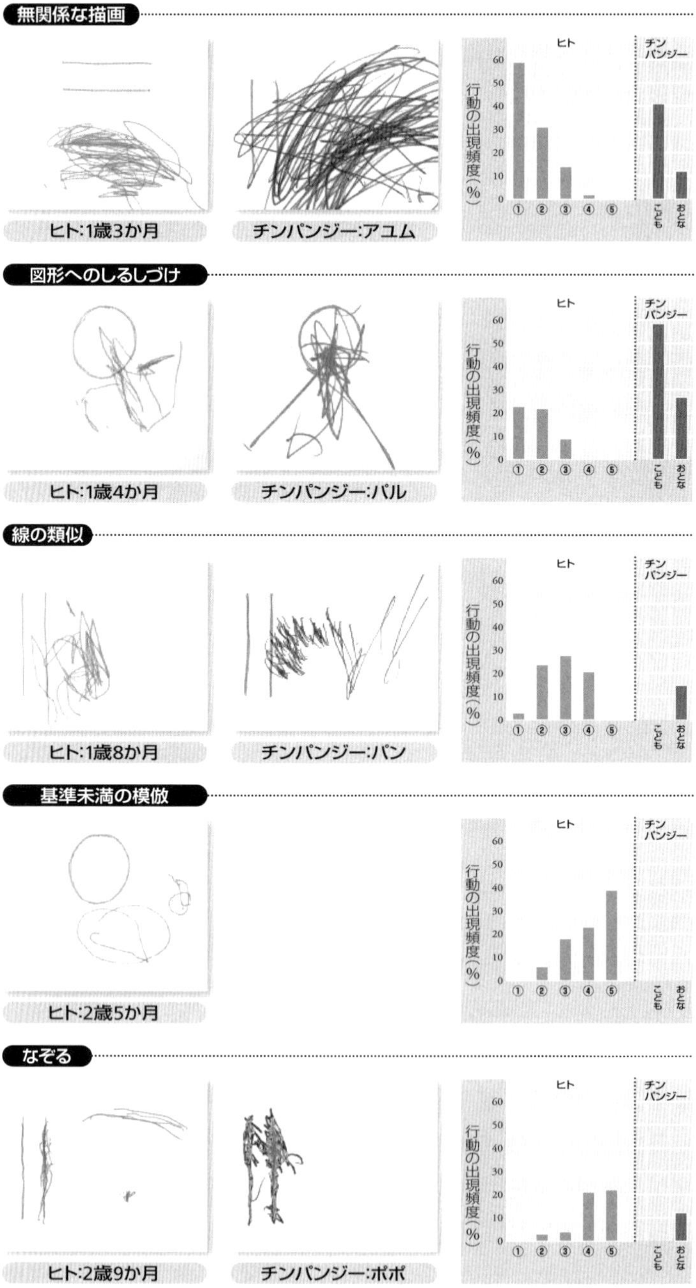

▶図06——模倣課題のまとめ図(ヒトの発達とチンパンジーの絵)

模倣課題で、ヒトがはじめて形を描けるようになるまでに見られた特徴的な行動。ヒトの月齢ごと、チンパンジーの子どもとおとなについて、それぞれの行動がどのぐらいの割合みられたかをグラフに示した(ヒトは、264試行、チンパンジーは87試行を分析)。

ヒトの月齢

①0歳10か月〜1歳3か月
②1歳4か月〜1歳9か月
③1歳10か月〜2歳3か月
④2歳4か月〜2歳9か月
⑤2歳10か月〜

た顔の全体に勢いよくなぐりがきを重ねたり、逆に顔が描かれていない隅っこの余白部分に描いたりする反応が多かった。

そして本題の、右目だけがない顔を見せると、描いて「ある」左目を塗りつぶすことはあったのだが、「ない」ほうの右目を補って描くことは、一度もなかったのである。

同じ実験をヒトの子どもでおこなってみると、2歳半以上の月齢で、「ない」右目を補って描く子が多かった。とくに目を描くように頼むわけではないのだが、3歳以上ならその8割が、「ない」目を補う。普段はぐるぐると渦巻きばかり描いていた男の子が、輪郭だけの顔をじっと見ると、おもむろに丸を2つ描きいれた。隣りで見ていたお母さんが、「はじめて顔が描けた」と驚くこともあった。

しかしヒトでも、そうして「ない」目を補って描くようになる前に、やはり「ある」ほうの目に重ねてしまう時期がある。1歳半ぐらいの子では、顔全体になぐりがきを重ねることが多かった。そして2歳ぐらいになると、描いて「ある」左目だけを塗りつぶしたり、囲んだ

▶**図07**——「画竜点睛」課題
補完課題で用いた線画。

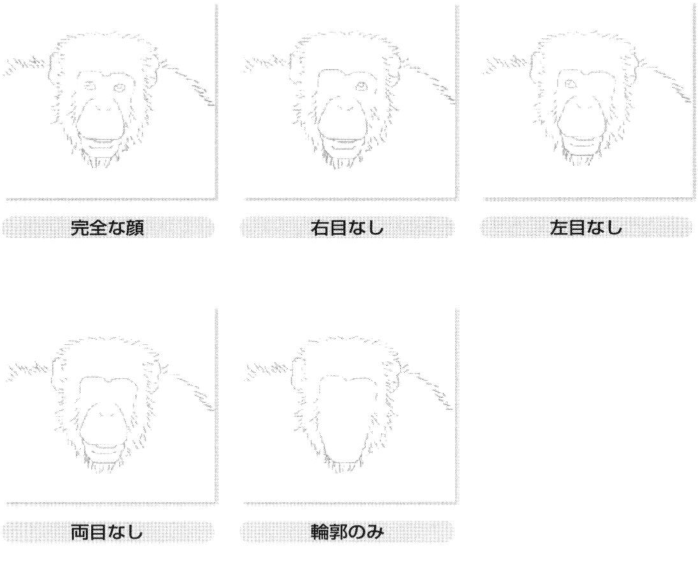

りする反応が多かったのだ。
すでに「ある」部位に重ねる。そのことに限っていえば、もっとも能力を発揮したのは、チンパンジーのパンだ。彼女は、提示された顔の輪郭部分を丁寧になぞった。輪郭部分には、短い線で毛が描かれている。もともと短い線を1本1本描く画風のパンは、ちょうど同じような線で描かれた輪郭に、そのお得意のタッチを重ねた。ヒトでも輪郭をなぞった子はいたが、線で線をなぞるということはやはり難しく、「ない」部位を補って描き出す2歳半以降の子がほとんどだった[▶**図08**・**09**]。

「ない」ものはない？ チンパンジー

これまでの研究から、チンパンジーの描画行動について次のような特徴が明らかになった。チンパンジーは、でたらめになぐりがきをするだけではなく、それぞれの画風を持っている。ペンを持つ手を細かく調整して、ねらいを定めて線を描くこともできる。しかし、すでに描いて「ある」ものに細かく重ねて描くことはしても、「ない」ものを補って描くことはなかった。
どうやら、チンパンジーが表象を描かない要因には、線を調整して

▶**図08**――補完問題に対するヒトとチンパンジーの対比
「ない」ものを補うヒト（3歳2か月）と「ある」ものに重ねるチンパンジー（パン）。

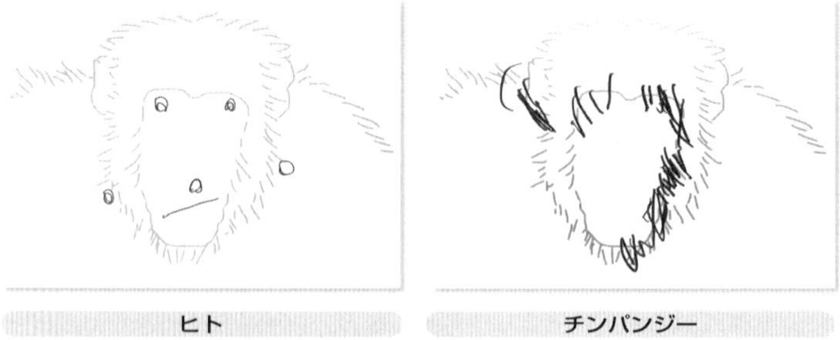

▶**図09**——補完課題のまとめ図(ヒトの発達とチンパンジーの絵)
「画竜点睛」課題でのおもな反応の例。月齢ごとのグループに分けたヒト、チンパンジーの子どもとおとなについて、それぞれの行動がどのぐらいの割合みられたかをグラフに示した(ヒトは、285試行、チンパンジーは60試行を分析)。

ヒトの月齢

①1歳6か月〜1歳9か月
②1歳10か月〜2歳1か月
③2歳2か月〜2歳5月
④2歳6か月〜2歳9か月
⑤2歳10か月〜3歳2か月

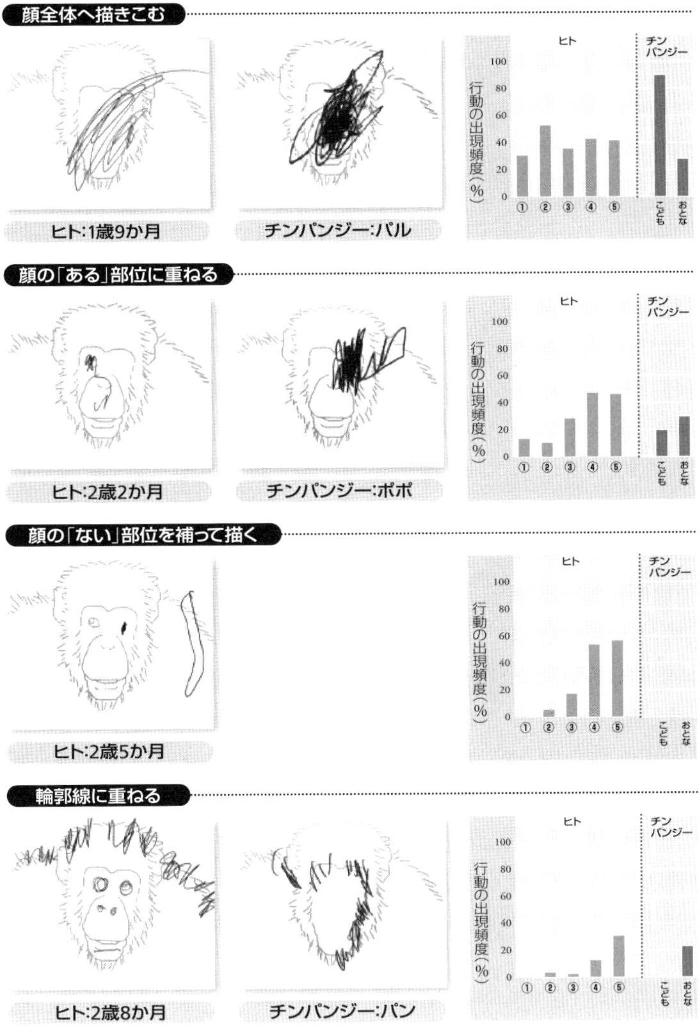

描くための技術的な問題よりも、「ない」ものを補うという認知的な問題のほうがかかわっていそうだ。

「ない」ものを描くということ

では、「ない」ものを補うとはどういうことだろうか。
たとえば図07の5枚目は、白紙の上に線が並んでいるだけだが、ヒトはその線を頭の毛や耳、肩などの部分ごとのまとまりとしてとらえ、顔の輪郭として見る。だから、そこにあるべき目や口を補おうとするわけだ。
「ない」ものを補って描くということは、すでに描かれた線になにか物の形の一部をイメージして、それに足りないものを補って描くということだと考えられる。
ヒトは、あいまいな形を見るときにも、具体的な物の形をイメージしがちだ。星の並びにさまざまな星座を、壁のしみに顔を見たりする。そのような見方は、言葉などのシンボルを扱う機能と関連していると考えられている。目に入る形に物のイメージを重ねることは、それを「なにか」として見ることであり、目に入る形を知っている物に分類し、そのシンボルに置きかえることだからだ。言葉を持ったヒトは、つねに「なにか」として見ようとするシンボル的な物の見方をしているともいわれている。

想像と創造

イメージから表象へ

そしてヒトは、目の前にある線の並びになにか物の形をイメージすると、そのイメージに足り「ない」ものを補って表象を描こうとする。
先の実験で、目が欠けた顔の線画を見せると、「あっ、おめめない」、

「めー、ないやん」などと、「ない」ことをまず言葉で指摘することがよくあった。2歳以降の子どもたちだ。かれらは「ない」と言った後で何を描いただろうか。
分析してみると、その5割強は「ない」目をきちんと補っていたが、3割は不完全な補完で、目と目がつながっていたり、縦に3つ以上丸を並べたりしていた。ヒトの場合「ない」ことを認識すると、技術などは未熟でも、その「ない」ものを補おうとするようだ。
同じ形を描く模倣課題のときのことだ。2歳5か月の男の子は、手本を真似して縦線を2本描くと、そこに横線を何本も交差させて「線路」と言った。手本として描かれた円の中に、小さな円を描きいれて大好きな「アンパンマン」にした子もいる。手本や自分が描いた線になにか物の形をイメージして、それに足り「ない」ものを補うと、さまざまな表象が生まれる。とくに、なぐりがきから表象描画に移行する2歳半ごろの子は、ただの白紙より、なにか手がかりがあるほうが物のイメージが浮かび、表象を描きやすいようだ[▶**図10**]。
子どもが描くはじめての表象は、自分が描いたなぐりがきに、偶然なにかに似た形を見つけて、意味づけをするときだといわれる。偶然の表象だ。チンパンジーとの違いは、その偶然への気づきなのかもしれない。

洞窟に
描かれたもの

ここで、洞窟壁画に手がかりを求めることにした。2006年の秋、私はスペインとフランスにある7つの洞窟を訪れた。
壁画はたいてい洞窟の奥のほうに描かれている。灯りがなければ真っ暗だ。観光用に電球がついているところも多いが、暗闇のなかを懐中電灯の灯りだけで進むところもある。
ガイドが懐中電灯で照らすと、その先に次々と動物の形が浮かび上がった。形を上手くとらえたのびやかな線。そこには数万年前の絵が残っているというよりも、数万年前のある日に、まぎれもなくだれかが描いた、そのだれかの存在がふわっと残っている気がした。壁画といっても平らな面ではなく、壁も天井も区別がないようなでこぼこした面に描かれている。そのでこぼこをバイソンの体の膨らみに見たてる。亀裂に線をつなげてウマの輪郭を描く。埋まっている小石をサイの目に見立てる。そうして自然の岩の形状を利用した絵が、あちこちにあった。

目に入る形に具体的な物の形をイメージして、「ない」ものを補って

▶図10——模倣課題でみられた表象（ヒト）

手本の形や自分が描いた線に、具体的な物の形をイメージして、そこに足り「ない」ものを補う。模倣して描いた2本の縦線に横線を交差させた「線路」[a]。模倣して描いた横線の周りを枠で囲み、下に円を3つ並べた「電車」[b]。手本の円の中に小さな円を描き入れた「アンパンマン」[c]。十字の一部をなぞり、曲線と円をつけ加えて「バス」と言い、その左側から勢いよく横線をつけ加えて、「発進」と言った[d]。

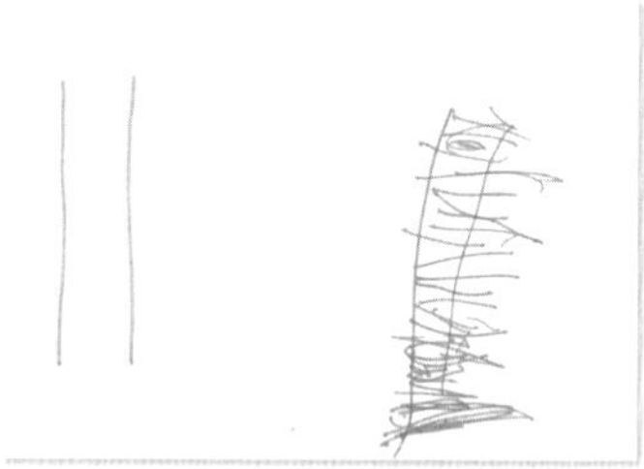

a：「線路」2歳5か月

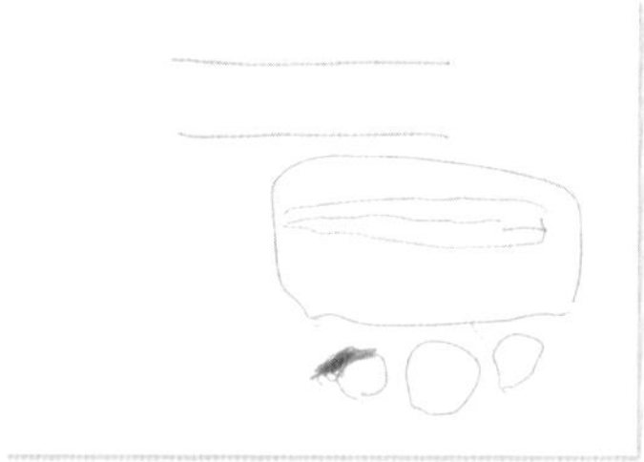

b：「電車」2歳7か月

c：「アンパンマン」2歳8か月

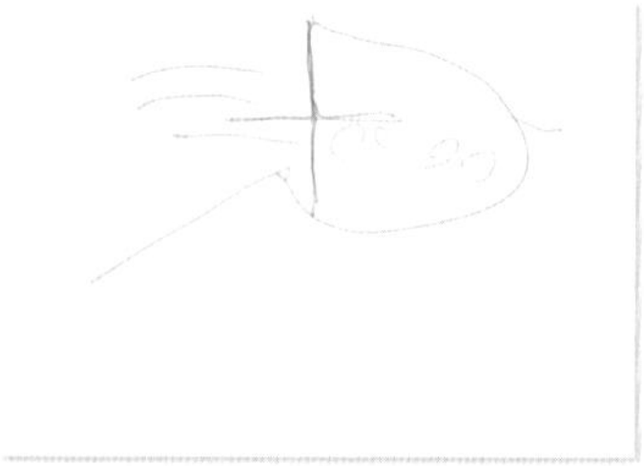

d：「バス、発進」3歳1か月

描く。そんなヒトの特性が、すでにはっきりと見られる。

でこぼこした壁面では、当てる光の角度や強さによって、立体感などの印象も変化する。クロマニョン人は、獣脂を使ったランプや松明の灯りで描いていたらしい。揺らぐ光の下では、描かれた動物の動きまでリアルに浮かび上がっただろう。

驚きと、喜びと、少なからぬ畏怖

はじめて絵を描いたヒトは、なんのために、どんな状況で描いたのだろうか。いずれにせよ、自らの動きの軌跡が次々に物を生み出し得ると知ったとき、驚きと、喜びと、少なからぬ畏怖があったのではないだろうか。

はるか昔に起こった出来事に思いを馳せる。それができるのも、「ない」ものを想い、描くようになったヒトならではの特権なのだろう。

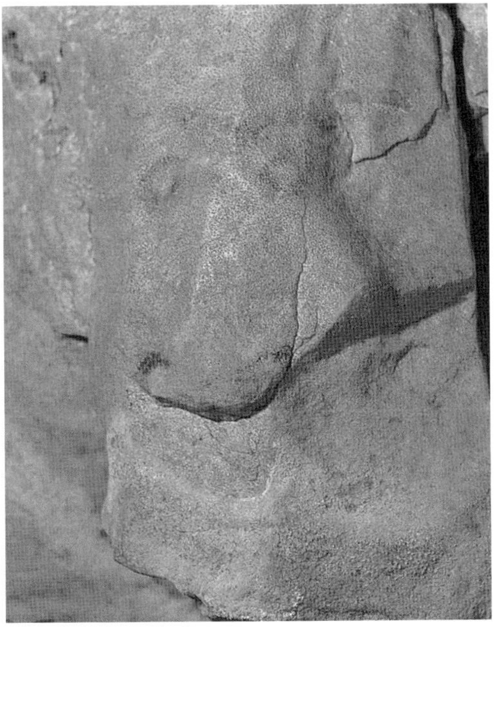

▶**図11**——アルタミラの「仮面」?
スペインのアルタミラ洞窟にある「仮面」とよばれる絵。岩の凹凸を顔の輪郭に見立てて内部に目を描き入れている(アントニオ・ベルトラン監修(2000)大高保二郎, 小川勝訳『アルタミラ洞窟壁画』岩波書店より、写真一部)。

謝辞 ◉京都大学霊長類研究所の林美里さん、松沢哲郎さん、滋賀県立大学人間科学部の竹下秀子さんと共同で研究をおこなっている。研究を進めるにあたっては、同研究所の田中正之さん、東京藝術大学の布施英利さんをはじめ多くの方々に、ご助言、ご助力いただいた。実験に協力してくれた滋賀県立大学子育ち応援ラボ「うみかぜ」にご参加のみなさん、チンパンジーたちにも感謝したい。

参考文献

★01——安斎千鶴子(1986).『子どもの絵はなぜ面白いか』講談社.

★02——生澤雅夫(1985).『新版K式発達検査法——発達検査の考え方と使い方』ナカニシヤ書店.

★03——海部陽介(2005).『人類がたどってきた道——"文化の多様化"の起源を探る』NHKブックス.

★04——京都大学霊長類研究所編(2007).『霊長類進化の科学』京都大学学術出版会.

★05——竹下秀子(1999).『心とことばの初期発達——霊長類の比較行動発達学』東京大学出版会.

★06——田中昌人, 田中杉恵(1981-1988).『子どもの発達と診断』全5巻　大月書店.

★07——ベルトラン・A監修(2000).大高保二郎, 小川勝訳『アルタミラ洞窟壁画』岩波書店.

★08——松沢哲郎(2008).『チンパンジーから見た世界』(新装版)東京大学出版会.

★09——松沢哲郎(1995).『チンパンジーはちんぱんじん』岩波書店.

★10——松沢哲郎(2000).『チンパンジーの心』岩波書店.

★11——港千尋(2001).『洞窟へ——心とイメージのアルケオロジー』せりか書房.

★12——山形恭子(2000).『初期描画発達における表象活動の研究』風間書房.

★13——Cox MV.(1992). *Children's Drawings*. Penguin Books Ltd.(子安増生訳(1999).『子どもの絵と心の発達』有斐閣選書).

★14——Humphrey N.(2003). *The mind made flesh: Essays from the frontiers of Psychology and evolution.*(垂水雄二訳(2004).『喪失と獲得——進化心理学から見た心と体』紀伊國屋書店).

★15——Luquet GH.(1927). *Le dessin enfantin*. Librairie Félix Alcan.(須賀哲夫監訳(1979).『子どもの絵——児童画研究の源流』金子書房).

★16——Morris D.(1962). *Biology of art*. Methuen young books.(小野嘉明訳(1985).『美術の生物学』法政大学出版局).

★17——Premack D., Premack A.(2002). *Original Intelligence: Unlocking the Mystery of Who We Are*. Mcgraw-Hill.(鈴木光太郎訳(2005).『心の発生と進化——チンパンジー、赤ちゃん、ヒト』新曜社).

【恋う】——

3

心の洞窟——

イメージの起源へ

港 千尋

◉

洞窟芸術の表現は、
時代ごとに高度化してきた
わけではなく、
始まりとともにすでに
完成していたようである。

朝目が覚めてから、夜寝床につくまで、わたしたちはさまざまな種類の映像にかこまれて暮らしている。特に携帯電話の小さな画面が、カメラ、コンピュータ、テレビ、ラジオと既存のメディアを吸収してからというもの、現代人の多くは映像と「肌身離さず」の関係になったかのようである。夢という、脳内で見るイメージが睡眠中にかぎられるのに対して、日常的な映像世界は、それこそ寝ても醒めても、ほとんど水や空気のように遍在する。多くの都市生活者にとって、それはあえて探さずとも「すでにそこに在る」と感じられるような、一種の環境を形成しているとも言える。ある人々にとっては、それは第二の肌のように近しい関係にあって、それを失うとまるで自分の身を剥がされたかのような不安感をも引き起こす。通信網と結びつくことによって、地球は自然環境と並行した、ひとつの映像環境をもっているかのようである。
しかし機械によってつくりだされる「映像」の歴史を超えてさかのぼり、人間とイメージの関係に想いをはせれば、現代のそれとは異なる風景が見えてくる。たとえば教会や寺院に納められている奉納画やさまざまな彫像を考えてみればよい。それらのイメージは、ある特定の場所と結びついて存在していたのであり、特定の目的のために生産され、ある場合には特定の機会にしか見ることのできないものであった。中世においてさえ、ふつうの人間が一生に見ることのできるイメージの数は、現代人の一日のそれにも及ばないのではないか。
このように、わたしたちが過去のイメージを考えるときの難しさは、人間との関係が決定的に変化してしまったことにもある。過去の人間が、あるイメージをどのような方法で生産したかは、ある程度理解することができても、それに対してどのような心をもって付き合っていたかを知ることは、それほど簡単なことではない。まして3万年前に遡る、いわゆる旧石器時代と呼ばれる時代のイメージについては、想像のしようもないというのが常識的な反応であろう。しかしその遥かなイメージが、わたしたち人間の心の謎を秘めていることもまた、確かである。意識や感情あるいは創造力といった、心のはたらきの起源を考える上で、たとえ想像することは難しくても、入ってゆくだけの意味のある領域である。

問いとしての洞窟

旧石器芸術という呼称にピンとこなくても、ラスコーやアルタミラといった洞窟の名前は多くの人に知られている。今から1万年以上前に生きていた人類が洞窟の奥に残した、見事な壁画は文明史や美術の教科書なら必ず載っている挿絵だろう。フランスやスペインなど、主にヨーロッパの南部に点在している洞窟壁画が近年になって注目されるきっかけになったのは、1990年代以降相次いだ、新たな洞窟の発見だった。なかでも地中海の海底から発見されたコシケー洞窟や、山間で発見されたショーヴェ洞窟の壁画は、そこに描かれた動物たちの種類とともに、その見事な描き方により「芸術の誕生」として世界中に伝えられた[★01]。ふたつともフランス南部の洞窟であるが、今世紀に入ってからは、やはりフランスで発見されたキュサック洞窟に注目が集まっている。壁画とともに人骨をはじめとする多数の遺構が残されていたからであり、描かれたイメージとともに、それを描いた人間の正体について何らかの光があてられるのではないかと期待されているからである。

洞窟絵画の見事さに言葉を失ったピカソ

第2次大戦後、初めてラスコー洞窟を訪れた画家、パブロ・ピカソは、そのあまりの見事さに、ほとんど感想を述べることができなかったと伝えられている。洞窟壁画は、20世紀を代表する天才芸術家さえ瞠目せざるをえないような高度な視覚表現であるが、その内容を理解するのはそれほど簡単なことではない。少なくともピカソの作品同様に、いやそれ以上の謎に包まれていると言ったほうがよいだろう。

スペイン北部のアルタミラ洞窟の発見以来、一世紀以上に及ぶ考古学の歴史においてさえ、その解釈はさまざまであり、今日にいたっても決着はついていない。それらの絵が、どのような材料を使い、どのようにして描かれたのかは解明されても、それが何のために描かれ、何を表しているのかについては、発見当時とほとんど変わらない謎として残されているのである。

純粋な芸術であるとする説、獲物の捕獲を祈願した狩猟呪術とする説、記号であるとする説とこれまでさまざまな説が出されてきたが、どれが正しいのかはわからない。それを描いた人々が石器や装身具などに見せる、高度な加工技術をもっていたことは明らかであり、厳しい自然環境を生き延びる巧みな知恵をもっていたことも想像される。民族学的な研究との比較から、そのような自然のなかに生きる人々が、何らかの自然信仰をもっていたとしても不思議はないが、それがどのようなものであったかを知るための方法は、まだ確立されてはいない。

洞窟絵画の特徴は、まずそれが極めて長い期間にわたって続いてきたという点にある。およそ3万5千年から1万年前ほどまで、つまり2万5千年の長きにわたって描かれてきたという点である。この連続性そのものが、ひとつの謎である。これほどの長い期間にわたって、主に動物を中心としたモチーフがヨーロッパの異なる場所から発見されていることは、そこに共通する何かがあったと考えるべきだろう。コシケー洞窟では数千年の間隔をあけて、少なくとも2回にわたって壁画が描かれているという調査結果が出されている。2回目に洞窟に入った人々が、そこで目にした動物の図像の上に、別の図像を重ねて描いたということは、彼らにとってはそれが理解不能なものではなく、むしろ同じような文化に属していたということを示している。洞窟がわたしたちに問うのは、まずこのような極めて長い時間にわたる文化についての理解の枠組みということになる。

もうひとつの特筆すべき点は、どの洞窟の場合にも、それが全体として何らかの統制をもっているように見えることである。鍾乳洞はふたつとして同じ形をしていないが、どの場合にも何からの配置を考慮しているように見える。その配置は、動物の図像だけでなく、点や線や幾何学的な文様などの広い意味での「記号」をともなっているが、いずれもそれが何を意味しているのかはわからない。それらのなかには明らかに性的なシンボルを表しているものも多数存在しており、またその形状から男性記号・女性記号といった区分が試みられてはいるが、実際そのような性的シンボルが記号体系をなしていたかどうかの確証はない。壁の隆起を利用した馬やバイソンの生き生きした描写にわたしたちは感動するが、そこにこめられた「意味」を問うた瞬間に、それらは闇の中へと走り去ってしまうのである。

芸術の進化説を根底から覆したショーヴェ洞窟

この点でショーヴェ洞窟の発見は、世界中に衝撃を与えた。その古さと壁画の高度な表現は、それまで一般的に信じられてきたような芸術の進化説を根底から覆した。洞窟芸術の表現は、時代ごとに高度化してきたわけではなく、始まりとともにすでに完成していたようである。ショーヴェのような例が今後どれだけ発見されるかどうかはわからないが、少なくともそれが驚くべき芸術であることは疑いない。しかもそれは現生人類の出現とほぼ同時といってよいような時期である。わたしたちの直接の祖先は、石器などの道具の発明ではなく、芸術的な創造によって、新たな時代の幕を開けたように見える。感性において共通する心をもっているのは確かだとしても、知性においてわたしたちはどれだけ彼らと同じなのだろうか。イメージの知覚は数万年の時を隔てても、共通しているのだろうか。イメージを受け入れるとき、感性と知性を分け隔てているのは、いったい何であろうか。洞窟芸術は、以上のように、イメージを通して、わたしたち自身のモノの見方や感じ方を問うているとも言えるのである。

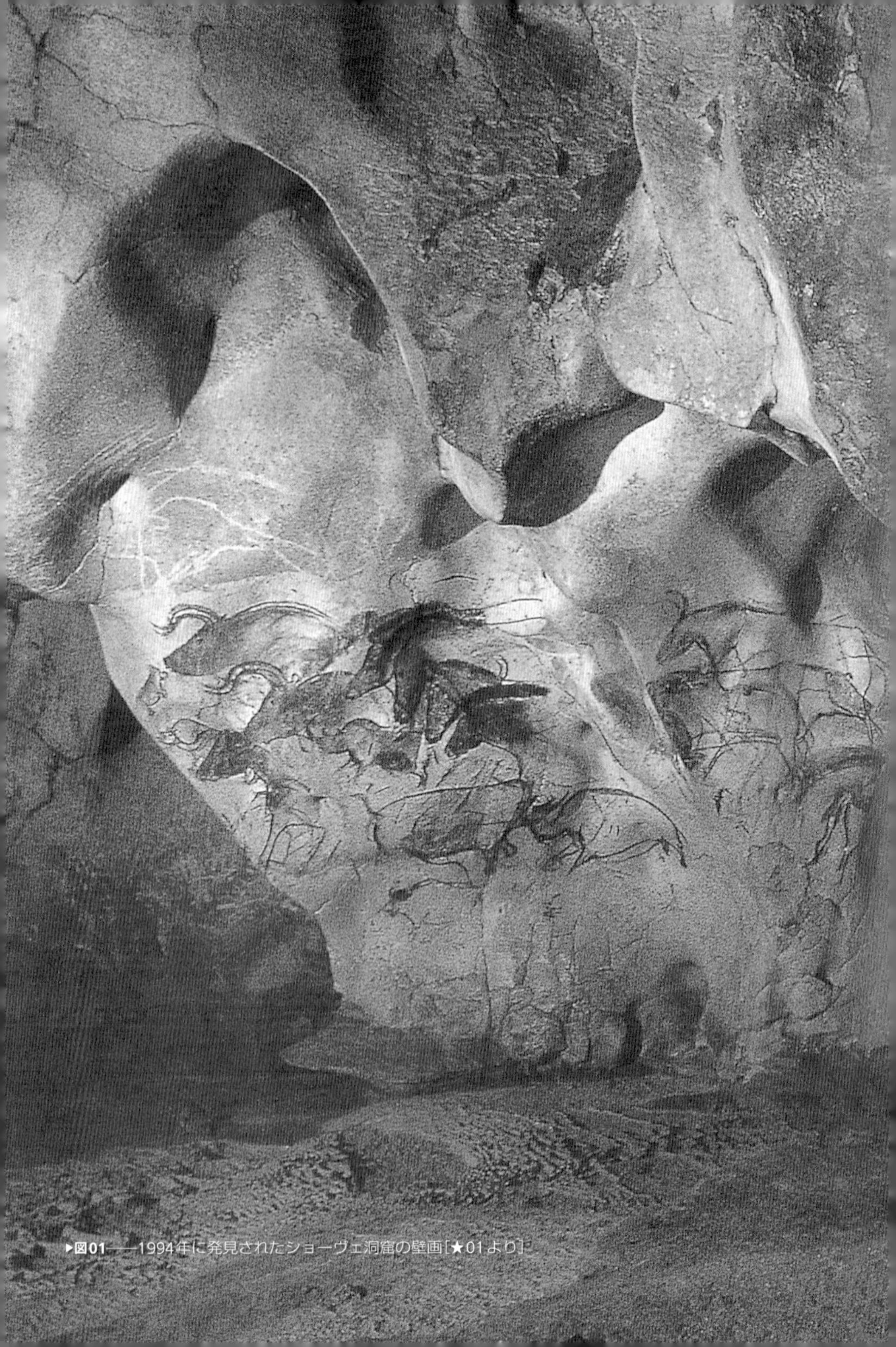

▶図01——1994年に発見されたショーヴェ洞窟の壁画[★01より]

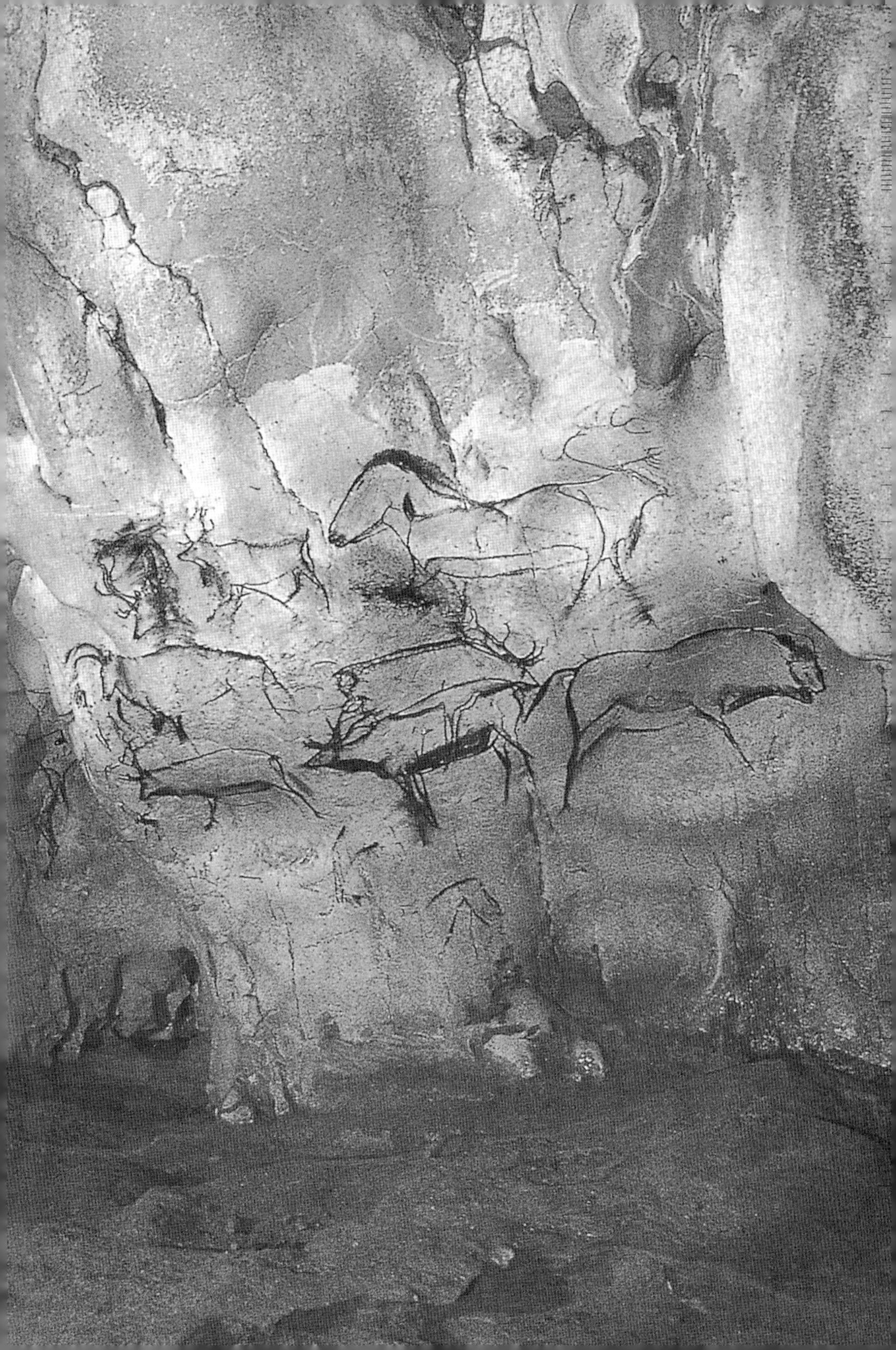

イメージと言語

この点にかんして、きわめてユニークな解釈を提示したのは英国の心理学者ニコラス・ハンフリーだった。ハンフリーは専門である進化心理学の立場から、旧石器時代芸術を制作した人々が、はたしてわたしたちと同じ心を持っているかどうかに疑問を呈したのだった。[★02] 彼が材料にしたのは、デッサンである。それは馬や牛の線描で、一見したところアルタミラやショーヴェ洞窟の壁画を元に起こされた、記録のようにも見える。馬の絵などは方向を変えて幾頭も重ねられており、旧石器時代特有の描き方に近い。

ハンフリーはここで種明かしをする。それらの絵は、1967年にノッティンガムに生まれた、ナディアと呼ばれるひとりの少女によって描かれたものであり、彼女は自閉症であった。しかも絵が描かれたのは、彼女がまだ4歳になる前のことである。彼女は6歳になってもまだ言葉を発することのできないほど重度の発育の遅れをみせていたが、絵の才能だけは周囲が驚嘆するほどのものだった。ハンフリーが「気味の悪いほど」と表現するくらいの写実的な正確さを備えた絵は、ほとんどの場合、記憶のみを頼りにして描かれたという。驚くべき描写力というしかないが、ナディアの絵を詳細に研究したローナ・セルフェは、ナディアの才能が飛びぬけた発達をしているのではなく、他とは異なる発達をしていると、次のように書いている。

「彼女の初期の絵でさえ、幼児の絵に付随する特性をほとんど示していなかった……たとえば遠近法は最初のときから存在した[★03]」。

ハンフリーはこの事実から、旧石器時代芸術について、大方の先史学者とは正反対の見方が可能であることを示すのである。

「ナディアが未発達な言語、乏しい認知能力、コミュニケーションへの関心の見かけ上の欠如、および芸術的訓練の不在にもかかわらず、あのように描くことができたことを考えれば、洞窟画家たち

も、そうすることができたのは明らかである」。★04

もちろんハンフリーは洞窟の画家たちが自閉症児だったなどと言おうとしているのではない。そうではなく、洞窟絵画の存在は、多くの人が信じているように、その制作者たちが現生人類の心をもっていた証拠として受けとめるべきではないのではないか、と言おうとしているのである。

絵の才能と言葉の欠如概念化の欠如

そこで鍵になるのは、ナディアの絵の才能が、彼女の言葉の欠如と深い関係にあるのではないかというセルフェの研究である。ナディアは6歳になってもまだ、わずか10個ほどの語彙しかもたなかったが、この言葉の欠如にはさらに概念化の欠如が付随していた。彼女は目の前にある物事を、高次のカテゴリーとして分類する能力を欠いていたというのである。たとえば肘掛け椅子とデッキチェアを、「椅子」というひとつのカテゴリーにすることができなかった。ここからハンフリーは、ナディアが物をあのように正確に描くことができたのは、彼女の並外れた記憶力にあるが、それはこの概念化の欠如にも由来しているのではないかと推測する。ナディアは概念化を経ずに、単純に記憶している視覚像を描いたのではないかということである。

もしナディアがこのように描けたのならば、洞窟の芸術家たちについても同じことが言えるのではないか。つまり彼らはまだ、わたしたちのような概念化の能力をもたずに、個別の馬やバイソンを描いたのではなかったか。2万年前まで、人間の心はまだそのような言語をもつにいたっていなかったのではないか。

イギリス人独特のウィットを感じる、実に挑発的な解釈だが、ハンフリーの説において真に興味深いのは、どのようにして描かれたよりも、どのようにして描かれなくなったかにある。周知のように洞窟壁画はおよそ1万1千年前の氷河時代の終わりとともに、急速に描かれなくなる。その理由をハンフリーは、現生人類がわたしたちと同じような心をもつにいたった証拠と見るのである。ナディアの場合、彼女は8歳を過ぎてから受けた集中的な教育の結果、言語を獲得するが同じころから彼女は以前のような描き方をしなくなる。ハンフリーは、彼女が見せた驚くべき自然主義的な描写の才能が、言語の獲得のために失われたのだとしたら、同じようなことが1万年前に人類の心にも起きたと考えてみてもよいのではないかと言いたいわけである。

この解釈にたいして寄せられた先史学者たちからの批判をひとつひとつ紹介する余裕はない。ひとつだけ注意したいのは、ナディアが認知的な意味で脳の異常をもっていたことはほぼ確実だが、ハンフリーは、洞窟の画家たちも同じような異常をもっていたと言いたいのではないという点である。両者の類似は、脳の解剖学的な性質にあるのではなく、両者が心の機能的な構造において似通っていたのではないか、具体的には両者が非常に限られた言葉しかもたなかったのではないか、という点にある。ハンフリーはラスコーやショーヴェの芸術は、ヨーロッパの現生人類に現代的な心が備わるのが、比較的遅かったという証拠ではないかと考えているのである。

この突飛な説が、今日の先史学者や芸術史家によって受け入れられるとはとうてい思えないが、耳を傾ける必要がある点もないわけではない。第一に、洞窟に描かれた絵を理解できるからといって、ただちに、その背後に共通する現代的な心性を仮定するのは誤りだという点である。意味は分からなくても、視覚像として捉えられるのだから、同じ脳の構造を仮定してもよさそうに思える。ハンフリーが警告するのはこの点で、彼はたとえ構造的に同じであってもそこに重大な機能的差異が存在する可能性は、十分にあると指摘しているわけである。

イメージの共同体

イメージと言語の関係にかんする、あまりお目にかからない考え方ではあるが、洞窟絵画がいったい何を描いているかという、きわめて基本的な問いに注意を促している点は大いに評価すべきである。言語による概念化が、直接的記憶像の邪魔になるということは、いわゆるサヴァン症候群全般にたいしても仮定できるかもしれない。しかしわたし自身は、ハンフリーの説を継承するのではなく、むしろ逆に、洞窟壁画は自然主義的な描写では「ない」という立場から、別の見方を提示したい。もし自然主義的と言うならば、洞窟がそうであるように、外と内がひとつにつながったところに生じる、人間の意識が自然主義的に表現されていると言うべきである。

洞窟壁画を描いた人間たちが、わたしたちと同じような心をもっていたかどうか分からないというハンフリーの留保は正しい。しかしトナカイを狩猟し、石器を作った人々が、わたしたちとまったく違う心の機能を備えていたと想像するには無理がある。彼らはトナカイの姿を見て、それを彼らの獲物であると認識したであろうし、石器の完成形を心に描き、それに向けて石を削っていったであろう。問題は、そのような彼らが現実の馬を描写するために、馬の絵を洞窟に描いたのかどうかにある。この点で、ハンフリーがナディアの例を出したのは、間違いではない。ナディアは現実の馬を描写しようとしたのではないかもしれないからである。記憶によって描きながら、彼女がいったい何を表現していたのか、実は誰も知らないのである。

絵に描いた餅は餅ではない

3次元の物体を2次平面に輪郭線で表した絵として認識すること自体が、いったいどのようにして始まったのかが、そもそも謎である。そのような絵が広い範囲にわたり、継続して描かれるためには、少なくとも「絵」という概念が社会的に共有されていなければならない。物体の影をなぞることから、絵が始まったとするギリシャの神話は、それ以前に何があったかを問わないから「神話」なのであろう。絵というイメージが成立するには、まずイメージとは何であるかの理解が共有されている必要がある。「絵に描いた餅」というとおりに、絵に描いた餅は餅ではない。描かれた馬の周りを歩くことはできないのである。前提として、洞窟の画家たちもナディアも、彼らが現実の馬の表象を作り出したのかどうかという問題がある。

ここで問題になるのが「リアリズム」や「自然主義的」という概念である。一般的には現実の物理世界を、それらしく描くという意味でつかわれるが、物理世界がそれらしく見えるのは、一定の条件においてであるということを忘れてはならない。3次元の世界をグラフィックに表現するには、確かに自然主義的描写の技術が必要だが、洞窟壁画がそのような技術の習得の果てに生まれたかどうかは、大いに疑問がある。それは旧石器時代の芸術が、それに先立つ長い石器時代に比較して、驚くほど短い期間に成立しているからである。石器において100万年や10万年という単位の形態変化があるとすれば、洞窟におけるイメージの誕生からショーヴェのような傑作の成立までは、ほんの一瞬と言ってよいだろう。

そう考えると、少なくともある日誰かが突然、洞窟の奥に迷い込んで描きはじめた、というようなものではなさそうである。その時点ではすでに、「イメージの共同体」とも言うべき、社会的に共有されたイメージ概念があったと考えたほうがよい。それでは物理的に描かれる以前に共有されているようなイメージとは、何であろうか。

闇の意識

必ずしも、タマゴとニワトリの因果を問うような話ではない。実在の物として示すことができない場合にも、その存在が理解可能な現象はある。たとえば現代の映像技術を総動員しても記録することは不可能でも、そのようなイメージをもつという体験を疑う人はいない。それが夢である。睡眠中に見るイメージだけでなく、薬物の影響によって変性した意識化でもつイメージや、通常はイメージとはとらえられない、光のパターンなども含め、脳内で生じる視覚経験が描かれたイメージの誕生に先立っていたと認めるならば、言い換えればそのような夢が夢として語られ共有されたならば、少なくとも「イメージの共同体」の準備は整ったと考えてよいであろう。

このような視覚経験に注目し、洞窟壁画との関連を研究したのが南アフリカの先史学者デヴィッド・ルイス=ウィリアムズだった。南アフリカからナミビアに点在している岩絵を詳細に調べるうちに、ルイス=ウィリアムズらはそこに描かれている動物や記号が現実の描写ではなく、夢や幻覚を含む脳内で体験される現象ではないかと考えた。彼らの研究のベースになったのは、1920年代に行われたハインリヒ・クレヴァーらによる「内部光学」と呼ばれる残像の研究や、アマゾン河流域の先住民文化の世界を、イメージや幻覚の観点から詳細に研究したレイチェル=ドルマトフなどの記録である。

これらの研究の特徴は、「意識」をわたしたちが日常的に使っているような意味よりも、はるかに広い範囲で捉えるところにある。たとえば意識と無意識を図式的に対立させるのではなく、ちょうど光のスペクトルや周波数帯のように断絶のない幅のあるものとして考えると、目覚めの瞬間に残る夢の残像や脳内に生起する光のパターンも、人間の意識的経験のうちに含めて考えることができる。ルイス=ウィリアムズはフランスの先史学者ジャン・クロットとともに、南アフリカのサン族の岩絵とヨーロッパの旧石器洞窟に見られる記号や動物の描き方のパターンを比較しながら、それらが現実の動物を描写したものではなく、変性意識下において出現するイメージを岩のうえに投射したものという説を提出した。洞窟に、人間の心のはたらきを読むことを提案したのである。★05

変性意識下において出現するイメージ

旧石器時代におけるイメージの起源を外部ではなく内部に求めた点で画期的な説であるが、確証を得ることは困難である。しかしこの考え方は、これまで参照されることの少なかった大脳生理学と民族学そして芸術という異なる分野とのあいだに連携の可能性をひらくという点で、魅力をもっている。またわたし自身はイメージを脳内現象との連関において見る場合には、視覚に限定していたのでは不十分であると考えている。むしろ触覚や聴覚など他の感覚との共感覚に注目することが重要である。洞窟の内部では、視覚よりもむしろこれらの感覚のほうが強く働くからである。また味覚や嗅覚についても、民族学的な記録との比較が必要である。コシケー洞窟の最新の研究では鍾乳洞の内部で発見されている無数の指の跡は、壁から滲みだす炭酸カルシウムを採取し、これを摂取したものではないかと考えられている。[★06] 他の洞窟からも多数発見されている指の跡が、3万年以上前から続いていることから見て、炭酸カルシウムの薬効が広い範囲にわたって活用されてきたことが想像される。もし洞窟が、摂取を目的とした物質が採取される場所であり、その痕跡が抽象的なイメージとして残っていると捉えるならば、洞窟は感覚の空間であるとともに、人間の意識と身体にとっても特別な場所だったことになる。洞窟の闇は、わたしたちの意識の秘密へと続いているように思えるのである。

洞窟の闇は わたしたちの意識の 秘密へと続いている

参考文献

★01——港千尋(2001).『洞窟へ　心とイメージのアルケオロジー』せりか書房.

★02——ニコラス・ハンフリー(2004).「洞窟絵画・自閉症・人間の心の進化」『喪失と獲得　進化心理学から見た心と体』垂水雄二訳、紀伊國屋書店(原著2003).

★03——同125頁.

★04——同135頁.

★05——内部光学とシャーマニズムについては『洞窟へ』(2001)およびルイス=ウィリアムズの以下の著作に詳しい。

David Lewis-Williams(2002). *The Mind in the Cave*, London.

★06——Jean Clottes, Jean Courtin, Luc Vanrell(2007). La grotte Cosquer. *Les Dossiers d'archeologie*, #324, *Grottes Ornées en France*, p39.

intermezzo——#01

脳内の時空処理

入来篤史

狂気と正気・夢と現

「芸術的」な作品世界では、時間・空間・意味・価値……などの数限りない多くの「次元」が、渾然一体と溶け合い、結びつき、混ざり合いながら同居して、好ましく愛おしい「魅力」を放ちながら、観る人の「心」を惹き付ける。動の中に凍り付いた瞬間を感じ、静寂の中に激動と情熱を感じ、矛盾に満ちた不条理に秩序を感じるとき、われわれの心は魅了される。これらの混沌の魅力は、その制作者の表現形式や媒体を超えて、鑑賞者の文化を超えて、時代を超えて、国家や習慣を超えて、均しく遍く総ての人々の脳と心に共鳴するようである。そして、人々はそこに感じられる仮想的な実体に「美」という名称を賦して賞賛する。

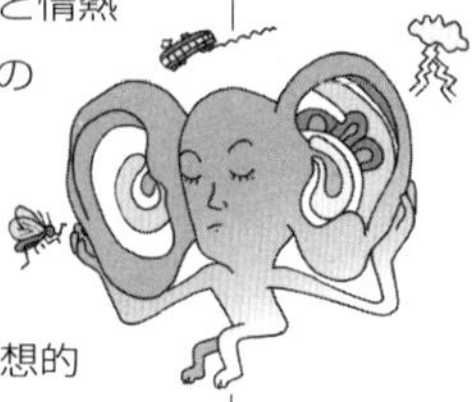

この「美」の世界は、しかし、現実には決して存在し得ない、われわれ人類の脳と心の中に閉じこめられたときだけに安息することのできる「夢」の世界である。夢見心地の「美」の世界は、古今東西総ての人類に共有される。そして、あえてそれを現実世界に再現しようとすると、人々は必ずそこに「狂気」を感じる。芸術という範疇世界の外の現実の時空間では、その特殊な芸術世界は決して整合性をとって安定化することができないからである。この芸術的な多次元空間を、現実世界の実在する時空に写像するとき、余った次元は無秩序に暴れだし、われわれの感覚運動器官を通して、凶暴な奔流となって脳と心に逆流する。

われわれの感覚神経系の働きは、現実の実体世界の法則に拘束されているので、実体験から芸術を産み出そうとするとき、しばしば著しい「産みの苦しみ」を体験する。われわれの身体の構造と、現実世界の「次元」の構造に拘束された情報からは、芸術的な美を纏う多次元構造は直接的には立ち現れないからである。芸術家は、しばしば、視点を変えて空間を重ね合わせ、時間を旅して畳み合わせ、流れる時間をバラバラにして組み立て直し、色彩を抽出し、空間を歪めながら、脳の中の多次元世界を、現実のキャンバスに、石の塊に、写し取ろうとする。かくして、「美」の名称を賦与するに相応しい作品を仕上げてゆく。

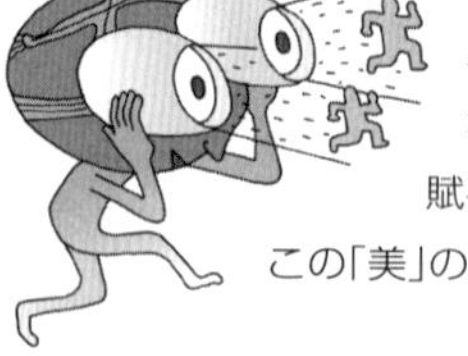

この「美」の世界は、しかし、われわれがみる「夢」そのものでは

イラストレーション＝
川村 易

ないか？　あるいは「幻覚」そのものではないのか？　時空が歪んで折り重なり、論理が溶け出して混沌とし、部分と全体が一体となって押し寄せ、色彩と音色が重畳し、人格と物体が入れ替わり、一瞬と永遠が同一化する……狂気の世界。眠りにおちて感覚が遮断されたとき、心頭滅却して瞑想に耽るとき、酒に呑まれ熱にうなされて朦朧としたとき、われわれはこのような「夢」や「幻覚」を体験する。そしてそれは、しばしば美しく心地よい。芸術と美の本性は、われわれの脳神経の根本的動作特性に依拠しているに相違ない。

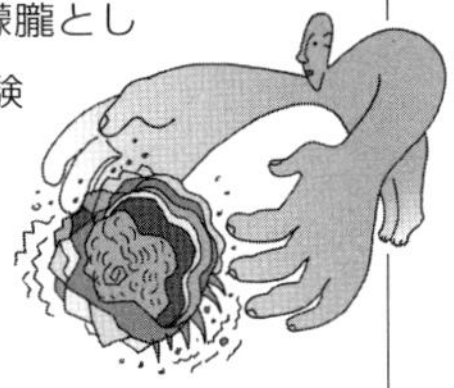

脳神経身体機能と純粋脳内現象

芸術作品は、人間の脳機能の結果として産み出されるもの、それ以上でも以下でもあり得ない。その中に象徴されるべく努力される「美」は、人脳の機能特性を反映しているに違いない。脳は、神経系の先端に生じた膨大部である。この神経系の進化の過程を振り返れば、この人脳の機能特性の正体が判るかもしれない。

神経系は、動物の身体にあって、情報の伝達と処理を司る器官である。進化の過程で、最も原始的な神経機能は、感覚器官によって検出された外界の情報に依存して、その情報に進化の結果獲得された処理を施し、状況に最適の行動を起こすべく運動器官に指令する、ことにある。例えば、餌があれば近寄って捕食し、敵が来れば逃げて遠ざかる。単純な身体の動物では、外界情報を検出する感覚器と、それに対する固有の運動を引き起こす効果器を1対1に直接結びつけるだけで事足りる。この段階にあっては、神経系で運ばれる「情報」は、現実時空における物理化学エネルギーに直接対応し、外界の情報構造そのものであるといえる。言い換えると、外部世界が直接神経系に侵入し、内部世界との境界はなく、そこは因果律・排他律・時系列などの論理法則がそのまま成立する現実世界である。

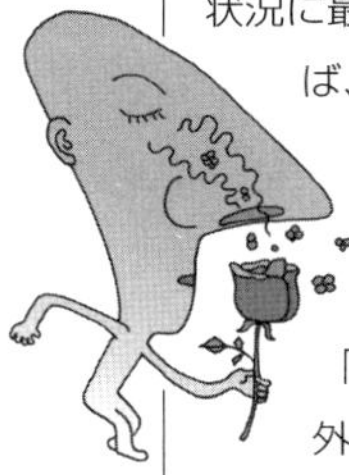

進化によって動物の身体構造が複雑になり大きくなってくると、複数の感覚器と効果器の組み合わせで感覚と運動が担われることになり、1対1の直接結合では事足りなくなって、汎用処理装置が必要になる。その結果生じたのが初期の単純な中枢神経系であり、そこでは単純な反射などの、簡単な演算が行われるようになった。そして、さらに状況が複雑になると、来歴や場合によってその演算を修飾すべく、また、決まったパターンの演算は逐次行うのではなく予め準備されて、参照情報としての記憶が蓄積されて利用されるようになる。しかし、この段階に至って

も、まだこの神経系で扱われる情報は、外界の構造そのままの形式と構造が保存され、情報の契機は外界に求められる以外になかった。そして、ここまでの段階では、「芸術」や「美」の発祥する余地はまだ無い。
やがて事態はうごきはじめる。神経系での情報処理が、複雑になって階層化し重畳しはじめると、上位の階層で扱われる情報は、外の現実世界と直結した下位の階層から乖離しはじめる。最初は、下位の階層の「状態」をひと纏めにして任意に標識するなどの象徴化からはじまり、次第にこの階層だけに閉じた、独自の世界を構築することができるようになる。純粋脳内世界の誕生である。この世界は、外界のさまざまな現実的拘束を受けない。情報は、内発的要因によって生起し、現実世界の法則から自由に浮動する。ここで活動する神経細胞のひとつひとつが独立の次元を構成する、超多次元情報空間を形作ることができるのだ。この世界を現実世界の理屈で説明しようとするとき、極端な情報圧縮を余儀なくされ、われわれはそれを「夢」「幻覚」と呼ばざるを得なくなる。そしてそれは、あるいは「芸術」である。

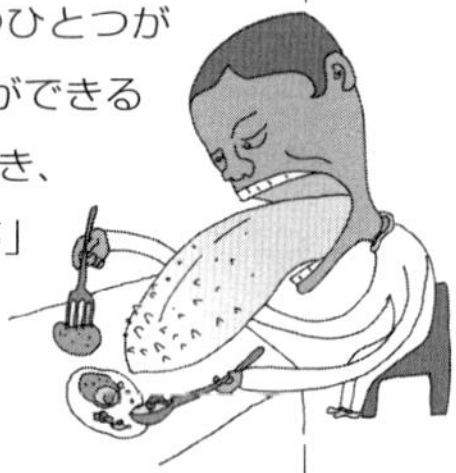

夢見る人脳の暴走を防ぐ身体的現実

こうしてみると、人脳の基本的機能は「夢見る」ことであるようだ。現実世界の拘束から自由に、脳内の神経細胞の「次元」の構造の赴くままに、多義性・流動性・複雑性をそなえた情報処理の有り様に、われわれの脳は心地よく共鳴し「美」を感じる。しかし、「過ぎたるは及ばざるが如し」。身体の感覚器官と運動器官を通して繋がった、現実世界の束縛から解き放たれた「純粋内部世界情報現象」は、容易に暴走し狂気に走る。単独で切り出され、培養液の中で活動を続けるが如き脳髄の中の情報世界は、碇《いかり》を失い足場を失い、やがて無構造に融解してゆき、「夢」の構造も失われた「無」の世界となって消滅するだろう。
美しい「夢」の世界は、時折に身体を通して現実世界と校正されることによって、構造化されたある種の実体を保つことができるのに違いない。純粋に人脳の内部世界に宿る、究極的融解と現実構造の狭間の、はかなくもうつろいやすい超多次元的情報世界のゆらぎの中に、そして、身体の感覚運動器官を通した摺り合わせの妙味の中に、われわれは「美」を見出し、それを「芸術」と名付けたのであろう。

【恋う】

4

脳はなぜ美に魅せられるのか

川畑秀明

◉

美しいものを見たり
聞いたりするときの
脳の働きと、
おいしいものを食べて
満足したときの
脳の働きとでは、
脳の活動は
共通している。

雪の美しいのを見るにつけ、月の美しいのを見るにつけ、つまり四季折り折りの美に、自分が触れ目覚める時、美にめぐりあふ幸いを得た時には、親しい友が切に思はれ、このよろこびを共にしたいと願ふ、つまり、美の感動が人なつかしい思ひやりを強く誘ひ出すのです

——川端康成『美しい日本の私』（講談社現代新書）

はじめに

古今東西、人は美しいものを求めている。美しくあるために、自らを装い、生活に色とりどりのものを取り入れる。時間を見つけては、ファッション雑誌を眺め、美術館や演奏会に足を運び、趣味として絵を描いたり、カメラ撮影を楽しんだりする。

もちろん、時代や文化、世代間によって、美しさや美意識の意味合い（基準や価値観）は異なる。化粧や美容整形、ダイエットや筋力トレーニングなどによって、より外見美や肉体美に磨きをかける人もいれば、スローライフなどにみられるように生活や自己の内面を充実させようと、より精神美を重んじる人もいる。美の認識や表現の仕方は人それぞれであるにしても、人が美に魅せられ続けてきたことには変わりない。

美とは、芸術作品や自然などの対象に対して、快く感じられたり、感嘆の念を感じられたりするような、直観的な評価や価値の高い状態である。もちろん、美の所在は、芸術作品のような「もの」に限られるのではない。自然や人の行為そのものなど、あらゆるものに美はある。冒頭の川端康成の文章にもあるように、伝統的な日本人の美意識とは、自然美の色が強いように思える。

人はなぜ美に魅せられるのであろうか。本章で取り上げるこの問題について、プラトンやアリストテレスといった古代ギリシャ時代から、カントやヘーゲルといった近代哲学の時代、そして現在までを

通して、さまざまな議論がなされてきた。18世紀には、「美学」というひとつの学問体系が形成されるようになった。それほど、美に関する問題を解決することは難しい。

人はなぜ美に魅せられるのか

しかし現在、数千年にもわたる美の問題に対して脳科学が挑戦を始めている。人はなぜ美に魅せられるのか。そのしくみを脳の側から調べようとする試みだ。本章では、美を追求する脳について考えていく。芸術作品の表現や技術には、脳の仕組みを探る手がかりも多い。ほんの少しだが、美に魅せられる脳、美を追求する脳について眺めてみよう。

美術の背後にある視覚脳

まずは、美術の背後にある視覚脳のしくみについて見てみる。すべての美術は、脳を通して鑑賞され、表現される。例えば、色や形、奥行きは、脳の後頭葉の視覚野で処理されて認識へと至る。線や形を描くには、頭頂葉にある運動野を働かせ、手や腕を動かさなければならない。脳には、ある特定の脳部位が、特定の認識や行動の機能と結びついている「脳機能の局在性」(「機能特化」ともいう)がある。特に視覚では、ある特定の特徴に対して、ある特定の脳部位が強い応答を示すことが、これまでの研究で詳しく示されてきた。それらの多くは、サルに刺激を見せたり課題をさせたりしているときに、脳のさまざまな部分に電極を刺してその活動を調べたものだ。最近では、機能的磁気共鳴描画法(fMRI)などの方法で、人の脳が視覚刺激の知覚や課題に応じて、どのように活動するかが計測できるようになった。

眼球の網膜に映される情報(映像)は、視覚野の入り口である第1次視覚野(V1ともいう)に入力され、精度よく情報が投影される。V1の役割は非常に複雑であり、基本的には視覚情報の分析が主な仕事になっている。例えば、線分の傾きに選択的に応答する神経細胞や、色の特定の波長に応答する細胞がある。つまり、縦線や横線などのさまざまな角度の傾きに対応して応答する神経細胞や、赤や緑などの特定の波長ごとの色に応答する細胞があるということだ。また、第4次視覚野（V4）は色の処理に、第5次視覚野（V5）は物体の動きの処理に関係する細胞が多く存在している。病気や事故でV4が損傷を受けると色が分からなくなり（皮質性色盲）、V5が損傷すると動きが分からなくなる（皮質性運動盲）。医学エッセイで有名な神経学者、オリヴァー・サックスの『火星の人類学者』では、事故で脳を損傷し、白と黒と灰色しか見えなくなった全色盲の画家について書かれた章がある。鮮やかな色彩で描く抽象画を得意としていたこの画家にとって、色の欠如は、視覚においてのみならず、彼の美意識や想像力にも重要な問題であった。しかし、彼は創作における苦悩の果てに、事故の後の白黒の世界をもとにして、新たなる芸術を獲得し、もしかすると治る見込みがあることが分かった後でも、再び色のある世界に戻るつもりがなくなったと記されている[★01]。

顔に選択的に応答する紡錘状回

また、線分や色、動き、形、奥行きなどの基本的な視覚特徴だけでなく、顔、体の動き、場所、物体の形状といったより高次な特徴に対しても、それぞれに応じた応答の選択性が脳のさまざまな部位で確認されてきている。例えば、脳の下面にある紡錘状回という部位には、顔に対して選択的に応答する神経細胞が集まっている。この部位が損傷すると、顔が区別できないとか、顔が覚えられない、という障害を抱えることにもなる。また、顔の表情の認識においても、怒りや恐怖、嫌悪、悲しみ、喜びなどの表情ごとに脳の異なる場所が選択的に応答することが示されている。

単純に、視覚認識のあらゆる側面がさまざまな脳部位と1対1対応をしているわけではない。例えば、怒っている人の顔を認識するためには、顔の輪郭や色やパーツ、顔それ自体、怒りの表情、とさまざまな特徴や要素の処理を経て、その顔が誰であるかを記憶と照合し、その人が怒っていることを意識し、どうして怒っているのかを推測し……というふうにさまざまな脳の部位が関連し合って、認識へと至るのである。

美術の鑑賞や表現の背後には、このような視覚脳の処理が非常に重要な役割を果たしている。では、美術作品を見るときの脳の活動はどのようになっているのであろうか。もちろん、作品において、表現されている題材や表現の方法によって、脳の活動はさまざまに異なる。絵画には、風景画や静物画、肖像画などの題材(モチーフ)がある。絵画を観察しているときの脳活動をfMRIで測定すると、そのようなモチーフに依存した活動が明らかになる。例えば、風景画を見ると海馬傍回と呼ばれる脳部位が、静物画を見ると第3次視覚野(V3)や側頭葉の脳部位が、肖像画を見ると紡錘状回や扁桃体の、それぞれが活動を高める★02[▶**図01**]。このような美術作品に対する脳活動は、視覚脳の基本的処理を反映したものである。今後研究が進むと、宗教画とそうでないものに特有の脳の働きの違いが明らかになったり、ピカソの肖像画とモディリアーニの肖像画に特有の脳活動が明らかになったりするかもしれない。

視覚脳の延長としての美術

このように、多くの視覚芸術は、このような視覚脳の延長線上にあると言わざるをえない。視覚芸術の表現と視覚の機能特化との関連性については、筆者の共同研究者でもある、ロンドン大学の神経生物学教授、セミール・ゼキの『脳は美をいかに感じるか』に詳しい。ゼキは、モンドリアンやマレーヴィチの抽象画とV1のエッジ検出・方向選択性との関係や、フォービズムとV4の色への応答特性との関係、さらにはキネティックアートとV5の動きへの応答との関係について言及している。また、彼は、それらの絵画は機能特化した皮質の活動を最大化するように描かれていると述べている★03。

近代絵画の父といわれるセザンヌは、自然の形を不変の要素に還元しようと試みた。彼の表現の方向性は、自然における存在や意味

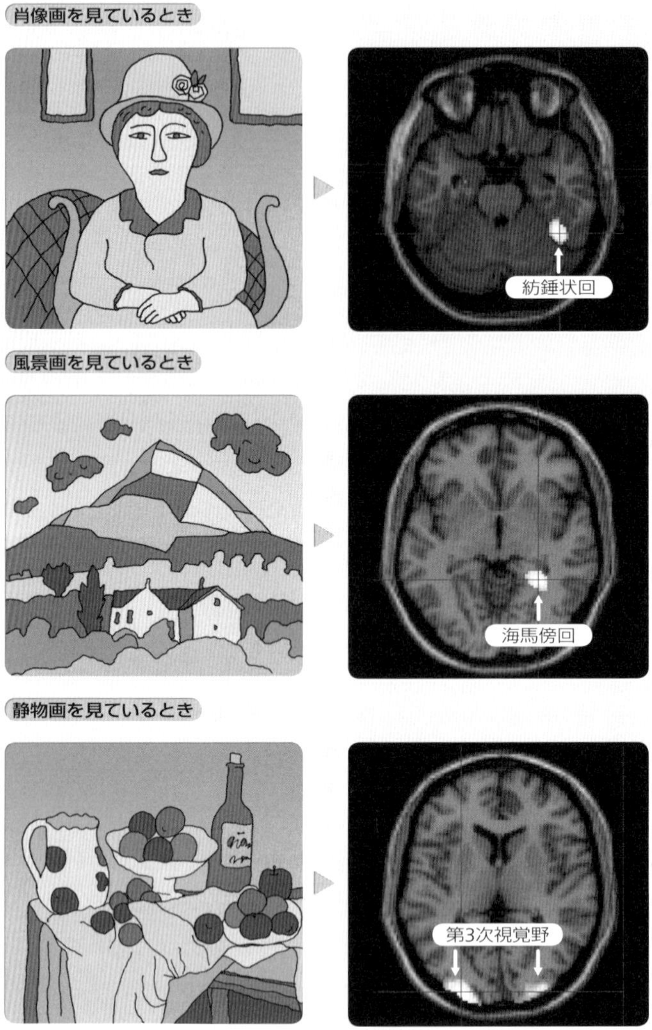

▶図01——肖像画、風景画、静物画を見たときの脳活動
上：肖像画を見ているときの脳活動からその他のカテゴリーの絵画を見ているときの脳活動を差し引いたもので、紡錘状回がもっとも活動を高める。**中**：風景画を見ているときには、海馬傍回がもっとも活動を高める。**下**：静物画を見ているときには、第3次視覚野がもっとも活動を高める。
イラストレーション＝川村 易

の不変性、つまり決して変わらないもの（不変項）を見出そうとする試みとして解釈できる。特に晩年には、セザンヌが画家エミール・ベルナールに宛てた手紙の中で述べた「自然を円筒形と球形と円錐形によって扱い、すべてを遠近法のなかに入れなさい」という言葉に集約されているように、彼なりの美術の表現形式が確立されていく。[★04] 脳科学的にも、比較的単純な物体形状が、側頭葉の神経細胞によって選択的に応答されるという性質が発見されている。[★05] また、私たちが物体を観察するとき、観察する位置によって、眼には異なる映像が投影されるが、さまざまな視点から観察の学習の結果として、一般的視点（不変項）が形成されるという心理学的知見もある。[★06] つまり、セザンヌが探し求めたように、ある対象において決して変わらないものを、私たちの脳は見出そうとしているのである。

一方、モンドリアンにとって、自然から還元されるべき要素とは線と色であり、その結論が、一連の「コンポジション」と題された作品であった。特に直線は「曲線よりも強く、奥深い表現である」とし、垂直・水平線を重視する一方、斜線を嫌悪している。V1の方位選択性細胞の数は、垂直と水平の選択性をもつもののほうが、斜めのものよりも多いと報告されている。[★06] また色についても、黒と白、赤、青、黄色を中心としており、それらは、脳が最も感度が高い波長のものであった。モンドリアンは初期には後期印象派的に風景などを描き、それからキュビズムの影響を受けた樹木を描いていたが、それが垂直・水平線と色の表現による完全な抽象へと移行していく。樹木の形態の単純化のプロセスにおいて、具象表現から抽象表現主義へと向かっていったのは非常に有名である。

優れた芸術家の絵は脳の刺戟選択性を最大化する

同じような絵画表現の確立のプロセスは、多くの優れた芸術家の表現にも見られる。自然や現実世界を、線や色、動き、形などの基本的視覚要素へと還元し、かつ、脳における刺激選択性を最大化するような表現を採用するのである。もちろん、そのような脳の振る舞いが明らかになったのは数年から数十年の最近のことであり、それらの芸術家がこのような知見を知っていたわけではない。彼らは試行錯誤の結果として導き出した経験知によるものであった。つまり、優れた芸術家は、同時に優れた神経科学者でもあるわけだ。そして、彼ら自身の視覚脳の延長として作品を表現したのだ。また彼らは、その芸術表現によって、人の心を動かすものが何であるか、どのように脳がその表現を見るかということを理解していた。このように考えると、偉大な芸術家が行ってきた表現、つまり美の表現とは、人の脳をよりうまく働かせる(活動させる)ことのように解釈することができる。

芸術の美しさを脳から探る

芸術に美しさを感じるとき、脳はどのように振舞うのであろうか。美について脳科学から考える際、「人は何に美しさを感じるのか」、「人はどのように美しさを感じるのか」、「人はなぜ美しさを感じる必要があるのか」という、少なくとも3つの問題を区別しつつも、統合的に考える必要がある。

脳は何に美しさを感じるのか

人はどのようなものに美しさを感じるのだろうか。例えば、対称性や黄金比を有しているものは美しいとされる。対称性や黄金比をもつ形は自然界や私たちの生活のいたるところにある。対称性については、左右対称のもの(鏡映対称性)だけでなく、雪の結晶や万華鏡で見ることのできる図形のような回転対称性をもった形は美しいとされる。また、黄金比(1:1.618)は、自然物の多くや北斎の浮世絵の中などさまざまな芸術作品のいたるところに成り立っている[★07]。対称性や黄金比は、画像の持っている物理的特徴であり、明確な基準がある。

人が対称性をもつドットパターンを見るときには、ランダムなパターンを見るときに比べて、視覚脳の中でも形や色の処理に関係するさまざまな視覚野の部位が活動する。しかも、刺激を対称性として知覚していなくても、刺激が物理的にそうであれば、それらの部位は活動を高める。[★08]

黄金比についてはどうであろう。黄金比は彫刻作品にも成り立っているものが多い。例えば、へそから上と下、へそから膝と膝から下がそれぞれ黄金比になっている。イタリアの神経科学者らは、美術批評の知識がない人たちに、さまざまな古代ギリシャやローマ時代の古典彫刻やルネサンス時代の彫刻の画像を見せ、そのときの脳活動をfMRIで測定した。[★09]それらの刺激となる彫刻作品は、彫刻そのままに黄金比を維持して画像を提示するものと、黄金比が崩れるように、微妙に調整した画像だった[▶図02]。実験を受けた人たちは、調整した違いがわかるだけの理論的素養を持っていなかったが、黄金比を維持した彫刻の画像を見たときと黄金比を崩した画像を見たときを比較すると、島皮質とよばれる脳部位がより活発に活動する

▶図02——イタリアの神経科学者らが用いた彫刻作品(Dio, Macaluso & Rizzolatti, 2007より引用)

中央の彫刻画像(古代ギリシャの彫刻家ポリュクレイトスの「ドリュフォロス」)は、へそから上と下の比率、膝からつま先と膝からへそまでの比率が黄金比(＝1：1.618)になっているが、左右の画像は、黄金比を崩してある。黄金比や美術に関する知識のない人でも、黄金比の保たれた画像を見ると、島皮質が活性化した。

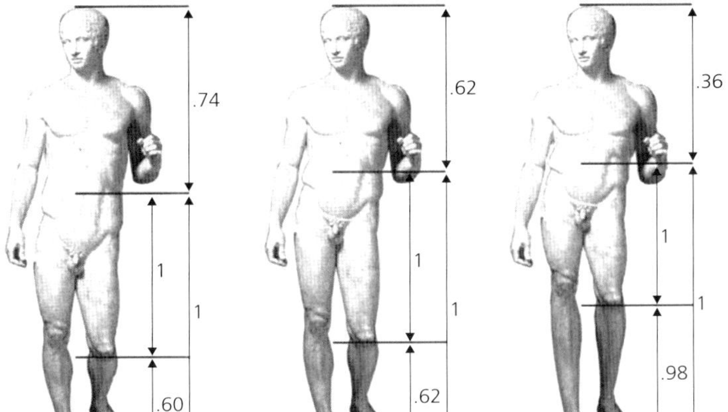

という結果を得た。この島皮質は感情の処理と密接に関連する脳の一部だ。表情の認識や、愛しい人の写真を見ているときにも活動を高める。[★10] 実験参加者たちは、それらの彫刻画像を単に見ているだけだったが、黄金比をもつ彫刻に対しては、この島皮質が活動を高めたのだった。

黄金比を見ると活性化する島皮質

古来の日本建築やA4といった用紙サイズの縦横比に見られる白銀比(1:√2)など、対称性や黄金比以外にも、美しいとされる物理基準はある。さまざまな文化において、考えられている法則や物理基準(例えば、色など)を詳細に検討すれば、「人は何に美しさを感じるか」がもっとわかるようになるかもしれない。

脳はどのように美しさを感じるのか

確かに対称性や黄金比をもつものは美しい形かもしれない。しかし、好みは人それぞれである。ある人にとっては美しいものであっても、別の人はまったく関心を持たない、ということもある。近代哲学の巨人であるカントは、美を存在や物の中にあるものとしてではなく、人間の認識の問題としてとらえようとした。特に、「美しさが現れる条件というものが何なのか、またどのような前提が美的判断に正当性を与えるのか」という問題を提起した。カントが提起したこの問題は、芸術を鑑賞し、表現する主体の側の条件や前提を明らかにすることの意味を示したものだ。このことはまさに脳科学や心理学の仕事である。美を認識するメカニズムは、脳の中にあるからだ。

美しいと感じるものは人それぞれ。しかし、美しさを感じるときには、それぞれの人に共通した美の認識の神経メカニズムがあると仮定できる。では、このメカニズムとは、いったい何であろうか。この問題は、カントによる美の条件と前提の問題を言い換えているだけだ。

色や動きといった視覚の特徴の処理にV4やV5がそれぞれ関与し

ているように、私たちがもつさまざまな主観的な感情を生み出す脳のメカニズムというものがある。愛情を感じたり、可笑しいと思ったりするのにも、脳にそのメカニズムがある。美しさを感じるときの脳のメカニズムとは何か。それが筆者らが追求しているものだ。

筆者らは、抽象画、風景画、静物画、肖像画の4つのカテゴリからなる絵画刺激に対して、被験者に美しさの判断を3件法(美しい-どちらでもない-醜い)で求め、美しさ判断時の脳活動をfMRIで検討した。[★02] そこで明らかになったことは、絵画刺激を美しいと判断しているときと、醜いと判断しているときの比較から、美しさを感じているときには前頭眼窩皮質とよばれる脳部位が活動を高めた。[▶巻頭カラー図C]一方、醜さを感じているときには左脳の感覚運動野が活動を高めた。しかも、これらの傾向は、どんな絵画刺激の種類に対しても、同じ傾向を示した。

前頭眼窩皮質は、顔刺激を見て魅力的だと評価するとき[★11]や、音楽を聴いて感動するとき[★12]にも活動を高める。前頭眼窩皮質は、報酬系の一部である。報酬系というのは、欲求が満たされたとき、あるいは満たされることがわかったときに、活性化する神経系である。報酬系が活動を高めると、快の感覚を伴う。美しさと報酬系とが深い関係にあるということは、芸術に美しさを感じることが、脳にとってのご褒美なのだということもできる。美しいものを見たり聞いたりするときの脳の働きと、おいしいものを食べて満足したときの脳の働きとでは、脳の活動は共通している。

また、前述した彫刻を刺激としたイタリアのグループの研究では、黄金比を操作した彫刻についての美的判断についても検討を加えている。[★09] 彼らの研究では、美しいと判断したときには、右側の扁桃体が活性化した。扁桃体は恐怖や快感など、さまざまな感情と関係している。同時に、われわれの研究と同様に前頭眼窩皮質も活動している。

一方、醜いと判断したときには左脳の運動野が活性化している[▶巻頭カラー図C]。この部位は、恐怖顔や怒り顔を見るときにも活動を高める。醜いものを見るとき、私たちはそれを自分から押しどけたい、遠ざけたいという思いになるのではないだろうか。そのことが、運動野を活性化させているようにも思える。

美は脳を陶酔させ、醜は緊張させる

このように、脳は自分自身を喜ばせようとして美しさを感じるのであり、そのメカニズムは報酬系やさまざまな感情を生起させる神経系であるといえよう。また、美は脳を陶酔させ、醜は緊張させるものだと言い換えることもできる。人は美へと欲求を駆り立てる存在なのだ。

脳はなぜ美しさを感じる必要があるのか

そもそもなぜ人は美しさを感じる必要があるのだろうか。その謎を明らかにするためには、美しさを感じる生物としての理由、つまり、美しさを感じる機能がどのように形成されてきたかという進化の問題にアプローチすることが重要だ。進化生物学では、クジャクの羽はなぜ美しいのかを繁殖に有利だからとする性淘汰の理論で説明するが、非常に興味深い。

また、美に魅せられているのは古代人でも同じだ。今から150万年前に、ホモ・エレクトス(直立猿人)が作製したとされるアシュー

▶**図03**——旧石器時代、アシュール文化の石斧(ストリンガー、ギャンブル『ネアンデルタール人とは誰か』朝日新聞社、84頁より)

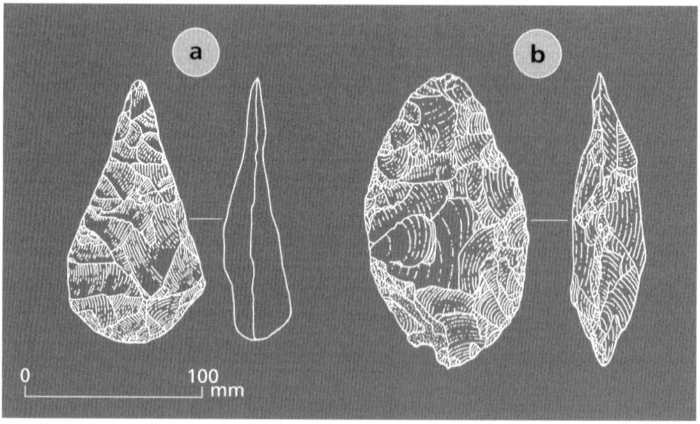

リアン石器は、涙型(アーモンド型)をした美しい左右対称なものである[▶図03]。彼らは、大きめの石に別の石をぶつけて、つぎつぎに剥片を石の両面から取り除き、整形して、手の平にすっぽりと収まる形の石器を仕上げた。彼らは、おそらく、できあがりをイメージして作り上げることができたであろうし、作り方を他の誰かに伝えるだけのコミュニケーションの手段を持っていたであろうことが推測できる。また、約60万年前のホモ・エレクトゥスは、切る・削るなどの機能的・物理的要請を超えた、精緻な調整剥離による精製握斧を作製している。厳密な左右対称形や色彩、表面のテクスチャーに至るまで、実に見事なものだ。

彼らが行った石器づくりは精巧なエラボレーション(時間をかけて念入りに仕上げること)の結果なのである。しかも、実用時の物理的要請(人工物としての機能)を超えた仕上げがなされる。考古学者によると、精製握斧のエラボレーションは社会的相互作用の産物である可能性が高いという[★13]。つまり、性淘汰の圧力が高い社会にあって、大型で見事に精緻化された握斧には、作成者自らの生産力や能力のアピールとしての社会的機能が含まれていたという説だ。それだけの美しい石器を作ることが、彼らが属するコミュニティにおいて、十分な権威の誇示となったということであろう。

このことは、美とは、社会の中で何が重要か、アピールしているものを見逃さないようにするための基準であり、機能であったのではないだろうか。美のメカニズムが報酬系であることからも、社会において欲しいものに対するセンサーとして、脳は美しさを感じる必要があったのだ。

おわりに

漢字「美」の成り立ちは、「羊」+「大」により、大きくて立派な羊の意味から、うまい・うつくしい、の意味を表すようになったようだ。

また、日本語の「うつくしい」は、「なにもなにも、ちいさきものはみなうつくし」（清少納言『枕草子』151段）とあるように、日本語の語感としては、肉親として抑えがたい愛情が相手に注ぎかけられるときの感情表出や、小さな対象に寄せる一種の愛情の意味がそもそもは強かったようである。冒頭の川端康成の言葉にも、美と愛とが一体化されているように感じられる。

私たちは、欲深く、美しいものを求め、そして愛する存在である。欲と美と愛はメカニズムも共通した部分が多い。切り離して考えることはできないのだ。そして、これらを追求することは、私たちの生活に何をもたらしうるのであろうか。ゼキは、フランスの画家バルテュスとの対談集『芸術と脳科学の対話』の中で、「芸術の機能のひとつは、人間の心を喜ばせることであり、人間を幸福にすることだとわたしは思います」と述べる[★14]。人間にとって幸福とは何か。美の解明は、その問題に対してアプローチするにも重要な視点である。

欲と美と愛は切り離せない

参考文献

★01——オリバー・サックス『火星の人類学者』吉田利子訳、早川書房 2001.

★02——Kawabata H, Zeki S: Neural correlates of beauty, *Journal of Neurophysiology,* 91: 1699-1705, 2004.

★03——セミール・ゼキ『脳は美をいかに感じるか』河内十郎監訳、日本経済新聞社 2002.

★04——ジョン・リウォルド編『セザンヌの手紙』池上忠治訳、美術公論社 1982.

★05——Tanaka K: Inferotemporal cortex and object vision. *Annual Review of Neuroscience,* 19, 109-139, 1996.

★06——Li B, Peterson MR, Freeman RD: Oblique effect: a neural basis in the visual cortex, *Journal of Neurophysiology,* 90, 204-217.

★07——柳亮『黄金分割』美術出版社 1965.

★08——Sasaki Y, Vanduffel W, Knutsen T, Tyler C, Tootell, R: Symmetry activates extrastriate visual cortex in human and nonhuman primates, *PNAS*, 102, 3159-3163, 2005.

★09——Dio CD, Macaluso E, Rizzolatti G: The golden beauty: brain response to classical and renaissance sculptures, *PLoS one,* 2, e1201, 2007.

★10——Bartels A, Zeki, S: The neural correlates of maternal and romantic love, *Neuroimage,* 21, 1155-1166, 2004.

★11——Winston JS, O'Doherty J, Kilner JM, Perrett DI, Dolan RJ: Brain systems for assessing facial attractiveness, *Neuropsychologia*, 45, 195-206, 2007.

★12——Blood AJ, Zatorre RJ: Intensely pleasurable responses to music correlate with activity in brain regions implicated in reward and emotion. *PNAS*, 98, 11818-11823, 2001.

【恋う】

5

赤ちゃんの運動視の発達からみた「物世界」の起源

金沢 創＋山口真美

◉

乳児の知覚世界は
4、5か月より以前は
「物体」がなく
動きだけがある。
そして、5か月ごろより、
「物体」による知覚世界に
はいっていく。

本稿では、赤ちゃんの視知覚の発達を、運動視と形態視の側面からみてみたい。まずは、ごく基本的なランダムドットを用いた運動情報の発達を検討し、後に、よりグローバルな面や奥行きの情報を、動きからどのように取り出すことができるのかを、私たちが行った研究も含めて検討する。最終的には、そこから考える、外部世界の認識様式に関する乳児の発達過程を、仮説的に議論していこう。

最初の運動視はいつ？

赤ちゃんはいつごろから動きを見ることができるのだろうか。

赤ちゃんの知覚研究は、しばしば、「低月齢競争」になる傾向にある。つまり、「こんなに小さい赤ちゃんでも××ができる」ということを示すことができた研究に、どうしても人々の注目が集まる傾向があるのだ。その中でも、最も有名なのがバウワーの一連の研究だ(Bower, 1977; 1989; Bower et al., 1971)。日本においても、彼の著書「Rational Infant」を「賢い赤ちゃん」と翻訳し、このキャッチフレーズとともに、それまで無力だと思われていた赤ちゃんのイメージがひっくり返された。

彼が行った多くの研究の中でも最も知られているのが、運動刺激に対する防御反応の研究だ。バウワーらは、生後数日(たとえば6日程度)の乳児が、拡大運動する視覚パターンや近づいてくる物体に対し、頭をそらすなどの防御反応を示すと主張した(Bower et al., 1971)。

当時、目が見えているかどうかもわからないと思われていた新生児が、運動情報を知覚していることを示唆するこのデータは、たいへんな驚きであった。まさに「rational infant」といえるものだが、その後さまざまな形で批判がおこり、現在では、「生後すぐ」という点は修正され、おおよそ3、4週齢の乳児であれば防御反応を行うのではないか、と修正されている(Nanez, 1988; Yonas et al, 1977;

1979)。

生まれたばかりの新生児はともかく、1か月児であったとしても、運動刺激に対して反応するということは驚くべきことだ。このデータからするなら、運動情報はすでに1か月の乳児において知覚されている、との一足飛びの一般化を行いたくなる。

しかし、多くの他の実験データが示すところによれば、グローバルな運動に対する反応は、ひと月半から2か月ごろにならないと発達してこない。これらのデータと、拡大運動への感度が3、4週齢で発達するとのデータは、基本的に矛盾している。ランダムドットなどを用いた運動パターンへの感度を示さない乳児が、どのようにすれば、拡大運動を検出し、まばたきなどの行動を行うことができるのだろうか。それとも、拡大運動パターンは運動情報とは異なったものなのだろうか。

こうしてわれわれは、「運動の検出」という単一の能力ではなく、そもそも運動とはいっても複数の種類があり、またその処理メカニズムも単一ではない、と想定する必要にせまられるのである。

ここでは、運動視の発達を、大きく2つの段階の発達として考えていきいたい。その2つとは、まずは、2か月ごろに生じてくるごくシンプルな方向性をもった動きへの感度発達であり、もうひとつは、4、5か月ごろ発達する形の認知や立体の認知を含んだよりグローバルな運動視である。以下、これらの概念をサポートする先行研究とわれわれ自身が行ってきた研究を紹介していく。

防御反応・OKNから皮質の発達へ

1か月ごろの乳児が示す運動視にかかわる典型的な能力には、おもに2つのものがある。ひとつは先にもふれた、拡大運動パターンに対するいわゆる防御反応の出現であり、もうひとつは、OKN(optokinetic nystagmas 視運動性眼震)とよばれる眼球運動を指標とした、運動視への感度を示す研究である。

まずは「防御反応」だ。Nanez（1988）は、背後を投影機で照らされた1.8m四方の巨大なスクリーンに拡大したり縮小したりする影を提示し、この影の動きに対する3週から6週齢の合計80人の乳児の反応を観察した。ここで彼は、通常の防御反応である「頭をそらす」という行動のほかに、すでにYonas et al.（1979）でも用いられていた、瞬きの反応を指標にして、拡大と縮小に対する反応を調べた。その結果、頭をそらす防御反応は、暗い刺激の拡大に対してのみ生じ、また拡大刺激への反応は、防御反応よりも瞬目反応のほうが、より適切であることが明らかとなった。

また、OKN反応については、新生児が、40deg/secの高速なパターンにまでOKN反応を示すこと（Kremenitzer et al., 1979）、また、単眼でのOKN反応を調べてみると、1か月ごろの乳児には、反応を示すOKNに関して強い非対称性があった。つまり、1か月齢の乳児は、単眼の耳側から鼻側への動きに対してはOKNを生じさせるが、逆の動きには反応がみられなかったのである。が、おもしろいことに、この単眼でのOKNの非対称性は、2か月ごろには消失する（Atkinson & Braddick, 1981; Naegele & Held, 1982）。つまり、単眼で片目でみた際の鼻側への運動と耳側への運動の双方に対し、OKNが生じるように発達が進むことが明らかとなったのである。

これらの運動視への反応は、一見すれば、1か月齢の乳児が運動が見えているということを意味しているように思われるかもしれない。しかし、運動刺激に対する皮質の活動を調べてみると、皮質が反応を開始するのは、もっとあとの、2、3か月齢になってからのようである。実際、拡大に対する防御反応や、OKNの非対称性は、2、3か月ごろには消失する。この消失は、皮質下の制御が、皮質性の制御に切り替わるからではないかと考えられている（Atkinson, 2000）。

2、3か月ごろの運動視の制御が、皮質により行われていることを直接検討したものが、ワッタンベルによるVEP（Visual Evoked Potential）

を用いた研究である。VEP反応は、乳児の脳波の反応をとるもので、主にV1やV2などの皮質の神経活動をとらえているものと考えられている。従って、ある刺激の処理が、皮質によるものなのか、あるいは皮質下によるものなのかを決定する方法として、VEPを用いることは妥当なものであると考えられている。

Wattam-Bell(1991)は、ランダムドットを用いて、240ミリ秒ごとに方向が切り替わる上下の往復運動パターンを作成した。そして、運動方向が変わるさいの脳波の活動と、運動方向は変わらないが、ランダムドットのパターンが入れ替わるさいの脳波の活動を比較し、方向性をもった運動刺激への皮質の反応を検討したのである。その結果は、次のようなものであった。方向の反転に対する有意な反応は、5deg/secの運動刺激に対し、平均して74日齢になってはじめて観察された。そして、20deg/secの刺激に対する反応は、有意に遅く、89日齢になってはじめて観測された。つまり、皮質における運動視の発達は、まずは遅い運動を処理するシステムが発達し、続いて早い運動を処理するシステムが発達する、ということがいえる。

運動視の発達はまず遅い運動から

そのタイムラグが、2週間以上ある、ということはたいへん興味深いところであるが、なぜこうしたラグが生じるのかをうまく説明できるモデルは未だにない。しかし、少なくとも、方向性をもった運動パターンを処理する皮質のシステムが、約10週前後に発達してくるという結論には、ほぼ間違いがない。その皮質とは、おそらくV1もしくはV2を中心とする領域であると推定することができる。この結論は、異なる刺激を用いた別のVEP研究においても、ほぼ同じであることが確認されている(Norcia et al., 1991)。同様に、行動指標を用いた実験でも、ほぼ10週齢前後に運動視への感度があらわれ、その後、20週齢前後にまで、運動視の能力が発達していくことが明らかとなっている。たとえば、どれぐらい遅い速度を検出できるかを検討したり、(Volkmann & Dobson, 1976; Aslin & Shea,1990; Kaufmann et al.,1985; Dannemiller & Freedland, 1989;1993;

Bertenthal & Bradbury, 1992)、あるいは、ランダムドットの動きの、ドットの飛び幅がどれぐらいまで運動を知覚できるのか、さらにはどのぐらいの速い速度であっても動きを検出できるのかなどなどの詳細な変数が検討されている(Wattam-Bell, 1992; 1994; 1996a; 1996b)。

おおまかにまとめると、運動視の感度は、まず皮質下制御のものとして、3週齢ごろにいったん現れる。その後、皮質が発達することにより、皮質下制御の防御反応とOKN(の非対称性)は消失し、かわりに方向性をもった運動視が3か月齢ごろから発達してくる。こうして、基本的な視覚脳が3か月齢のころに発達してくるのである。

遠ざかるものより近づくものに敏感

われわれの研究グループでも、バウワーやナネツが用いたような大視野での拡大に対する防御反応ではなく、ランダムドットや白黒の縞模様を用いた運動パターンを使い、主に選好注視法を用いて拡大刺激や縮小刺激への発達を検討した(Shirai, Kanazawa & Yamaguchi, 2004a; 2004b; 2005; 2006)。その結果をまとめれば、以下の2点に集約される。❶ 多くの場合、乳児は、拡大刺激のほうが縮小刺激よりも感度がいい。❷ 拡大刺激と縮小刺激に対する感度の違いが明らかになるなど、さまざまな処理の特徴があらわれるのは3か月以上になってからである。これらの結果も、先の脳波や行動を用いた運動視の発達研究の結果と同じものといえる。つまり、3か月ごろに、皮質がかかわっていると思われるさまざまな運動視の特徴があらわれてくると考えられる。運動視に限っていうならば、乳児の視覚世界は、ほぼオトナが見ているような動きが見えるようになってきているといえる。

では3か月以降には、特に運動視を中心にすえた場合、どのような能力が発達してくるのだろうか。

3か月以上5か月未満の不思議な世界

3か月で運動視が見えるようになり、それが皮質で制御されているからといって、世界がオトナが見ているようなものとして見えていると考えるのは誤りである。そのことがはっきりわかるのは、たとえば主観的輪郭の知覚や(Otsuka & Yamaguchi, 2003)、遮蔽の背後での補完の知覚についての実験データを検討してみるときである。

たとえばOtsuka & Yamaguchi(2003)によれば、運動情報を加えると、3、4か月の乳児にも、カニッツァタイプの主観的輪郭を知覚できる。ところが、動きをとめてしまうと、その知覚が消えてしまうのである。具体的には、パックマン図形を4つ配置し、四角形の主観的輪郭を構成させたターゲット図形と、パックマン図形を外に開いた状態に配置し、内側になんら主観的輪郭が生じないような非ターゲット図形を配置し、ターゲット図形である主観的輪郭への乳児の選好注視を測定した。その結果、ターゲット図形である主観的輪郭の領域が左右に動いていれば、3、4か月の乳児でもターゲットを注視するが、とまってしまうと、その注視が非ターゲットへの注視時間と、ほぼ同じになってしまったのである[▶図01・02]。

同じことは、遮蔽面とその背後の棒を使った有名なKellman & Spelke(1983)の実験でも明らかとなっている。彼らは、3、4か月齢の乳児が、面の背後の棒を補完できたのは、棒が動いているときのみであったことを、馴化法をもちいて明らかにした。つまり、ここでも動きの情報があれば、棒が背後でつながっているという形態情報の知覚を促進できることがわかったのである。

これらの結果は、少なくとも3か月齢の乳児にとって、「動いているものがどう動いているか」はわかるのだが、「止まっている物体のたとえば遮蔽関係やつながりなど」は知覚できていないことを意味している。言ってしまえば、そこには「動きの塊」といったものはあるが「物体」という概念はなく、単に変化のパターンとして世界があるのだろう。いわばそれは、すべてがつながった2次元の1枚絵のような世界であり、この頃の乳児は、奥行きもグローバルな形も見えないが、動けばそれがある程度わかるという不思議な世界に住んでいると思われるのである。
しかし、考えてみれば、われわれオトナにとっても、動けばわかるが止まっていれば形が見えないという刺激がある。それはいわゆるmotion segregationとよばれるパターンである。たとえば、擬態と呼ばれる現象がある。木の幹のパターンにそっくりの羽をもった蛾が止まっているさい、しばしば発見が難しかったりする。しかし、もし蛾が、少しでも動けば、われわれは容易に蛾の輪郭を取り出すことができるだろう。
このような知覚現象を、より厳密に扱ったものが、ランダムドットを用いたmotion segregationの研究である。Kafumann-Hayoz et al.(1986)は、このmotion segregationの知覚発達を検討するため、3か月の乳児を対象に、ランダムドットを刺激として実験を行っ

▶**図01**——赤ちゃんも幾何学図形を好む?
静止状態では、とくにどちらかを好んで見つめることはないが、図形を動かすと、内側に四角形の主観的輪郭が見える右側の図形を好んで見つめるようになる。

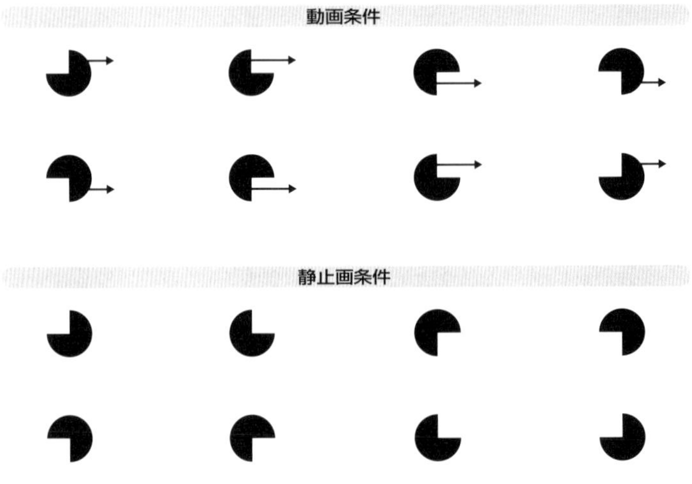

た。基本的には、ランダムドットの背景の中に、同じランダムで作られた十字の領域と、蝶の形をした同じランダムドッつくられた領域の2つを用意し、馴化法を用いて、両者の弁別を検討したのである。実験の結果、3か月の乳児は、ランダムドットの背景の中に背景と同じパターンの十字や蝶の形を動かすと、明確にこの2つのパターンを区別した。つまり、3か月の乳児は、動きの情報のみから、十字や蝶の形を知覚していたということになる[▶図03]。

動きがあれば形が見える

3か月の乳児にしてみれば、われわれが容易に輪郭を取り出したり、遮蔽関係を発見できるような場合でも、すべて動きがなければ見えないのだろう。

▶図02——乳児実験のようす
モニターの左右に図形を提示し、目標とする刺激(この場合は左側にある主観的輪郭図形)への注視時間を測定する。モニターの下に小さなCCDカメラがセットしてある。

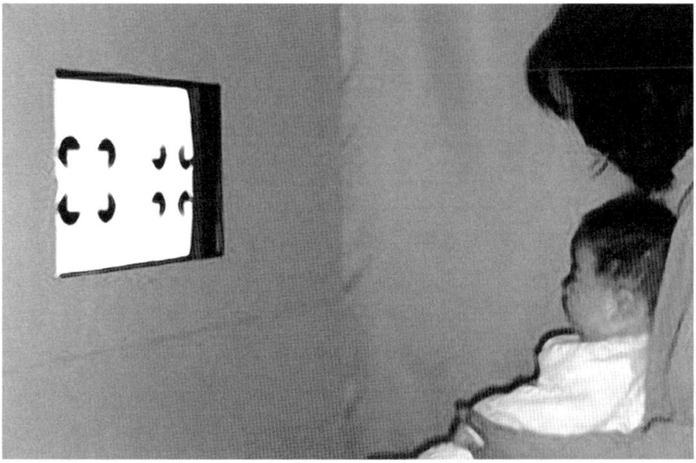

4か月から5か月ごろに成立するもの

4か月齢になると、乳児の知覚世界は、徐々に立体的な様相を帯びてくる。その端的な事例が、両眼立体視の成立である。Birch, Shimojo & Held(1985)によれば、両眼立体視が成立している乳児は、2か月、3か月齢でほぼ30パーセント程度であるのに対し、4か月齢では、80パーセント程度に上昇する。この実験では、3本の縦線に視差をつけ、左右の目に別々の映像が見えるようなメガネを用いて実験を行った。この刺激をターゲットとし、視差なしの3本線を非ターゲットとして、それぞれを左右に提示することで、ターゲットへの注視率を測定したのである。すると、8割の4か月児が、視差がついた3本線を注視したということであった。

立体的な情報の手がかりは、両眼視差以外にもいくつかある。そのひとつが運動視差だ。たとえば動いているもののうち、近くにある

▶図03——ランダムドットの背景とランダムドットの十字と蝶の図形
右側の十字、もしくは蝶の形をした図形を、左側の背景となる図形に重ねて置く。静止状態では、判別できないが、動かすと、3か月の乳児でも十字や蝶の形がはっきりとわかる。

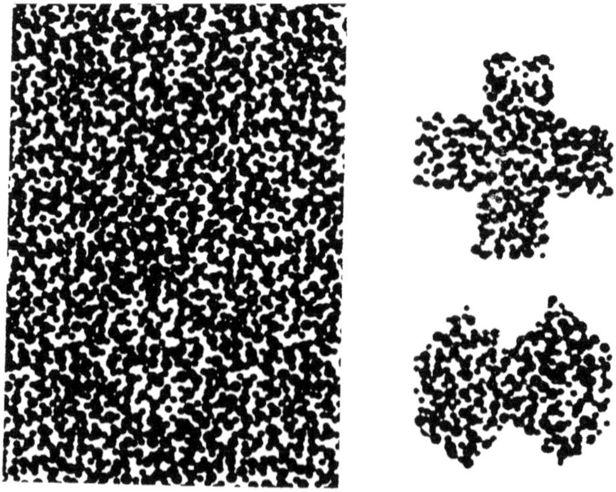

ものは視野内で大きく動くが、遠くにあるものは小さくしか動かない。逆にいえば、ほとんど動かないものは遠くに、大きく動くものは近くにあるといえる。この手がかりを用いて、乳児は何か月ごろから奥行き関係を知覚できるようになるのだろうか。

Yonas, Arterberry & Granrud,（1987）は針金で作られた四面体と、その四面体をつぶしたような三角形の板状の物体をひとつずつ回転させ、この2つの物体の弁別能力を4か月児を対象に検討した。彼らは、それぞれの物体を背後から照らした影を刺激とし、馴化法を用いたのである。馴化時には、単眼で物体を回転させ、テストでは両眼で回転をとめて、それぞれの物体の影への注視時間を測定した。さらにテストでは偏光レンズを用い、2つの光源を用意することで、視差もつけた。こうして、動きの情報のみから3次元構造を認知・弁別する能力と、両眼立体視の能力の関係を検討したのである。その結果、4か月になると、針金の立体構造を、片目で見た回転の情報だけから知覚できるということが明らかとなった［▶図04］。

▶図04——4か月児の3次元構造の認知能力の実験
中央に針金で作られた四面体がセットされており、これを2方向からライトで照射し、スクリーンに影を2つ重ねて投影する。乳児は片目で見た回転の情報から立体構造を知覚できることが明らかになった。

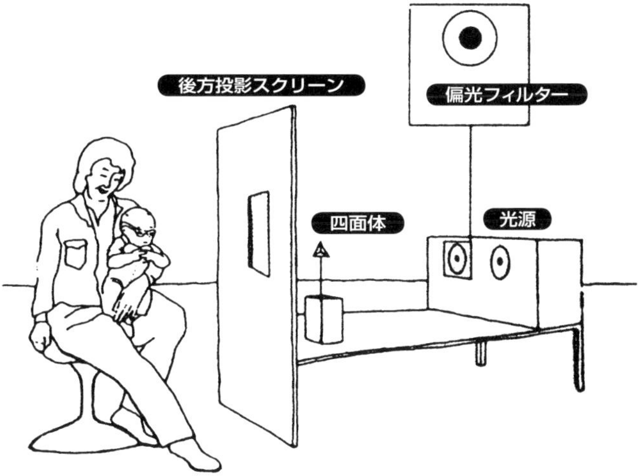

同様の結果は、ランダムドットを用いた「運動からの構造復元」刺激でも(Arterberry & Yonas, 1988)、またより純粋な画像のみの情報である線分の出現と消失(deletion / accretion)にもとづく遮蔽関係の知覚でも(Craton & Yonas, 1988)、さらに三角柱と立方体の区別でも(Owsley, 1983)、いずれも4か月ごろになれば知覚できるようになるという結果が、一貫して得られている。

つまり、3か月齢においては、平板で、静止状態ではなんら手がかりのない、まるでランダムドットだけの世界だったものが、徐々に立体的で構造をもった世界へと発達していくことを意味している。

この4から5か月へのグローバルな面の知覚発達過程を、量的に明らかにする目的で、私たちの研究室では、「運動透明視」という、運動視研究の分野ではよく用いられる刺激を使って知覚発達を検討してきた(Kanazawa et al., 2006; 2007)。運動透明視とは、ある方向に運動しているランダムドットに、たとえば逆向きに運動するドット群を重ねると、2枚のグローバルでしかも透明なシートのようなものが知覚されるという現象をさす。この運動透明視は、単純な局所的な運動検出器だけでは取り出すことができないので、しばしばグローバルな運動視モデルを考えるさいに刺激としてよく用いられてきた(Qian, Andersen & Adelson, 1994)。この刺激が見えているならば、基本的に面の重なりが見えていることを意味する。つまり、「2つの面の遮蔽関係」と「遮蔽するものとされるものが同時に見えている」という一見矛盾する問題を適切に解決し、「透明に見える」という解を出すことができると考えるのである。

われわれは、選好注視法を用いて、運動透明視の刺激と、運動透明視ではない、単一の方向へのランダムドットによる動き(コヒーレント運動)とを乳児に提示し、運動透明視への選好注視率を測定した。その結果、ドットの大きさ、速さ、動き方、などさまざまな変数をどう操作しても、5か月齢の乳児になると、非常に強固に運動透明視が見えていることが明らかとなった。さらに、2方向に動いて透明視を作り出しているドット集団を操作し、以下の3つの手続きを用いて運動透明視を徐々に見えにくくするという操作を行った。その3つとは、❶ 反対運動するドット間の距離を近づける、❷ ドット間の運動方向の角度差を近づける(方向をそろえる)、❸ 同じ方向に違う速度で運動しているドット間の速度差を近づける、であった。すると、興味深いことに、すべての条件で一貫して、❶ 3か月では運動透明視が見えない、❷ 4か月ではいちばん見えやすい条件でのみ運動透明視が見える、❸ 5か月ではほぼどの条件でも運動透明視が見える、という結果が得られた。

単純な運動視から「物体」による知覚世界へ

つまり、運動透明視という、ランダムドットの動きから面を構成し、重なり、遮蔽、奥行きなどの知覚を取り出す能力が、4か月から5か月へと段階的に発達していくことがわかったのである。この結果は、先に述べた、単純な運動視が2、3か月ごろ、立体視や運動からの構造復元が4か月ごろ、遮蔽関係が5か月ごろに、それぞれ発達するといったデータと一致する。乳児の知覚世界は、まさにこの3か月から5か月へと劇的に変化し、われわれと基本的に同じような世界へと発達していくものと考えられる。

まとめ

以上、運動視の発達研究を概観してきたが、これらのデータからわれわれとしては以下のように結論づけたい。

すなわち、❶ 2か月までの乳児は皮質下で制御されており、その知覚世界は運動と直結した直接的なものであり、明確な知覚世界は存在しない。❷ 2か月から3か月ごろの乳児は、視覚野などの皮質が少しずつ発達してくることで方向性をもった運動刺激などを知覚できるようになるが、静止画から遮蔽関係や立体の情報を取り出すことができず、その知覚世界は、いわばランダムドットの中におかれたランダムドットのように形や構造をもたない。❸ 4か月から5か月にかけて、立体視の成立、運動透明視の知覚発達、などを生じ、運動からの構造復元や運動情報からの遮蔽関係などの知覚が可能となる。いわば、この段階になり、乳児ははじめて、空間に静止し配置された「物体」という存在に気づくのではないか、と考えられる。

最後に、これらの仮説的推測をひとことでこうまとめたい。乳児の知覚世界は4、5か月より以前は「物体」がなく動きだけがある。そして、5か月ごろより、「物体」による知覚世界にはいっていく。

リーチング行動の発達

この大胆な断定をあえてサポートするデータをあげるなら、乳児のリーチング行動は、5か月ごろから7か月へむけて発達するという事実である。世界はモノでできている。だから、手をのばせばつかむことができる。この知覚をささえているのが、4から5か月へと発達する「物体」の知覚なのではないか。すべての行為のスタートはここから始まるというわけである。

参考文献

★01――Arterberry, M. E. and Yonas, A.(1988). Infants' sensitivity to kinetic information for three-dimensional object shape. *Perception & Psychophysics,* 44(1), 1-6.

★02――Aslin, R. N. & Shea, S. L.(1990). Velocity thresholds in human infants: Implications for the perception of motion. *Developmental Psychology,* 26(4), 589-598.

★03――Atkinson, J.(2000). *The developing visual brain,* Oxford Univertisty Press.(『視覚脳が生まれる』金沢創・山口真美監訳　北大路書房 2005).

★04――Atkinson, J. & Braddick, O. J. (1981). Development of optokinetic nystagmus in infants: An indicator of cortical binocularity? In Fisher, D. F., Monty, R. A. & Senders, J. W. (Eds.), *Eye movements: Cognition and Visual Perception.* Hillsdale, NJ: Erlbaum.

★05――Bertentthal, B. I. & Bradbury, A. (1992). Infants' detection of shearing motion in random-dot display. *Developmental Psychology,* 28, 1056-1066.

★06――Birch, E. E., Shimojo, S. & Held, R.(1985). Preferential-looking assessment of fusion and stereopsis in infants aged 1-6 months. *Investigative Ophthalmology and Visual Science,* 26, 366-370.

★07――Bower, T. G., Broughton, J. M., & Moore, M.K.(1971). Infant responses to approaching objects: An indicator of response to distal variables. *Perception and Psychophysics,* 9, 193-196.

★08――Bower, T. G.(1977). Comment on Yonas et al. Development of sensitivity to information for impending collision. *Perception and Psychophysics,* 21(3), 281-282.

★09――Bower,T. G. R.(1989). *The rational infant: learning in infancy,* W.H. Freeman.(『賢い赤ちゃん』岩田純一他訳、ミネルヴァ書房 1995).

★10――Craton, L. G. & Yonas, A. (1988). Infants' sensitivity to boundary flow information for depth at an edge. *Child Development,* 59, 1522-1529.

★11――Dannemiller, J. L. & Freedland, R. L.(1989). The detection of slow. stimulus movement in 2-to 5-month-olds. *Journal of Experimental Child Psychology,* 47, 337-355.

★12――Dannemiller, J., & Freedland, R.(1993). Motion-based detection by 14-week-old infants. *Vision Research,* 33, 657-664.

★13――Kanazawa, S., Shirai, N., Otsuka, Y., & Yamaguchi, M.K.(2006). Perception of opposite-moving dots in 3-to 5-month-old infants. *Vision Research,* 46(3), 346-356.

★14――Kanazawa, S., Shirai, N., Otsuka, Y., & Yamaguchi, M.K.(2007). Perception of motion transparency in 5-month-old infants. *Perception,* 36(1), 145-156.

★15――Kaufmann, F., Stucki, M. & Kaufmann-Hayoz, R.(1985). Development of infants' sensitivity for slow and rapid motions. *Infant Behavior and Development,* 8(1), 89-98.

★16――Kellman, P. J., & Spelke, E. S.(1983). Perception of partly occluded objects in infancy. *Cognitive Psychology,* 15, 483-524.

★17――Kremenitzer, J. P., Vaughan, H. G., Kurtzberg, D. & Dowling, K.(1979). Smooth-pursuit eye movements in the newborn infant. *Child Development,* 50(2), 442-448.

★18――Naegele, J. R. & Held, R.(1982). The postnatal development of monocular optokinetic nystagmus in infants. *Vision Research,* 22(3), 341-346.

★19――Nanez, J. E.(1988). Perception of impending collision in 3-to 6-week-old human infants. *Infant Behavior and Development,* 11, 447-463.

★20――Norcia, A. M., Garcia, H., Humphry, R., Holmes, A., Hamer, R. D., & Orel-Bixler, D.(1991). Anomalous motion VEPs in infants and infantile esotropia. *Investigative Ophthalmology and Visual Science,* 32, 436-439.

★21――Otsuka, Y., and Yamaguchi, M. K.(2003). Infants' perception of illusory contours in static and moving figures. *Journal of Experimental Child Psychology,* 86(3), 244-251.

★22――Owsley, C.(1983). The role of motion in infants' perception of solid shape. *Perception,* 2, 707-717.

★23――Qian, N., Andersen, R. A. & Adelson, E. H.(1994). Transparent motion perception as detection of unbalanced motion signals. I.Psychophysics. *Journal of Neuroscience,* 14(12), 7357-7366.

★24――Shirai, N., Kanazawa, S., & Yamaguchi, M.K.(2004a). Asymmetry for the perception of expansion/contraction in infancy. *Infant Behavior and Development,* 27(3), 315-322.

★25――Shirai, N., Kanazawa, S., & Yamaguchi, M.K.(2004b). Sensitivity to linear-speed-gradient of radial expansion flow in infancy. *Vision Research,* 44, 3111-3118.

★26――Shirai, N., Kanazawa, S., & Yamaguchi, M.K.(2005). Young infants' sensitivity to shading stimuli with radial motion. *Japanese Psychological Research,* 47(4), 286-291.

★27――Shirai, N., Kanazawa, S., & Yamaguchi, M.K.(2006). Anisotropic motion coherence sensitivities to expansion/contraction motion in early infancy. *Infant Behavior and Development,* 29, 204-209.

★28――Volkmann, F. C. & Dobson, V. M.(1976). Infant responses of ocular fixation to moving visual stimuli. *Journal of Experimental Child Psychology,* 22(1), 86-99.

★29――Wattam-Bell, J.(1991). Development of motion-specific cortical responses in infancy. *Vision Research,* 31(2), 287-297.

★30――Wattam-Bell, J.(1992). The development of maximum displacement limits for discrimination of motion direction in infancy. *Vision Research,* 32(4), 621-630.

★31――Wattam-Bell, J.(1994). Coherence thresholds for discrimination of motion direction in infants. *Vision Research,* 34(7), 877-883.

★32――Wattam-Bell, J.(1996a). Visual motion processing in one-month-old infants: preferential looking experiments. *Vision Research,* 36(11), 1671-1677.

★33——Wattam-Bell, J.(1996b). Visual motion processing in one-month-old infants: habituation experiments. *Vision Research,* 36(11), 1679-1685.
★34——Yonas, A., Arterberry, M. E., Granrud, C. E.(1987). Four-Month-Old Infants' Sensitivity to Binocular and Kinetic Information for Three-Dimensional-Object Shape. *Child Development,* 58(4), 910-917.
★35——Yonas, A., Bechtold, A.G., Frankel, D., Gordon, F.R., McRoberts, G., Norcia, A., & Sternfels, S.(1977). Development of sensitivity to information for impending collision. *Perception and Psychophysics,* 21(2), 97-104.
★36——Yonas, A., Pettersen, L. & Lockman, J. J.(1979). Young infant' s sensitivity to optical information for collision. *Canadian Journal of Psychology,* 33(4), 268-276.

【恋う】

6

言葉と音楽を育む赤ちゃんの脳

保前文高＋
多賀厳太郎

◉

生後半年過ぎの乳児は
自分の母国語にない
音についても
弁別ができるが、
生後1年を過ぎてくる
ころには…弁別が
できなくなってくることが
報告されている。

乳児にとっての言語情報

ある日あるときに赤ちゃんが生まれたとする。幸いにして母子ともに健康、安産である。生まれたばかりの新生児にとって、大きな仕事は「飲む」ということと「眠る」ということであり、場合によっては大いに「泣く」ことも含まれるかもしれない。長ずるに及んで、自分の思いのたけを言葉にして、詩にして、歌にして、曲にして伝えることになる赤ちゃんであろうとも、生まれたその瞬間から話しはじめる、歌いはじめるということはまずありえない。稀代の弁舌家、論客といえども、その点に関しては相違ないであろう。言葉を使いだすようになる前の乳児からでも、接している人が乳児の意図を感じ取れることがある。それは、泣いたり手足を動かしたりするなどの行動、視線や顔の向きからうかがえるからである。

いかにして言葉を用いる能弁な人物は生まれるのであろうか。そもそも言葉巧みでなくとも、「言語の使用・産出」は人間の特徴のひとつとしてあげることができる。ある程度成長してきた子供、果ては大人にあっては日常的に言葉を使って自分の意思、意図を表現し、他人に伝えることができる。さらには言葉を使って自分の中で思考の整理を行う。不思議なことに大多数の人にとって、いつから自分が自分の生まれ育った環境において用いられている言語(母国語もしくは第一言語)を使えるようになったのかは記憶にないのではないだろうか。これは自転車に乗れるようになる、もしくは逆上がりができるようになるといった運動の学習とは明らかに一線を画す。かなや漢字、アルファベットなどの書字を練習するのとも異なる過程である。どのような経緯を経て言葉を使えるようになっていくのかは、乳児に接したことのある多くの人々の関心事であり、古来さまざまな観察、検討、研究がなされてきた。個々の赤ちゃんによる違いがあるのは確かなこととしても、大きな道筋とたどる順序はしだいに明らかにされてきている。

乳児に言語を刺激として提示し、その応答を仔細に検討する行動研究では、少なくとも生後数日の新生児期から、考えられていたよりもはるかに多くの情報を捉え、処理しているのではないかということが報告されている。聞こえてきている音声の変化を感じるのに伴って、新生児の吸啜(おしゃぶり)回数が増減することを利用した研究では、生後数日のうちから母国語を他の言語と区別して聞き取っているのではないかと報告されてきた(Mehler et al., 1988)。その後、母国語かどうかということよりも日本語・英語などの個別言語がもつリズムの体系に敏感であり、似たリズムを持つ言語とそうでない言語の区別ができるのではないかという報告がなされている(Nazzi et al., 1998)。いずれにしても生後数日の新生児がそのような能力を持っているとしたら、驚くべきことである。言語の伝達手段としては音声のほかに手話や文字という視覚情報による方法もあるが、言語と音楽の関係に注目するために、両者に共通の感覚入力となる聴覚をとりあげると、生後半年の間は音声のリズム、抑揚(ピッチの変動)、強さの情報である韻律情報をよく捉えると考えられている。乳児に対して話しかける保育者は特有の乳児向けの話し方("Infant-directed speech"、母親語とも呼ばれる)を無意識のうちにすることが知られている。Infant-directed speechの特徴として多くの個別言語に共通してあげられるのは、一度に話しかける単語の数が少なく発音が明瞭であるというだけでなく、比較的ゆっくりとした高めの声で、抑揚が大きくつけられるということがある[▶図01]。このような特徴は、まさに乳児が捉えやすいものなのである。

乳児はリズム、抑揚、韻律情報に敏感

韻律情報についての処理とともに、乳児期初期からさまざまな言語音の弁別をすることができるということも、吸啜回数の増減を調べる研究によって明らかにされている(Eimas et al., 1971)。例えば「ba(バ)」の音を続けて流すと乳児が吸啜をする回数が徐々に減ってくる。これは馴化《じゅんか》と呼ばれる現象であるが、続けて聞いている音《おん》が同じものの繰り返しであるということが知覚されていることを示して

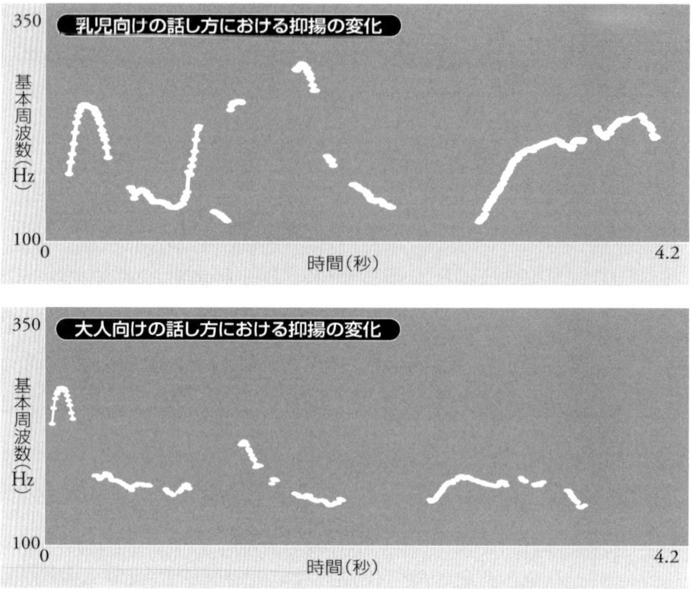

▶**図01**——乳児向けの話し方の例
ある一文を乳児向けに話した場合と、大人向けに話した場合を録音し、抑揚の変化を基本周波数で示した。乳児向けの話し方はゆっくりとしていて、かつ、大きな抑揚の変化がつけられていることがわかる。

いる。すなわち、少し前に聞いた音と今聞いた音が同じものであるということが音の情報処理過程のどの段階かでなされているのである。しかもそのことが時間とともに一定して連続的に行われていることが馴化の基盤となる。十分に馴化が見られた後で、急に「pa（パ）」の音に変えると再び吸啜回数が増加する（脱馴化）。これは乳児が「ba」と「pa」の音の違いを聞き取っていないと起こらない変化である。これら2つの音「ba」と「pa」は音の出だしのわずか数十ミリ秒において違いがあるだけであるのにもかかわらず、乳児にはその違いを弁別できるということもまた、大いなる驚きを与えるものである。

言語発達の二方向性

音声言語情報を受容、知覚していく能力は月齢とともに一方では収束する方向に、またある一方では豊かに広がる方向に、発達していく。収束する方向の言語発達の一例は、音韻の弁別に関して見ることができる。生後半年過ぎの乳児は自分の母国語にない音についても弁別ができるが、生後１年を過ぎてくるころには母国語にある音については弁別ができるが、母国語にない音については弁別ができなくなってくることが報告されている（Werker and Tees, 1984）。これは弁別能力が刈り込まれ、元々持っていた数多ある能力の一部を失っているようにとらえることもできるが、それと同時に必要な能力を選びとることができた結果とみなすことができる。これは収束することで特化して言語発達が進むひとつの過程である。

広がる方向の発達も同時に見ることができる。ある音の組み合わせが単語の先頭にくるのが割合として高いのかどうか、単語のアクセントが先頭にくる頻度が高いのか、など徐々に乳児は母国語の特徴をよく捉えるようになっていく。このような音や単語というレベルにおける発達だけでなく、文としての処理にも発達が見られる。ひとつの文は節と呼ばれるまとまりをその下位構造として持つが、節と節の間の区切りには、ピッチが変化する、直前の音節の長さが長くなる、区切りに間ができるなどの特徴がある。

音韻・韻律的ブートストラッピングによる言語獲得

乳児はこのような変化を敏感に捉えるようになることで、節の区切りを知覚できるようになっていくのである。節の区切りは文がどのような構造になっているのかを知る手がかりともなり、延《ひ》いては文を構成するルールである文法（統語規則）を獲得していく道筋になるという考え方もある。このように音韻・韻律処理が言語獲得の契機となりほかの要素と相互作用しながら獲得が進んでいくという考え方を音韻・韻律的ブートストラッピング（phonological / prosodic bootstrapping）という（Morgan and Demuth, 1996）。この見地に立つと乳児の音韻・韻律処理は言語獲得のひとつの大きな入り口であり、その奥には広大な言語発達の世界が展開していると考えることができる。

ここで、前述のInfant-directed speechと節の区切りの両方で出てきた、ピッチの変動について注目する。音声の中で、ピッチの変動はさまざまな情報を伝えることができる変数である。「太郎は店にいる」と文字で書いただけでは伝えることのできない情報を、ピッチの変動によって表すことができるのである。つまり、「いる」のピッチが下降すれば平叙文であり、太郎は家にいることになるのに対して、「いる」のピッチが上昇すれば疑問文であり、太郎は家にいるのか否かを問うていることになる。ピッチの上昇とともに「いる」の「る」の音の長さが変わるということもひとつの情報ではあるが、ピッチの変動なしには疑問文にするのは難しい。このようなピッチの変動と平叙文・疑問文の切り替わりの関係は日本語に特有の現象ではなく、多くの個別言語に見られるものである。ピッチの変動はこのような文法的な情報だけを伝えるのではなく、話し手の感情を伝えることもある。迷子になっていた「太郎」の居場所が「店」であったことを知って、喜びと安堵を持って伝える言い方と、本来「教室」にいなければならなかった「太郎」が、「店」にいることを快く思わずに伝える言い方では、随分と抑揚のつけ方が変わるであろう。おそらくは前者に比べて後者はピッチの変動の少ない、平坦な言い回しになるのではないだろうか。逆に考えれば、抑揚の情報が伝わることで文の内容とは別に話し手の心情、意図が聞き手に伝わってしまうこともあるということである。このように韻律情報は言語情報と情動情報の両方を媒介しうるものなのである。この両者を伝えうるということが聞き手としての乳児にとって、ピッチの変動から多くの情報を得ることにつながっていくと考えられる(Fernald and Kuhl, 1987)。これらの情報を得られるようになっていくことは、乳児にとっての重要な発達であることは間違いのないことであるが、先に述べた発達の二方向

韻律情報は心も伝える

性のうちのどちらか一方によるものなのか、または両者の兼ね合いであるのかは、まだ明らかにされていないことである。

音声情報の知覚から神経メカニズムの解明へ

乳児期における言語発達過程の解明は、行動を指標とした研究が主流であったが、近年になって、脳機能イメージング手法および計測パラダイムの改良により、言語発達に関わる、大脳皮質を中心とした神経メカニズムに迫る方向性が開けてきた。現在、乳児の研究にも適用できる新たな方向性として、近赤外光(可視光である赤色光よりも少し波長の長い光で、太陽光にも含まれている光)を用いて大脳皮質の活動を計測する方法が注目されてきている。光を用いるというところから、近赤外分光法(near-infrared spectroscopy, NIRS)もしくは近赤外光トポグラフィ(optical topography, OT)と呼ばれている[▶図02]。近赤

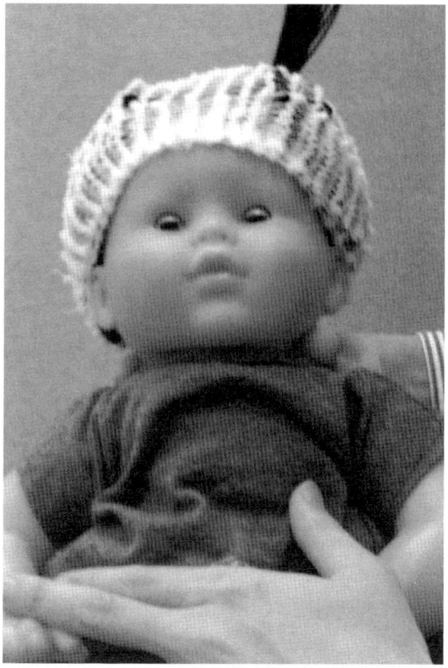

▶図02——近赤外分光法(NIRS)を用いた計測のようす
乳児を抱っこした状態で計測をすることができる。

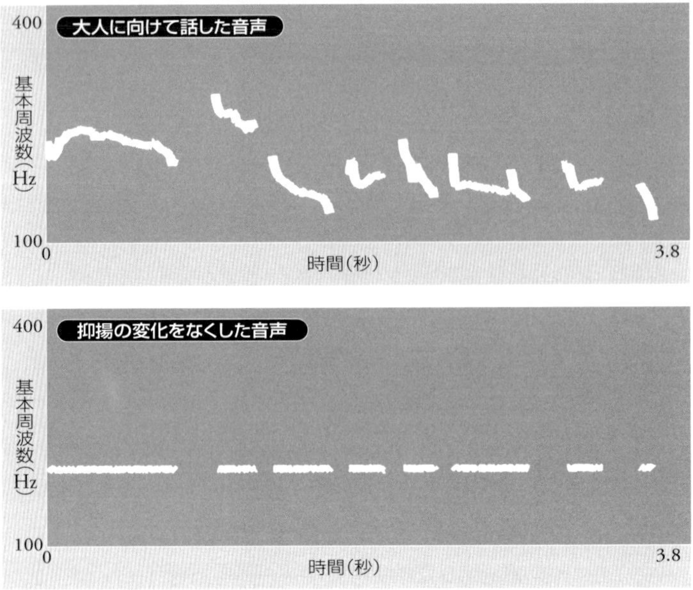

▶**図03**——抑揚のある音声と平板な音声
それぞれのピッチ(基本周波数)の時間的な変動を示した。

外光を用いてヒトの脳活動を計測するということ自体は30年ほどの歴史を持つが(Jöbsis, 1977; Villringer and Chance, 1997)、頭部表面を2次元的にカバーして、大脳皮質表面の複数の場所における活動を記録できるようにするなどの改良が重ねられてきて現在に至っている。その結果、数分から十数分間の安全な計測で、大脳皮質表面の多くの部位について、ある特定の処理に伴う活動の大きさを表す、いわば脳の「活動地図」を描くことができるようになっている。この方法には、身体の拘束を比較的緩やかにした状況で計測をすることができ、常に協力者のようすを間近でモニターすることができるという長所がある。また、計測に伴う騒音が発生しないことから、音声・楽器音に対する乳児の皮質応答を調べるのには良い条件を揃えている。

この計測方法を用いて、音声の抑揚情報を乳児の脳がどのように処理しているのかを調べることができる。まず、乳児に提示する音声として、4秒程度の長さとなる文を読み上げたものを録音する。さらに録音した音声のピッチ(基本周波数)の値を平均値で均してしまう(一定にして変化をなくしてしまう)という処理を音声合成ソフトで行うと、ピッチの変動以外の情報を保持したまま、平板な音声を作ることができる[▶図03]。平板な声は成人が聞けばすべての音を聞き取り、内容を理解することができるが、平叙文であるか疑問文であるかという区別や、話者の豊かな感情を読み取るのは難しいものである。このような抑揚のある音声と平板な音声の組み合わせを複数用意しておき、昼寝でぐっすりと眠っている(静睡眠状態の)3か月児に提示しながら、大脳皮質における活動を計測した(Homae et al., 2006)。その結果、抑揚のある声、平板な声のいずれにおいても大脳の左右両半球で活動があることがわかった。次に、抑揚のある声に対してのほうが、平板な声に対してよりもより大きな活動を示す場所を調べたところ、右半球の側頭・頭頂領域(頭部の表面から見ると右耳の上側で、やや後ろ側)がそのような活動を示すことが明らかになった[▶図04A]。この結果は、ピッチの変動の存在が脳の活動を増加させる、つまり、脳で処理されるべき情報として届いていることを示している。さらに、脳のある限られた部分だけに差異が認められたということは、3か月齢の乳児では脳の中である程度の役割分担が存在していることを示している。このような脳の機能の役割分担を機能分化と呼ぶが、音声に含まれる情報の処理について、乳児期初期から機能分化があることを明らかにしたことになる。

抑揚のある声を好む3か月児

3か月齢というのはだんだんと母国語の母音に似たような音を発しはじめる時期であり、抑揚のある音声のほうを好む傾向にある時期と言われている。それでは、母国語の特徴を習得しつつある月齢の乳児ではどのような脳における活動が見られるのだろうか。このこ

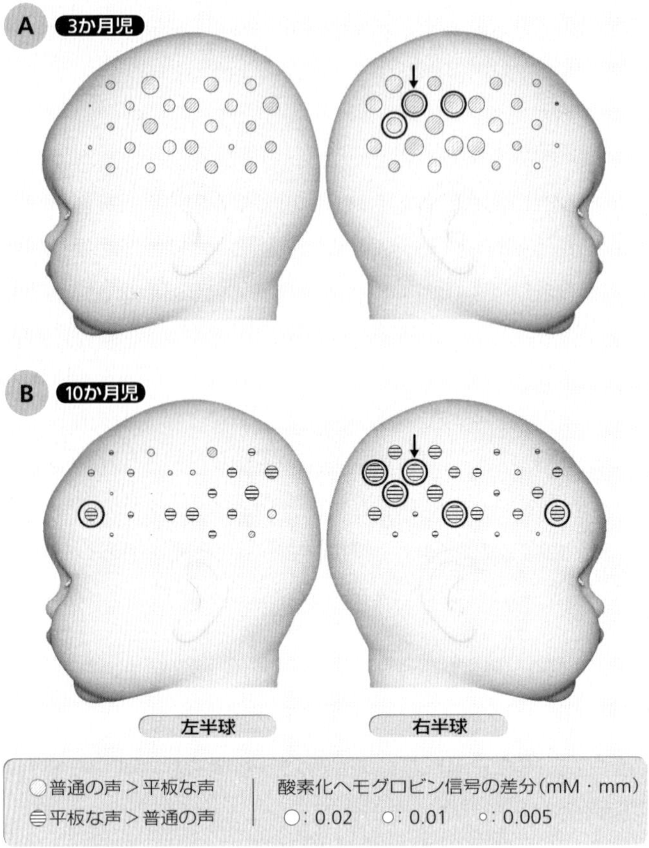

▶**図04**——音声の抑揚情報に対する大脳皮質活動の発達的変化
NIRSを用いて計測した酸素化ヘモグロビン信号について、普通の声を提示した場合と平板な声を提示した場合の差分で示した。3か月児Ⓐでは普通の声に対してのほうが、10か月児Ⓑでは平板な声に対してのほうがより大きな信号変化を示した。統計解析において2つの条件間で有意な差が見られた部位を黒丸で囲んだ。矢印で示した場所は計測した範囲の中で最も顕著な差を示した部位であり、3か月児と10か月児のどちらの群でも共通して右半球の側頭・頭頂領域に見出された。

とを調べるために、先の抑揚のある声、平板な声を静睡眠状態にある10か月児に提示しながら、NIRSを用いて大脳皮質における活動を計測した(Homae et al., 2007)。両方の声に対して大脳の左右両半球で活動がみられることは3か月齢児と同様であったが、抑揚のある声に対してのほうが、平板な声に対してよりもより大きな活動を示す場所は見つからなかった。逆に、平板な声に対してのほうが、抑揚のある声に対してよりも大きな活動を示す場所として、右半球の側頭・頭頂領域、側頭領域、左右両半球の前頭領域が見つかった[▶図04B]。すなわち、右半球側頭・頭頂領域では活動の方向性が3か月児と10か月児では逆になっているという結果が得られたことになる。このことは、10か月齢になってくると、聞いた音声の抑揚のパターンが母国語における抑揚の変化と合うのか合わないのかを知覚するようになることを示唆しており、母国語の抑揚がどういうパターンなのかを獲得してきていると想像することができる。そのパターンにそぐわない音声に対してより注意を向けたり、音の組み合わせなどの抑揚の変化以外の情報をもとに処理をしたりするなど、3か月齢からのおよそ半年の間に、ずいぶんと発達していることがうかがえる。さらには抑揚の変化が話し手の情動についての情報をもたらすとすると、そのような情報に対して敏感になってきている可能性も考えられる。このようにピッチの変動というひとつの尺度を見ていくだけでも、乳児の言語発達についてその神経メカニズムを含めた幅広い理解につなげていく扉を開くことができる。

平板な声に敏感な10か月児

言語と音楽の対比

今まで見てきた音声の抑揚は「音声のメロディ」と呼ばれることがあるように、音楽における旋律と対比される存在である。音声の抑揚が乳児にとって大きな情報となりうるのに対して、果たして音楽もしくは楽器音の旋律、音程の変化は乳児にはどのように受けとめられているものなのであろうか。今までに数多くの研究がなされていることのひとつは、協和音・不協和音の関係である。2つの音C（ド）とG（ソ）は半音階で7つの音の距離がある音であるが、完全5度と呼ばれる関係にあり、この2つの音が同時に鳴らされると聞き手にとって響きの心地よい協和音となる。一方で、C（ド）とF#（ファ#）は半音階で6つの音の距離がある全3音（増4度）であり、聞き取りにくい不協和音である。2つの音が同時に提示されても、もしくは時間をずらして連続して提示されても、生後数か月の段階から協和音にある関係を不協和音にある関係よりも選好するという傾向が報告されている（Trehub, 2003）。曲の中においても協和音・不協和音の関係は乳児にとっては情報となっている。例えば、ある曲の協和音にあるべき関係を不協和音に置き換えてしまい、調にのっとらない音にしてしまうと、成人と同様に乳児もそのような違反に気づいているような行動をとる。和音の響きは音楽が感情を呼び起こす要因のひとつであると考えられるが、2音の関係からだけでもその原点を乳児に見ることができるということになる。成人にとってはメロディが長調であるのか、それとも短調であるのか、ということも感情との関係が深いと考えられる。乳児においては、いつから調とそのような情動の喚起がなされるようになるのかは明らかではないが、幼児期にはそのような萌芽が見受けられるようになるため、乳児の属する音楽文化との兼ね合いも含めて、今後も検討されていくテーマである。

赤ちゃんも協和音を好む

言語と音楽は情動的な側面とともに、構成するルールを持つという面でも比較することができる。言語において単語を作る接頭辞・接尾辞が則るべきルール、文を作る単語が則るべきルールがあるのに対して、音楽においてもどのような音の並びが調にあうのか、どのような音の並びがフレーズの終わりになるのかは、その音楽が属する文化的な背景を含めてルールが存在する。西洋音楽圏における研究では、音楽のルールの獲得は言語のルールの獲得に遅れて幼児期後半に進むのではないかと示唆されているが、発達過程の道筋はまだ解明の途上にある。仮に、言語に遅れて音楽のルールが獲得されていくとした場合、その発達のずれは何を意味するのであろうか。乳児が受ける刺激の豊富さが異なる、表現の一意性が異なる、など理由はさまざまに考えることができるが、乳児の発達という観点からも、また、逆に言語と音楽の共通点・相違点を検討するという観点からも極めて興味深いことである(Trehub and Hannon, 2006)。成人では言語の統語規則の処理に関わる脳の部位が、症例研究や脳機能イメージング研究からしだいに明らかにされてきているが、音楽のルールについても盛んに研究が行われるようになり、言語との共通点も報告されてきている(Patel, 2003; Koelsch, 2005)。乳児においても脳波、脳機能イメージング研究からそれぞれのルール処理を検討することができれば、行動研究と相互に補完しながら新しい展開が見られるのではないかと期待される。

言語と音楽の接点

音声言語や音楽の知覚に関する研究から考えると、乳児期ではピッチの時間変動は言語や音楽において大きな割合を占める情報なのではないかと考えることができる。音声ではピッチの変動以外の情報を知覚し、獲得していくことで相対的にピッチの情報に頼る比重は変わってくるであろうが、言語情報、情動情報をもたらすひとつの根底をなすものであることに変わりはない。抑揚や音の情報を含めた音韻・韻律情報が母国語文法の獲得の入り口となり、相補的に発達が進むという「音韻・韻律的ブートストラッピング」という考え方に則れば、言語におけるルールの獲得へつながっていく情報ということになる。抑揚・音程からルール、感情への道筋は一本ではなく、多くの情報、状況に左右されるものであろうが、ピッチの処理を根底として、乳児における言語や音楽の処理がひとつの基盤を共有したところから始まるという可能性を考えることができる。さらに、そこから徐々に言語と音楽へと分化していく部分があると考えられるであろう。言語と音楽の共通の部分はその根本性のゆえに最後まで残るものがあっても不思議はない。その共通部分が脳・心の深いところへ伝わるものであるならば、言語と音楽が共に「脳に語りかける存在」となるのではないだろうか。

抑揚やメロディの変化を表すときに縦軸に音程をとると、横軸には時間をとることができる。音声言語と音楽のどちらも、時間の推移とともにその特性を変化させる時系列情報である。時系列情報を処理するさいには、現在知覚している情報を処理するだけでなく、直前、さらにはその前の情報を保持しておき、情報に連続性があるのかどうかなどの関係性を見出すことでより多くの情報を得ることが

▶図05——言語・音楽の知覚と神経メカニズム
抑揚の変化やリズムなどの時系列情報はどのような表象として神経メカニズムの中で表現されているのか、また、その表象がどのように発達的に変化していくのかを明らかにすることが今後の課題である。

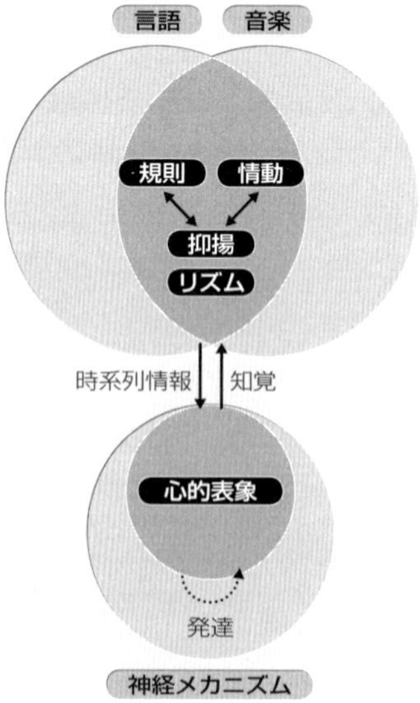

できるようになる。情報を短期間にせよ保持するためには、音情報に対するある種の「記憶」と呼べるようなものが必要となる。抑揚のある音声に対して乳児が敏感であるということは、そのような記憶をするためのシステムが機能している可能性を示している。時間軸にそった音の繰り返しや、強弱、間がどのようにとられるかによって音の時系列にはリズムが生まれる。音程の変化もリズムも時間幅をもつ情報に対して成立するものであるから、記憶システムにおいて音情報がどのように表現されているのか、すなわち、神経メカニズムにおける音の表象がどのようになっているのか、を解明することが問題となる。同じ音に対しても聞き手によって音情報の表象は異なるものであり、表象の形成は発達的に変化するものと考えられる。この変化が音情報の知覚やさらには音声生成のための運動制御へとどのように影響を及ぼすのかが、今後、言語や音楽における発達を検討していくうえで重要になってくる[▶図05]。抑揚、メロディ、リズムの定常性は表象の安定化につながり、乳幼児の発達過程において音情報に含まれるルールを見出す契機となるのかも知れない。このような表象の発達を知ることは赤ちゃんをよりよく知ることへとつながり、ひいては己の成り立ちを鑑みる道標となるであろう。

聞き手によって音情報の表象はさまざま

参考文献

★01——Mehler, J., Jusczyk, P., Lambertz, G., Halsted, N., Bertoncini, J., Amieltison, C., (1988). A precursor of language acquisition in young infants. *Cognition,* 29, 143-178.

★02——Nazzi, T., Bertoncini, J., Mehler, J.,(1998). Language discrimination by newborns: Toward an understanding of the role of rhythm. *J. Exp. Psychol. Hum. Percept. Perform.,* 24, 756-766.

★03——Eimas, P.D., Siqueland, E.R., Jusczyk, P., Vigorito, J.,(1971). Speech perception in infants. *Science,* 171, 303-306.

★04——Werker, J.F., Tees, R.C.,(1984). Cross-language speech-perception: evidence for perceptual reorganization during the 1st year of life. *Infant Behav. Dev.,* 7, 49-63.

★05——Morgan, J. L., Demuth, K.,(1996). *Signal to syntax.* Erlbaum, Mahwah, NJ.

★06——Fernald, A., Kuhl, P.,(1987). Acoustic determinants of infant preference for motherese speech. *Infant Behav. Dev.,* 10, 279-293.

★07——Jöbsis, F.F.,(1977). Noninvasive, infrared monitoring of cerebral and myocardial oxygen sufficiency and circulatory parameters. *Science,* 198, 1264-1267.

★08——Villringer, A., Chance, B.,(1997). Non-invasive optical spectroscopy and imaging of human brain function. *Trends Neurosci.,* 20, 435-442.

★09——Homae, F., Watanabe, H., Nakano, T., Asakawa, K., Taga, G.,(2006). The right hemisphere of sleeping infant perceives sentential prosody. *Neurosci. Res.,* 54, 276-280.

★10——Homae, F., Watanabe, H., Nakano, T., Taga, G.,(2007). Prosodic processing in the developing brain. *Neurosci. Res.,* 59, 29-39.

★11——Trehub, S.E.,(2003). The developmental origins of musicality. *Nat. Neurosci.,* 6, 669-673.

★12——Trehub, S.E., Hannon, E.E.,(2006). Infant music perception: Domain-general or domain-specific mechanisms? *Cognition,* 100, 73-99.

★13——Patel A.D.,(2003). Language, music, syntax and the brain. *Nat. Neurosci.,* 6, 674-681.

★14——Koelsch, S.,(2005). Neural substrate of processing syntax and semantics in music. *Curr. Opin. Neurobiol.,* 15, 207-212.

【恋う】

7

音楽する脳のダイナミズム

川村光毅

◉

聴覚のほかに、視覚、
体性(皮膚および
粘膜を含む)感覚、
内臓感覚などの全感覚が
総動員されると、
感動が生まれます。

はじめに

サカナやトリにも認知と情動の機構は備わっていて、リズミカルに環境に反応して、互いに感情をこめたコミュニケーションをしています。イヌやサルやゴリラでは、声を変化させていい音色を響かせて感情表現をします。イヌの遠吠え、サルの奇声・嬌声、ゴリラのドラミングなどは彼らのライフスタイルが生みだした作品です。しかし、音楽という芸術にまで感性を高められる機能を彼らの脳はもっていません。なぜ？　その秘密とは？　まず、音と聴覚の話から始めましょう。

音の認知にはいろいろなレベルがあります。　以下に、❶ 音を聞く、❷ 調べ(旋律)を聴く、❸ 音楽を傾聴する、❹ 楽器を奏でる・歌を歌う、の順に話しをします。

音を聞く
脳

音は空気中を音波として伝わり、聴覚の受容器である耳で捕らえられ、脳に伝えられて感知されます。音の振動は、耳の穴(外耳道)に入り、中耳との境にある鼓膜を震わせます。鼓膜には3つの耳小骨という人体でもっとも小さな骨が結合していて、これを介して音の振動は内耳に伝わります[▶図01]。内耳では音の振動を電気的信号に変えて神経に伝えます。内耳には蝸牛《かぎゅう》という文字どおりカタツムリの殻のようならせん状の構造があり、内部を覆う細胞には小さな毛が無数に生えています。これを有毛感覚細胞と言い、特定の高さの音は、特定の有毛感覚細胞を刺激します。その刺激は蝸牛神経(いわゆる聴覚神経)を通って脳に伝わります。

脳の内部には、無数の神経回路が存在しますが、耳からの刺激は特定の神経回路を通って、最終的には最高中枢である大脳皮質に送ら

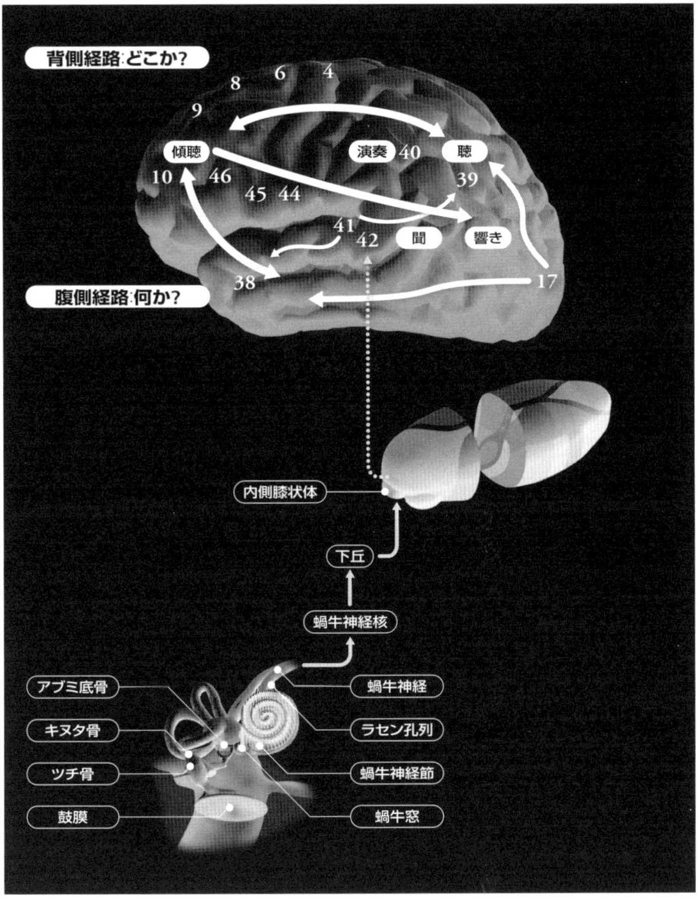

▶**図01**——聞こえる・聴く・傾聴・響き

鼓膜でとらえられた空気の振動は、内耳の感覚細胞で神経信号に変換され、脳幹、間脳内のシナプスを経て大脳皮質に伝達され、❶音を聞く、❷調べを聴く、❸音楽を傾聴する、❹演奏者(合唱者、指揮者、作曲家も含む)の脳内の響き、などの過程にいたる。頭頂連合野を経由して前頭前野に向かう背側経路は「どこか?」の空間情報、側頭葉前部を経由して前頭前野に向かう腹側経路は、「何か?」(形や色;旋律や音色)、に関する情報を処理する。音楽の理解には、言葉を理解するウェルニケ野(39野、40野)と言葉を伝えるブローカ野(44野、45野)が関わっており、とりわけ「響き」は音楽と言語が結びついて成立する(算用数字はブロードマンの皮質領域番号;川村, 2006 図5より改変)。

れます。この聴覚路と呼ばれる神経経路の途中には、いくつかの神経核(蝸牛核、上オリーブ核、外側毛帯核、下丘、内側膝状体など)とよばれる神経細胞(ニューロン)の集まりがみられます。周波数の違いによって音の高低がきまりますが、おのおのの神経核内の場所表示は蝸牛の段階から大脳皮質のレベルまで保たれています[☆01]。

末梢レベルの蝸牛神経では音の時間パターンはニューロンの発火パターンの時間変化によって表わされますが、中枢レベルではこの時間パターンを統合した時間情報として示されます。われわれは、刻々と変化する響きの高さや強度を追って、その時間パターンの違いによって音のもつ意味を認知します。ニューロンの性質を調べてみると(周波数分析)、大脳皮質に近い上位の神経核のニューロンほど応答野は鋭くなっており、下丘で「聴ニューロン」の応答周波数範囲が最も狭くなっています。周波数分析は中脳の下丘のレベルで完成しているといわれています。

周波数分析は下丘のレベルで完成

これに対して、間脳と大脳皮質のレベルでは、スペクトルの弁別がなされます。間脳の視床にある内側膝状体のニューロンは、純音に対して音の始まりに発射するon反応、終わりに発射するoff反応、あるいは両方で発射するon-off反応を示します。そして波の形は多峰性で、下丘のニューロンの応答野よりも周波数範囲はむしろ広くなっています。大脳皮質ではこの傾向がよりはっきりしてきます。これらのことは、間脳より上位脳では、周波数分析とは異なった機能が主となり、統合作用がなされることを示しています。

聴く脳・楽譜を読む脳

内側膝状体から直接線維が終わる第1次聴覚野(A1野)では音の基本的性質である音の大きさや高さ、それに音色などを認知しますが、それだけでは「音楽を聴く」ことはできません。音の一連の組み合わせを音楽として認識するためには、より高度な脳の機能が必要とされます。そのためには聴覚野のニューロンの興奮が大脳皮質の他の領域に伝えられ、しかるべき情報処理がなされなければなりません。こうして聴覚野に伝えられた情報は、大脳皮質の側頭葉にある聴覚連合野に送られます。そこで個々の音の情報が統合的に処理されます。☆02

以下はこれから数年後に、音大生と医学生が共同して研究できるようになったときに基礎知識となる聴覚研究の最先端のエッセンスを紹介します。

最近サルの聴覚野皮質で以下のことが明らかにされました(Romanski et al., 1999)。すなわち、中核部(A1: auditory core area, R: rostral core, RT: rostrotemporal core)で各振動数に対応した単純な音をうけとり、中核部から内側および外側帯部(CL, ML, AL)へ、さらに外側帯部から旁帯部へと興奮が伝わる過程を通じて、聴覚処理の内容が高められます。A1野から帯部へ軸索がのび、いくつかの音が「融合」する22野(帯部と旁帯部)では、雑音に反応するニューロンが存在します。また、ネコに音を聞かせたとき、A1野および第2次聴覚野(A2野)でチューニングの幅に広狭が認められ、潜伏時間にも長短があるなどいろいろな性質をもったニューロンの存在が観察されています(He et al., 1999)。

サルの側頭連合野に属するTG域やTE域前方部は鈎状束とよばれる連合線維によって、前頭眼窩皮質(OF)と両方向性に強く結びついており(川村, 1977)、これらの皮質(TG,TE,OF)はともに扁桃核と相互に結合しています(Kawamura & Norita, 1980)。そして、上側頭溝(STS)周囲の皮質域では、後部は言語系に、前部は情動系に関連し、中央部を含めて全域的に多種感覚性ニューロンが存在し、ここにさまざまな感覚の入力が集中して終わっています。また、ネコにも多種感覚入力が同様に終わる領域(上シルビウス溝周囲皮質)があります(Kawamura, 1973a, b, c, 1977; Kawamura & Otani, 1970)。ヒトの脳では、外側溝周囲皮質にヘッシェル回と呼ばれるA1野に属する領域があり、その後方に連続して存在する感覚性言語野(ウェルニケ野)

は、聴覚野からもたくさんの入力を受けています。そして、ここはヒトに進化する過程で、サルのSTS後部皮質域から発達した皮質域と考えられます（川村, 1977, 2006）。こうして、感覚性言語野と結びついた受身の情動表現は、運動性言語野（ブローカ野）と結びついた能動的な情動行動と深く関わり合っています。[☆03]

音楽を傾聴する脳

視覚系では脳内での情報処理の過程がかなり明らかになっています。目の網膜で捕らえた光の情報は視神経を伝わって、間脳の視床にある外側膝状体という部位に送られます。そしてそこから大脳皮質の後頭葉の視覚中枢に達します。ここで光情報は映像として再構成されますが、まだ映像の意味づけはできません。映像の情報は上下に別れて脳の前方へと送られ、最終的に前頭葉の前頭前野に達します。前頭葉は人間でよく発達した脳の領域で、理性、判断、学習などの高次機構を司っています。上の経路（背側路）は映像が「どこか（where）」を認識する機能（空間認知）に、下の経路（腹側路）は映像が「何か（what）」を認識する機能（対象認知）に、それぞれ関係するといわれています（Goodale & Milner, 1992）。対象認知は、個性や経験（個々の脳の成り立ち）に彩られた情動機能とも関連していて、例えば、火事を認知すると同時に恐怖や驚きを引き起こします。このように、視覚認知のなされ方は多様で、後連合野内での連合線維の働きによって、ニューロンレベルでの多種の組み合わせができ、調和した活動がなされます。

聴覚系における「どこか」と「何か」の経路

聴覚系でも後連合野から前頭前野への流れに上下（背側および腹側）の神経路があり、それぞれ、「どこか」と「何か」の機能が認められています（Romanski et al., 1999; Kaas & Hackett, 1999）。「背側の流れ」および「腹側の流れ」の概念は、もともと、後連合野内の興奮の伝達経路に対応して用いられたものですが、次のステップである前頭前野へ向かう経路をも含めてより広く考察することができます。さらに拡張すれば、前頭葉で「処理」された情報が、同じ背側と腹側の流れを通って逆方向に、前連合野から後連合野へと伝わる経路もこの言葉に含められます。なお、視覚野および聴覚野のブロック図と大脳皮質内の興奮の流れについては図02を参照してください。

以下に、これまでの研究結果をまとめた考察をしてみます［▶図03］。

「背側経路」は知覚の空間情報を前頭葉に伝えています。頭頂葉と運動前野のニューロン活動を同時に調べてみると、似たような応答特性をもったニューロンが両域に認められ、視空間、音空間から運動空間への写像変換がなされると考えられます(Goodale & Milner, 1992)。ヒトでPETを用いた研究でも検証され(Andersen et al., 1997; Rauschecker, 1998; Bushara et al., 1999; Weeks et al., 1999)、背側経路の伝える空間情報は比較的「ダイレクト」に運動のプログラミングに利用されているようです(Wise et al., 1997)。また、短期的に保持されている認知記憶を運動に導くワーキングメモリー(作業記憶)の空間的課題の遂行にも関与しています。

「腹側経路」については、視・聴覚の情報が側頭葉前方域に伝わったのち、前頭前野の腹(外)側部に入力されます。この経路で運ばれる物の形、色彩、音色を含む情動にかかわる情報は、背側経路で運ばれる空間情報とくらべると運動との関係はより間接的に思われます。前頭前野(10野)のニューロンを発火させて、視・聴覚の認知情報を周囲の状況に応じて処理したのちに、運動系に伝達するのです。つまり、感覚野→後連合野→前連合野→高次運動野→第1次運動野という流れです。この高次運動野には、運動前野、補足運動野(内側面6野)などが含まれます(Kawamura & Naito, 1984；丹治 1999；Matelli & Luppino, 2000)。

個々の音の情報はこのように脳内でさまざまな方法で処理されて、単一の周波数からなる純音・基音から複合音へ、そしてピッチ(音高)、リズム(律動)、ハーモニー(和音)、メロディ(旋律)、さらに音の

▶図02——視覚と聴覚の情報の流れ
視覚系[**左**]。サル大脳皮質視覚野の機能区分と情報伝達。聴覚系[**右**]。サル大脳皮質聴覚野の機能区分と情報伝達。視覚も聴覚も、要素情報が別々の場所で(異なるニューロン集団によって)分析され、並列的に処理されて、ゲシュタルトとして統合された特徴が認識される。

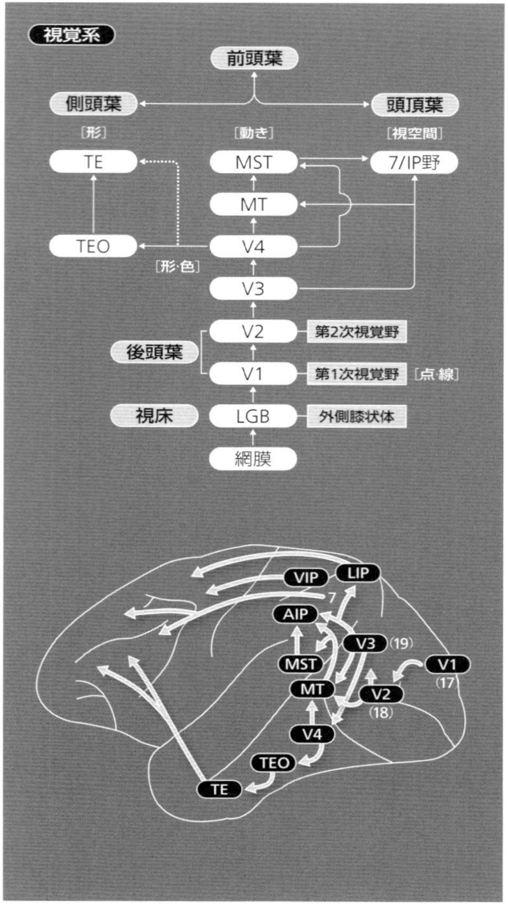

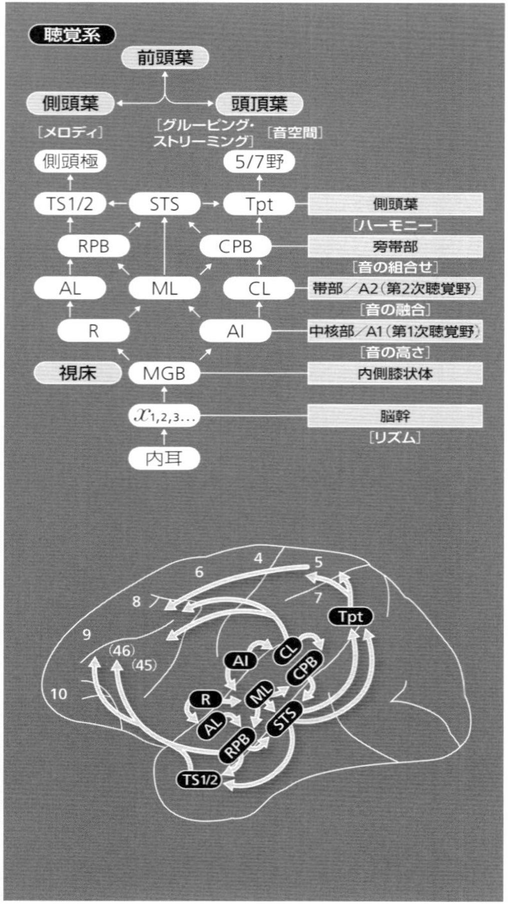

「複合流体」がもつフレーズやストリーミングなどを統合して私たちは「楽曲」と認識するわけです。[☆04]

ところで、それまでに一回も音楽を聴いた経験のない人が、クラシックのシンフォニーを初めて聴いて楽しめるでしょうか。「クラシックを初めて聴いてすぐに理解できた」という人がいるかもしれませんが、その人はそれまで何度もクラシック音楽のいわば「断片」を聞いた経験を持っているはずです。例えばバイオリンの音色や短いメロディを小さなころから聞いていたに違いありません。人が成長すると同時に脳も発達します。その過程で、何度も何度も、さまざまな音を、歌を、楽曲を聴き、脳に少しずつ記憶させていきます。幼少のころは母の子守歌や童謡を聴き、小学生になるとテレビのアニメの主題歌や歌手の歌を憶え、趣味が音楽であればクラシッ

▶**図03**——聴覚刺激の大脳皮質内の伝播
音楽活動は、視覚系、聴覚系、体性感覚系、運動系を総動員して行われる（川村，2006 図17より改変）。

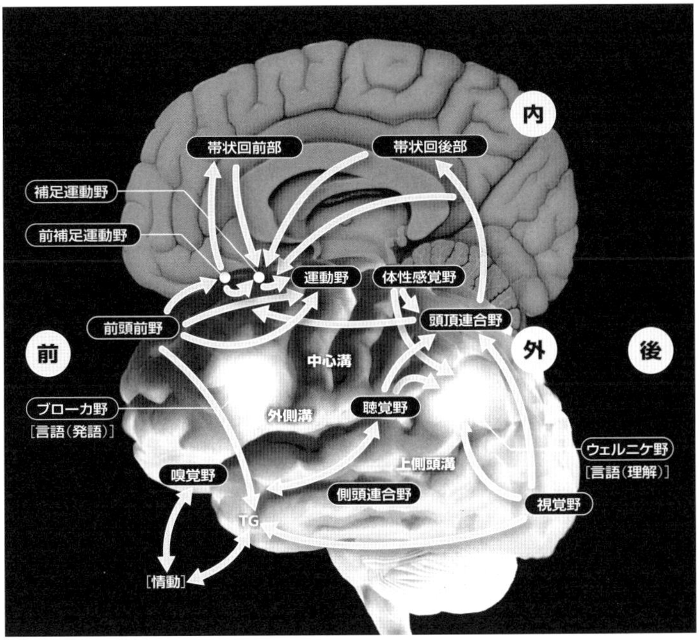

クやロックなどのCDを聞くようになる。このような経験が個人個人の音楽体験となって、その人の脳の中に音楽の記憶と神経回路を形成します。

今のような豊富な音楽媒体の存在しなかった昔には、伝承音楽や民族音楽、日本で言えば民謡が村の人たち皆が歌える音楽でした。他の種類の音楽に触れようもなかったので、皆がほとんど同じ音楽体験を共有していたわけです。現在では、音楽体験は人によって大きく異なっています。一般の音楽好きな人々は歌謡曲やポップスなどの比較的単純な繰り返しの多い曲を好んで聴きますし、音楽の専門家は複雑で高度な楽曲を聴くことが多いでしょう。個人個人の脳は生まれ持った素質(遺伝的要素)の他に、さまざまな後天的な音楽体験によって音楽的に成長していくのです。これがある程度個人の音楽に対する好き嫌いを決定しています。

学習と臨界期

脳の発生過程には、学習に適した臨界期(critical period)というものが存在します。たとえば、生まれたばかりの仔ネコを縦縞ばかり見せて数か月育てると、その後、その目は横縞を感じることができなくなります。後頭葉の視覚野のニューロンが周りの刺激に適応して発達できないからです。人間でも10歳ころまでに外国語を習得すると、現地の人たちと同じような発音や聞き取りを身に付けられます。これも脳の語学能力に臨界期があるからです。音楽について言うと、世間で言う「絶対音感」(音高を厳密に聴き分ける能力)がこれにあたるかと思われます。大脳皮質の聴覚野のニューロンが絶対的な音感を習得できるのに臨界期があるからです。しかし、本当に重要なのは、或る音と他の音との関連性を認知してゆく「相対音感」のほうで、いわば音(楽)によって思想・感情を伝えようとするときに要《かなめ》となるもので、大人になってからでも練習によって身につけられるものです。一般的に、ニューロンの発達は幼い時に活発です。一説には、人間の大脳には100億個以上、脳全体では1000億個におよぶニューロンが存在し、毎日10万個ずつ死んでいると言われます。生まれたての赤ん坊には大人の約2倍のニューロンが存在します。その後の成長に伴い、不要なニューロンは淘汰され、必要な神経回路が形成されます。外界からの刺激を受けるとそれぞれの機能に関係する神経回路も強化されます。運動選手が練習に励めば、運動機能に関係する神経回路が強化されますし、音楽の練習を重ねれば音楽に関する脳の領域が発達します。このような神経の可塑性(neural plasticity)は、大人になると低下していきます。しかし、最近流行の脳のトレーニングなどに見られるように、老人になっても刺激を与えることで脳のニューロンを活性化し、老化を遅らせることができるようになります。

最近、聴覚系神経経路に関して、認知と運動をつなぐ運動エネルギー論とその変換モデル論をめぐり、*Nature Neuroscience*誌上で興味深い討論が交わされました(Belin & Zatorre, 2000; Romanski et al., 2000)。ベリンとツァトール(2000)は聴覚性認知の処理過程について、ロマンスキーら(1999)やカースとハケット(1999)が提唱したwhat / whereモデルを大筋で認めた上で、what / how モデルという考えを提示しました。すなわち、ベリンとツァトール(2000)は、腹側経路は音の源が何であるか(what)を同定することに関連するが、背側経路は複数個の音から成る響きが時間とともに経過していくとき、それらが如何なるもの(how)であるかを認知することに関連すると考えました。☆05

興味深いのは、自己を中心とする認知に関わりのある背側経路から第1次運動野(4野)への直接投射はないものの、4野と強い結合関係をもつ運動前野(6野)に投射がなされ、対照的に、ゲシュタルトや情動の処理と関わりのある腹側経路からは4野や6野への直接投射はなく、その前段階として前頭前野(10野)に投射がみられる点です。視覚系においても、聴覚系においても、後連合野で受容され、処理された認知情報が前頭前野で文脈(周囲の状況)に沿って行動学的に意味づけられ、組み換えられて、高次運動系に伝達され、演奏や彫刻といった目的行動がなされるのです。前頭前野は、それらのモジュール情報が能動的発現をするさい、「仲介変換器《インターフェイス》」として重要な役割を演じています。

演奏する脳・歌う脳

歌を歌い、楽器を演奏する時には、まずその曲を覚えなければなりません。そのためには何回も繰り返してその曲を聴き、脳に記憶させるのです。好きな曲を何回も聞いているうちに、知らないうちに細部まで覚えてしまうこともよく経験します。知らない曲でも繰り返し大脳皮質で処理されているうちに、音の属性が記憶され、音楽として認知されるようになります。とくに大脳辺縁系の海馬は短期記憶を形成するのに重要な部位です。「曲を聴いたときには旋律を繰り返せても、次の日には忘れている」のは、短期記憶だからです。海馬で形成された短期記憶のうち、とくに印象的なものは大脳皮質の側頭葉に長期記憶として蓄えられます。東南アジアの老人が子供のころに憶えた日本の歌を歌えるのも長期記憶の成せる業《わざ》です。ただし、専門的に音楽教育を受けてない普通の人の脳は音楽の理解や処理のスピードが遅く、能力も低いので、歌ったり演奏したりできる曲の数は限られます。自分の好きな曲だけ、記憶できるのです。これに対して音楽の専門家の場合には、曲の理解や記憶ははるかにスピーディーに行われます。彫刻家や画家は形象を具象化する前に内的形象のイメージを視空間内に位置づけており、作曲家や演奏家は楽曲の内的響きを聴くことによって、現実の日常的空間とは次元を異にする音空間を創造していると言えましょう。☆06

プロは楽譜を見るのではなく音を読む

機能的磁気共鳴描画法（fMRI）で調べてみますと、演奏家の脳では楽譜をみたときに聴覚系の感覚性言語野が活動しており、記号の流れを意味のある音の流れとしてとらえていると推察されます。実験によれば視覚性の言語野は活動は低いようなので、楽譜を単に視覚的にイメージするのではなく、一種の文脈として「音を読んでいる」ことになります。

演奏とは、このようにして形成される内的響きを運動エネルギーに転換することです。どのような運動によってどのような表現ができるか、演奏家の記憶にくみこまれた運動パターンから自動的に抽出される動きの組み合わせで、演奏が行われるとも言えます。もちろん、自動的運動パターンはあくまで補助的なもので、「悲しみ」の表現も、場所、時間、集まった人により変化して当然でしょう。

宮下グループ(Hasegawa et al., 1999; Tomita et al., 1999)は、側頭葉に保存された記憶の想起にさいし、前頭葉から側頭葉に指示がなされることを明らかにしました。彼らは図形の連想学習をさせた後に脳梁の後半部を切断して、左右の大脳半球視覚野間の交流を絶ったサルを実験に用いて、図形連想時における側頭葉のニューロンの電気活動を調べた結果、側頭葉内記憶を検索する信号は前頭葉が制御していると結論づけました。聴覚系においても、音楽家は音(符)の順序付けをイメージする回路(連想→作曲→演奏→記憶)を前頭前野により活性化して側頭葉に貯蔵されている記憶を想起し、内的「響き」と照合しながら練習を行っていると考えられます(川村, 2006)。

石を削るミケランジェロが石塊を前にして心の内に削り出される形を予見するとき、「観念形成領域すなわち“言語野”」に形成されている内的イメージと、削り出されつつある実際の彫像形とが、絶えず照合されていくに違いありません。このような内的イメージの外化の過程が芸術における創作でありましょう。このときの形を響きに置換すれば、それは音楽の創造にも演奏にもなります。演奏家は、自分が響かせている音が正しいかどうかを自分の内なる響きとの絶えざる照合によってチェックしつつ、演奏とよばれる運動を修正していきます。作曲家や演奏家は作品という形で具象化しようとする内的響きを、音空間として形象化させ外化させています。専門家は訓練を重ねることによって、音が外的空間に鳴り響いていないときでも、音のイメージを大脳皮質連合野内に連続的に想起し、何らかの意味をもった形象=作品へとまとめあげる技《わざ》を身につけていきます。プロの演奏家はその楽譜から作曲家のイメージと響きのルーツをたどり、これを外的な響きとして再構築していきます。記憶に書き込まれ符号化された連続的な内音の響きを、小脳・大脳関連ループと大脳・基底核・視床関連ループのなかで学習された運動パターンを意識下（随意性でないという意味）で呼び覚ますことによって、身体運動により外化させて演奏を行います。聴覚のほかに、視覚、体性（皮膚および粘膜を含む）感覚、内臓感覚などの全感覚が総動員されると、感動が生まれます。

最後に、運動、すなわち、能動的行為についてまとめてみます。大脳皮質の第１次運動野（4野）の興奮を脊髄の運動ニューロンに伝え、随意的に筋肉を動かしている神経伝導路に「錐体路系」があります。しかし、運動は「随意性」のものだけではありません。全身の運動を「自動的」に調和させて、円滑に統御する機構があり、それは系統発生的に古い「錐体外路系」といわれるシステムです。運動系の基本的な形態的基盤をなすもので、これには、小脳、大脳基底核、脳幹網様体や脊髄、を中心とした、少なくとも３つの「不随意性」運動に関わる神経回路があります[☆07]。

動物は進化の過程で、コミュニケーションや協同作業を通じて、環境へ能動的に働きかけることにより、ブローカの言語野を含む前頭前野を発達させてきました。環境条件を変えられたサルに、新たな解決策を考えださせて、成功したときにのみ報酬を与えるというパラダイムを施行させて、サルの脳内活動を分析してみますと、特異的に反応するニューロンが前頭葉内側面の帯状回でみいだされました（Shima & Tanji, 1999）。この部位は前頭前野と互いに連絡する領域で「意欲」の発現に関係する領域と考えられています。なお、帯状回や前頭前野には中脳腹側被蓋野（VTA）からのA10ドーパミン含有線維がたくさん集まっていて、ここは意欲、情操、道徳など「高次精神」機能に関連する領域とされています。

能動的ロゴスの座である運動性言語野を含む前頭連合野と、受動的ロゴスの座である感覚性言語野は連合線維によって結びつけられており、各ロゴス野の近傍の前頭葉下部と側頭葉前方部はそれ

パトスの座
大脳辺縁系

それパトスの座である大脳辺縁系(扁桃体や海馬)と投射線維系によって結びついています。このように、連合野と辺縁系とは密接に関連しています(川村, 2007b)。こうした領野間のニューロンの働きは、いったん運動性言語中枢近傍の前頭前野でシナプスを形成し、この“仲介域”で「組み替え」を起こしたのちに、運動系皮質域に伝えられます。感覚性の認識が情動と結びつき、直接運動系を働かせるのではなく、前頭前野で情報処理をした後に、運動系を活性化させているのです。情動機能の発現は扁桃体や側坐核からの入力によって、また意欲の衝動は脳幹や帯状回からの入力

▶**図04**——パラレルにはたらく神経回路(大脳・線条体・間脳・小脳)
大脳皮質は、線条体を通して視床や辺縁系と関わり、さらには間脳や小脳と相互作用する。大別すると、Ⅰ運動系ループ(運動のプログラムや遂行)、Ⅱ.連合系ループ(認知などの高次機能)、Ⅲ.辺縁系ループ(動機づけ、情動)がある。この神経回路系にさらに大脳→小脳前核(橋核や下オリーブ核など)→小脳→視床核→皮質ループが加わり、両ループは相互に関連する(川村, 2006 図20より改変)。

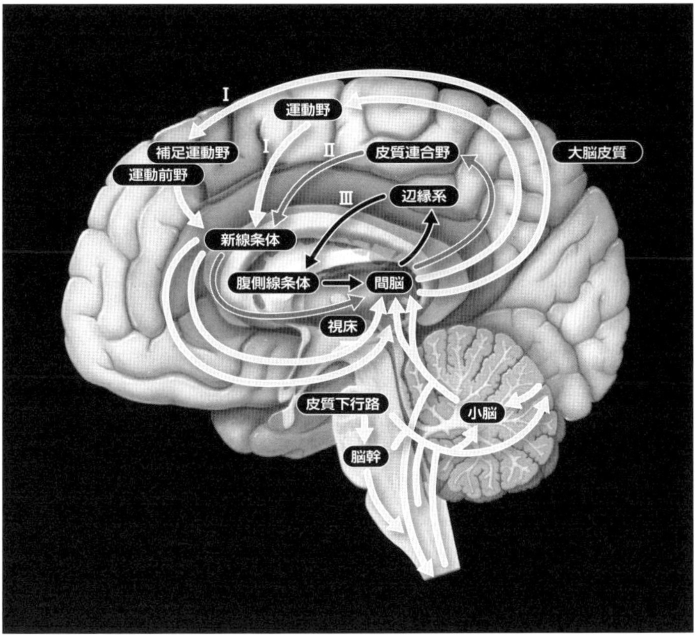

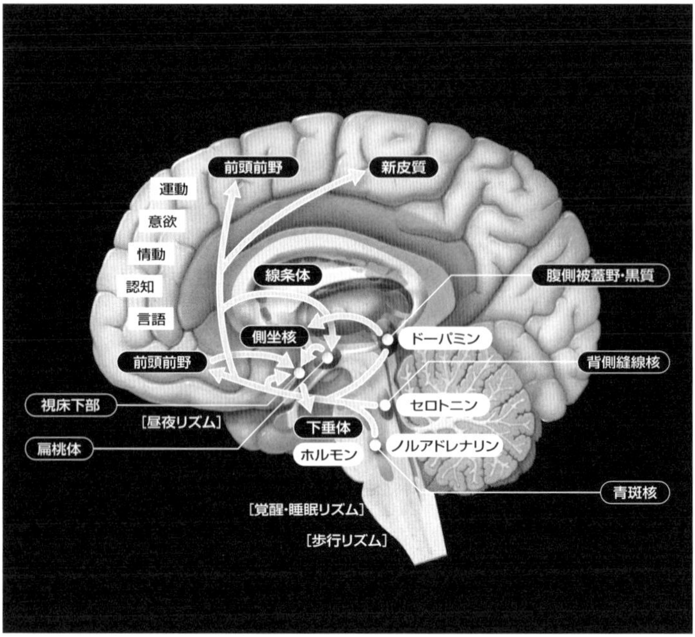

▶**図05**——人間の精神活動（認知・運動・情動）を支える脳内液性伝達系
リズムとパトスが大切な音楽には、脳は自律神経系（交感神経、副交感神経）や内分泌系（視床下部ホルモン、脳下垂体ホルモン）、さらには神経伝達物質（セロトニン、ドーパミンなど）をふくめた液性調節系でもあるという視点が重要。

によって維持されています。とくに、視床下部や中脳からのホルモン、ペプチド、アミン（セロトニン、アドレナリン、ドーパミン）などの入力もあり、意識・注意の集中、呼吸・循環の調和が保たれます。演奏表現は、こうした「広義の運動野」の活動によりなされることが了解されるでしょう。とくに重要な役割を演じているのは、小脳の学習機構とともに、線条体の運動調節統御、それに脳全体としてバランスを保った調和した機能でありましょう［▶**図04**］。

ここで注目したいのは、生物の生命現象は神経回路という一見硬いパターーンのみでなされる営みではなく、体内を循環する血液成分、免疫成分、神経伝達物質などをも含む液性の（栄養）因子が大きく関わる全身的な営為であるということです［▶**図05**］。ギリシャの昔から、エンペドクレスの「四元素（火、水、空気、土）説」、ヒポクラテスの「四液（血液、粘液、黒胆汁、黄胆汁）説」に連なる「四気質（多血質、粘液質、胆汁質、憂鬱質）説」が唱えられてきましたが、人間、とくに芸術家の個性（性格や体質）の形成についてはこれらの体内外からの影響

▶図06——辺縁系が関与する記憶回路と情動回路
扁桃体は快・不快や情動体験の記憶、海馬は一般記憶、空間記憶の保持に関わり、自律系・内分泌系からの内部情報を大脳皮質連合野からの高度な認知情報と結びつけている。記憶系のペーペッツ回路と、情動系のヤコブレフ回路は密接に相互作用する。

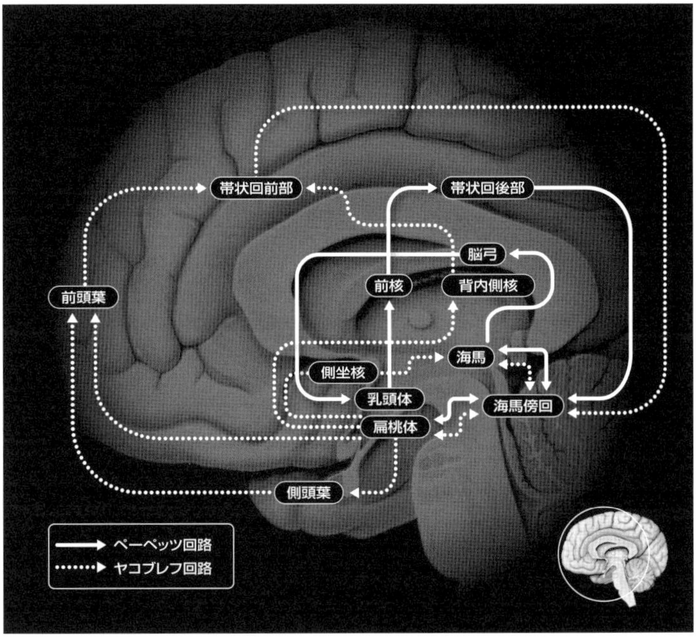

▶図07——認知機能と情動機能の結びつき
知と情と意に関与する大脳辺縁系と大脳皮質連合野と皮質下組織の関連。扁桃体は、前頭前野の眼窩面、内側面とくに帯状運動皮質、側頭葉の前方域、内側、下面(とくに紡錘状回近傍)、と強く結合している(川村, 2007cより改変)。

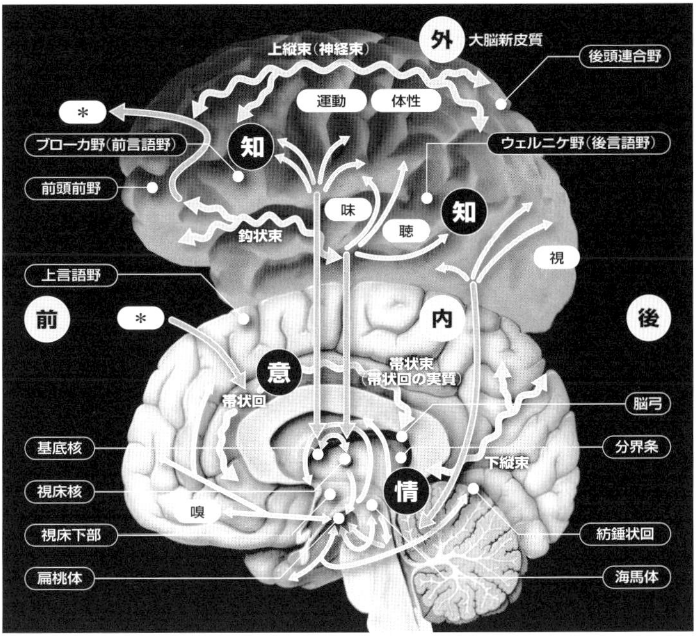

が大きいと思います。

音楽の聴受と演奏において、高次認識系としての言語表現は液性因子が関与する感情表出系と全身体的に不可分に結びついています[▶図06・07]。すなわち、この時には、前頭前野→高次運動野→第1次運動野（一部が後連合野にフィードバック）として形成される神経回路が言語野および情動の回路と結びついて形成されます。歌詞の内容を識って聴く、オペラやミサ曲などやジャズ、ヴォーカルまで含めた種々の声楽曲において、知らずに聞く場合にくらべて情動中枢が強く刺激されることは日常経験するところです。芸術をエンジョイするに当たって、言語中枢（条件反射第2信号系、パブロフ）のはたらきが

▶**図08**——音楽のいとなみ
音楽演奏にさいしては、頭頂連合野－運動前野系によって準備された運動行為の候補の内から、側頭連合野－前頭前野系のはたらきによって、その場の状況に応じた行動パターンが選択される（川村, 2007aより改変）。

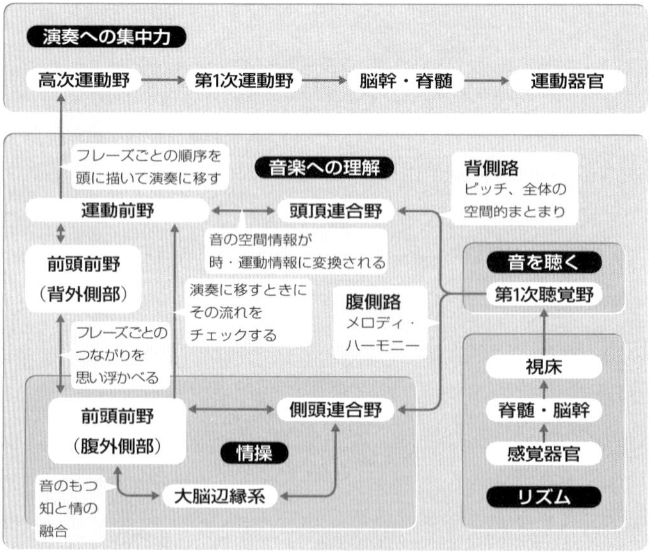

大きいことをあらためて意識させられます☆08[▶図08]。

おわりに

昔から、素晴しい音楽について語る時、しばしば、「神の啓示によって生まれた音楽」とか、「天賦の才能」という表現が使われてきましたが、人が生み出し、演奏する音楽は間違いなくすべて人間の脳(の活動)から生まれたものです。たとえば、モーツァルトの音楽が他の作曲家のものと区別されるのは、彼の脳にそれを特徴づける「音楽回路」が作られているからに他なりません。このような独自の脳内に形成される回路は、文学や絵画など他の媒体を用いる芸術にも共通するものでしょう。モーツァルトの「音楽回路」は、幼いうちに父レオポルトから規則正しい音楽教育を受けて獲得したその独自性(個性)の上に形成されたものですが、もともと誰にでもある「ヒト固有」の遺伝子から創り上げられた「機能的」な神経回路なのです。ということは彼の幼少年期のころに受けた密度の濃い音楽体験が脳内に記憶・蓄積・整理され、テオフィーリウス(神に愛されたもの)の能力として出力されるまでに成熟していったことを物語っています。

秩序立った世界＝宇宙コスモスの響き

音楽は古くギリシャ・ローマ時代の教養人にとって、算術、幾何学、天文学と共にマテーマテカ(学ばれるべきことども、「四科」quadrivium)のひとつでありました。秩序立つた世界＝宇宙(コスモス)の響きは(数比例による)数学的構造をもち、それは和音という「ドグマ」(ピュタゴラス)の存在ないし発見でした。それに、個々の人間の発声器官はまさに音楽をつくる楽器(instrumentalium)そのもので、呼吸器系統さらに横隔膜・腹筋・骨盤など、そして皮膚・粘膜を含めてからだ全体が外からのすべての感覚刺激に反応します。これに体内を循環する液性因子が加わってはじめて可塑的性質をもったダイナミズムが生まれると言ってよいでしょう。これらを支配する自律神経系の中枢が視床下部にあります。

モーツァルトに限らず、ヴェルディも、カザルスも、マリア・カラスも、ゲルギエフも、すべての音楽家、作曲家、演奏家、歌手、指揮者はそれぞれ個性をもっています。音楽家の個性は、よく技芸であると言われますが、そのおおもと(根元)はからだ全体を統御している脳にあります。その意味で「音楽するダイナミクス」は脳の機能と成り立ちに依存していると言えるでしょう。

謝辞 ◉畏友、川野仁先生(東京都総合神経研究所、発生形態部長)と神崎仁先生(慶應義塾大学名誉教授、耳鼻咽喉科)から貴重なご指摘を頂いたことを記して、感謝の意を表します。

注

☆01——聴覚系では末梢から中枢の第1次聴覚野(A1)まで特定の周波数に反応する部分が順序よく並んでいる。基部が高周波音、先端部が低周波音に対応している蝸牛基底膜にはじまり、下丘の中心核では背側の低周波音から腹側の高周波音まで、同調する周波数ごとにニューロンが層構造に配列する。同じく周波数ごとに層構造をなす内側膝状体の腹側核のニューロンが、下丘中心核からの入力をA1に投射する。なお、外側毛帯核の背側核や下丘の中心核にある多くのニューロンには、抑制性神経伝達物質GABAが含まれ、周波数同調を先鋭化する構造となっている。

☆02——連合野は、聴覚野や視覚野や運動野のような特定の機能の中枢でないと考えられていたが、現在では脳内の情報処理に重要であることが分かってきた。後(部)連合野は後頭連合野、側頭連合野、頭頂連合野に分かれ、おのおの、視覚、聴覚、体性感覚に関する高次機能を司る。前(部)連合野は前頭連合野あるいは前頭前野とも言われ、高次の運動をふくむ能動性機能に関与する。

☆03——言語野では、後連合野にある、言葉の理解に関わる感覚性言語野(後言語野、ウェルニケ野)と、前連合野にある、言葉を話すことに関わる運動性言語野(前言語野、ブローカ野)が有名。これに、内側面皮質にある上言語野を含めて「古典的」言語野と言われる。現在では、言語野は大脳皮質にもっと広がりをもつものと考えられている。

☆04——楽音の性質は、高さ(ピッチ、周波数で表示)、強さ(振動エネルギー)、音質/音色(波形)の3要素によって決まるといわれる。また、西洋では、音楽の3要素として、リズム(律動)、ハーモニー(和声)、メロディ(旋律)がとくに強調されている。音の強弱を一定の決まりに従って繰り返したものが拍子(タクト)、それに音の長短を結びつけたものがリズムで、勇ましい行進曲は2拍子、踊りのステップ3拍子はリズムの違いで、メヌエットやワルツやマズルカなどがある。さらに音の高さを同時的に組み合わせるとハーモニーとなり、これらの音の性質(強弱、長短、高低)を経時的に組み合わせていくとメロディとなる。

これらの脳内処理は、まず、楽音の3要素は脳幹レベルで、周波数・音波の「物理的」性質が分析される。ついで音楽の3要素という「心理的」要素が加わると、さらに高次レベルの小脳や大脳が関与する。歩行リズム(音のリズムは歩行や踊りのリズムに由来)やメトリック(リズムの周期的な反復)に関しては、音楽に直結するものではないが、Moriら(2001)やSakaiら(1999)による研究がある。しかし、メロディやその背景をつくる和音(トニカ[T]、ドミナント[D]、サブドミナント[S])、個々の和音が「あたかも言語の文法・構文のように」つながったカデンツ(TDT, TSDT, TST)、さらにこれらが組み合されたフレーズからなる音の流れ(=音楽)の神経科学的研究は音楽家と科学者の将来の共同課題となろう。これは大脳皮質レベルの第1次聴覚野(A1)および聴覚連合野における連続的に変化する複数の音の周波数分析と諸知覚との融合、および時間・空間的な統合の問題である。反応する周波数の異なるA1の領域から、より「高次」の聴覚連合野へ収束と分散のパターンをもって聴覚情報が送られることが知られている(端川, 2002)。それから先は、背側および腹側の経路を介して前頭前野が関わることになる。複数の楽音のグルーピングが、どの程度時間的に近接し似ていると知覚されるかについては、大脳皮質のA1領域での研究がなされている(Micheyl et al., 2005, 2007; Snyder et al., 2006)。

☆05——この聴覚性のスペクトル運動すなわち周波数の次元に沿った基底膜上の聴覚エネルギー運動は、網膜上の光の運動である視覚性空間運動エネルギーに同類のものであり、共に感覚上皮に起こるエネルギー変化/変換の分布に対応する。ベリンとツァトール(2000)は、言語認知においては、腹側経路は話者の同定(what)に、背側経路は聴覚性空間処理過程を通じて言語内容の抽出(how)に関与すると提言。一方ロマンスキーら(2000)は上側頭回に位置する尾帯部(cauda belt)は、聴覚性の運動過程におけるスペクトルと空間の両者の要素を結びつけているスイッチボードのような役割をもち、where 経路の起点となって、ここから能動的話者としての発話の過程が始まるとする。この音の連続というデジタル信号から言葉の内容というアナログ信号をつかむ脳内「変換事象」の研究は今後の重要な課題。なお、腹側経路および背側経路という2つの大きな流れのほかに、聴覚認知のさまざまな面に対応するいくつかの小さなルートがあり、これらの全体的構成は今後解明されてこよう(Kawamura & Naito, 1984; Kaas & Hackett, 1999)。

☆06——記憶には、一度利用したらすぐに忘れてしまう「短期記憶」と、昔のことまでよく覚えている「長期記憶」がある。また、学習や日常経験の思い出などの「エピソード記憶」と自転車乗りやピアノ弾きなど体を動かして身につけた「手続き記憶」がある。さらに感情と一体になって刻み込まれた「情動記憶」などもあり、これらの仕組みはそれぞれ異なる。

☆07——大脳皮質の運動皮質でいちいち考えて脊髄、筋肉まで命令を下して動かす仕組みが随意運動で、錐体路運動系が関与する。随意運動は練習により滑らかに半ば自動的に行えるようになる。不随意運動は、錐体外路運動系といわれる、小脳、線条体、黒質、脳幹網様体などの神経回路が関与する[▶図04]。

☆08——トリやサルの脳の発達段階は、ヒトの脳のように言語機能をはたらかせて情動・認知機能を高次化させることはない。トリの音の認知機能には哺乳類との共通点が見られるが(岡ノ谷, 2003)、聴覚情報の処理能力に大きな差がある。われわれは同じメロディをバスやソプラノで歌えるが、このような「移調能力」は鳥にはない。鳥のさえずりは、特有の高さに固定されていて、彼らの脳には、たとえば3度低い音程をイメージするというような概念を形成する能力は備わっていない。音楽における言語中枢の重要性がここにある。

参考文献

★01——Andersen, R.A., Snyder, L.H., Bradley, D.C., and Xing, J.(1997). Multimodal representation of space in the posterior parietal cortex and its use in planning movements. *Annu. Rev. neurosci.,* 20, 303-330.

★02——Belin, P. and Zatorre, R.J.(2000). 'What', 'where' and 'how' in auditory cortex. *Nature Neurosci.,* 3, 965-966.

★03——Bushara, K.O., Weeks, R.A., Ishii, K., Catalan, M.-J., Tian, B., Rauschecker, J.P., and Hallett, M.(1999). Modality-specific frontal and parietal areas for auditory and visual localization in humans. *Nature Neurosci.,* 2, 759-766.

★04——Goodale, M.A., and Milner, A.D.(1992). Separate visual pathways for perception and action. *TINS,* 15, 20-25.

★05——Hasegawa, I., Hayashi, T., and Miyashita.,Y.(1999). Memory retrieval under the control of the prefrontal cortex. *Ann. Med.,* 31, 380-387.

★06——端川勉(2002).「霊長類の聴覚野と聴覚関連皮質」『神経研究の進歩』46, 79-90.

★07——He, J., Hashikawa T., Ojima, H., and Kinouchi, Y.(1997). Temporal integration and duration tuning in the dorsal zone of cat auditory cortex. *J. Neurosci.,* 17, 2615-2625.
★08——Kaas J.H., and Hackett, T.A.(1999). 'What' and 'where' processing in auditory cortex. *Nature neurosci.,* 2, 1045-1047.
★09——Kawamura, K.(1973a, b, c). Corticocortical fiber connections of the cat cerebrum. I. The temporal region, II. The parietal region, III. The occipital region. *Brain Res.,* 51; 1-22,23-40,41-60.
★10——川村光毅(1977).「"連合野"の線維結合(I)皮質間結合——サルとネコの皮質間結合の比較と"連合野"の発達についての試論」『神経研究の進歩』21, 1085-1101.
★11——川村光毅(2001).「脳と音楽」『臨床精神医学』増刊号 7-16.
★12——川村光毅(2002).「認知機能の脳内基盤について ——視覚と聴覚」『精神医学』44, 827-837.
★13——川村光毅(2006).『脳と精神——生命の響き』pp. 550, 慶應義塾大学出版会.
★14——川村光毅(2007a).「緊張のしくみ、弾くとき脳はどう働く?」『CHOPIN』No.277, 21-26.
★15——川村光毅(2007b).「皮質連合野と小脳の高次精神機能」『分子精神医学』7, 27-36.
★16——川村光毅(2007c).「扁桃体の構成と機能」『臨床精神医学』36, 817-828.
★17——Kawamura, K., and Naito, J.(1984). Corticocortical preojections to the prefrontal cortex in the rhesus monkey investigated with horseradish peroxidase techniques. *Neurosci. Res.,* 1, 89-103.
★18——Kawamura, K., and Norita, M.(1980). Corticoamygdaloid projections in the rhesus monkey. An HRP study, *Iwate med. Ass.,* 32, 461-465.
★19——Kawamura, K., and Otani, K.(1970). Corticocortical fiber connections in the cat cerebrum: the frontal region. *J. Comp. N Neurol.,* 139, 423-448.
★20——Matteli, M., and Luppino, G.(2000). Parietofrontal circuits: parallel channels for sensory-motor integrations. *Adv. Neurol.,* 84, 51-61.
★21——Micheyl, C., Carlyon, R.P., Gutschalk, A., Melcher, J.R., Oxenham, A.J., Rauschecker, J.P., Tian, B., and Wilson, F.C.(2007). The role of auditory cortex in the formation of auditory streams. *Hearing Res.,* 229, 116-131.
★22——Micheyl, C., Tian, B., Carlyon, R.P., and Rauschecker,J.P.(2005). Perceptual organization of tone sequences in the auditory cortex of awake macaques. *Neuron,* 48, 139-148.
★23——Mori, S., Matsuyama, K., Mori, F., and Nakajima, K.(2001). Supraspinal sites that induce locomotion in the vertebrate central nervous system. *Advances in Neurology,* 87, 25-40.
★24——岡ノ谷一夫(2003).『小鳥の歌からヒトの言葉へ』岩波書店.
★25——Rauschecker, J.P.(1998). Cortical processing of complex sounds. *Curr. Opin. Neurobiol.,* 8, 516-521.
★26——Romanski, L.M., Tian B., Fritz J.B., Mishkin M., Goldman-Rakic P.S., and Rauschecker, J.P.(1999). Dual streams of auditory afferents target multiple domains in the primate prefrontal cortex. *Nature Neurosci.,* 2, 1131-1136.
★27——Romanski, L.M., Tian, B., Fritz, J.B., Mishkin, M., Goldman-Rakic, P.S., and Rauschecker, J.P.(2000). Reply to 'what', 'where' and 'how' in auditory cortex. *Nature Neurosci.,* 3, 966.
★28——Sakai, K., Hikosaka, O., Miyauchi, S., Takino, R., Tamada, T., Iwata N.K., and Nielen, M.(1999a). Neural representation of a rhythm depends on its interval ratio. *J. Neurosci.,* 19,

10074-10081.

★29——Shima., K., and Tanji., J.(1998). Role of cingulate moter area cells in voluntary movement selection based on reward. *Science,* 282, 1335-1338.

★30——Snyder, J.S., Alain, C., and Picton, T.W.(2006). Efffects of attention on neuroelectric correlates of auditory stream segregation. *J.Cogn.Neurosci.,* 18, 1-13.

★31——丹治 順(1999).『脳と運動——アクションを実行させる脳』共立出版.

★32——Tomita, H., Ohbayashi, M., Nakahara, K., Hasegawa, I., and Miyashita, Y.(1999). Top-down signal from prefrontal cortex in executive control of memory retrieval. *Nature,* 401, 699-703.

★33——Ungerleider, L. G., and Mishkin, M.,(1982). In: *Analysis of visual behavior,* eds by Ingle, D. I., Goodale, M. A., and Mansfield, R. J. W. , pp.549-586, MIT Press, Cambridge, Massachusetts.

★34——Weeks, R.A., Aziz-Sultan, A., Bushara, K.O., Tian,B., Wessinger, C.M., Dang, N., Rauschecker, J.P., and Hallett, M.(1999). A PET study fo human auditory special processing. *Neurosci. Lett.,* 262, 155-158.

★35——Wise, S.P., Boussaoud, D., Johnson, P.B., and Caminiti, R.(1997). Premotor and parietal cortex: corticocortical connectivity and combinatorial computations. *Annu Rev Neurosci.,* 20, 25-42.

【恋う】———

8

夢・幻想・芸術

北浜邦夫

◉

昔の人々にとって夢は
決していい加減なもの
ではなく現実の続きで、
真実のあらわれであり、
超自然との遭遇の
時間でもあったのだ。

胎児は夢をみている

私たちは幻想のなかに生まれ、幻想の中に死んでいく。実は生まれる前からすでに幻想の中にいるのである。最近の研究で、胎児はすでに子宮の中で夢を見ていることが分かってきた。なぜか、と問われればこう答えることができる。大人が夢をみているときと同じような状態になるからだと。

大人が夢をみているときには、眼がぐりぐりと速く動くし、身体全体の筋肉の力が抜けてぐったりとしてしまう。だから身体は動けなくなる。それなのに、脳はめざめている。それに、大人ならば、いや、大人でなくてもだが、男なら自分の息子がたくましくなる。これは年をとっても変わらない事実なのである。そして胎児でもそれは同じことなのだ。

胎児は、羊水の中で泳ぎながら、母親からへその緒を通して栄養をもらい酸素をもらい、排泄し、またそれを呑み込む。さながら魚のように。このように胎児は幻想の世界に遊ぶのだが、まだ脳がうまくできていないので、考えることができない。しかし、すでに聞く耳を持っている。お母さんの声が聞こえる。母がひいてくれるモーツアルトのピアノ・ソナタが聞こえてくる。なぜか心地が良いのだが、それが何か分からないのである。そしてこの人間の世界に生まれ出てくる。赤ちゃんのことは赤ちゃんに聞いてみることにしよう。

……生まれて明るい世界に出てきたばかりのぼくは、母の声を憶えている。だからその声がするのがお母さんだと分かるから、お乳をねだる。母の胸はやさしい。お腹がいっぱいになると、口のまわりにお乳をいっぱいにつけて、ぼくは満足して眠くなって寝てしまう。身体がピクピクとふるえる。ぼくの脳神経系はまだうまくできていないので、筋肉をうまく使えないのだ。大脳もまだまだまともじゃない。

寝入ってしまうと、ぼくの脳の奥に一筋の光がさしてくる。この光がぼくの大脳を照らす。この光があたるとぼくの神経が伸び始めて他の神経と仲良くなる。そうだ、今日はお母さんの手の温もりをおぼえたんだっけ。ぼくはおなかがすいて泣きはじめる、もちろん悲しいから泣いているんじゃない、お腹がへったとわめいているんだけれど、まわりの人たちはぼくが泣いていると言うんだ。お母さんがあわててお乳をぼくの口にふくませてくれた。ぼくはまた寝入ってしまう。そうするとまたひとつ何かを夢で憶える。

ぼくが眠っているときに、ぼくはニッコリ笑う。別に嬉しいからじゃない。ぼくが夢をみていると顔の筋肉が勝手にそうなってしまうんだ。母や周りの人たちが「まあ、なんて可愛らしいんでしょう、抱っこしてもいーい?」と言っているらしい。ぼくの意志にかかわらずぼくは愛されているらしい。

ぼくの脳のなかの神経と他の神経とのつながりが夢を見ているあいだに増える。それにつれて、ぼくはいろいろなことができるようになる。這い這いもできるようになった。今度は立っちだ。これで、ぼくはイヌやネコと違って2本足で歩けるようになった。……

猫や犬やネズミも夢をみる

と、いままで赤ちゃんの話をきいてきたことになっているけれど、本当のことを言うと、赤ちゃんはこのようなことを考えてもいないだろうし、大きくなってから、その時期の出来事は何も憶えていない。赤ちゃんの記憶装置は運動や感覚を記録できても出来事を記録するようにはできていないからだ。出来事や体験を記憶するのには「海馬」という神経回路が発達していなければならないからで、「早くても2歳をすぎないと無理」と言う話だ。

ところで、私たち人間は夢を見る、と言ったけれど、猫や犬もネズミも夢をみるのだろうか。いろんな人が猫や犬やネズミで研究をして、やっぱり夢をみているらしい、と言っている。それは、大人が夢をみているときと同じような状態になるから、と言う理由だ。ワンちゃんが、横にのびて眠っているときに、脚をピクピクさせているし、ときどき「ワン」と吠えたりしている。ネズミは夜行性で、夜活動すると言われているけれど、実は夜もときどき眠っているし、昼間もときどき目を覚まして、周りを嗅ぎまわっている。猫は猫特有のかっこうをしてウツラウツラしているけれど、ときどき身体からすべての力が抜けたようにして横になって、寝入っている。目がグリグリ動いているし、ヒゲもピクピクさせているから、やはり夢をみているらしい。「らしい」、というのは、猫が「夢をみていた」とは言ってくれないから、仕方がないのだ。

ドームシアターとしての脳

さて、私たちの脳はだいたい1400グラムくらいで有限の重さだ。そして、大脳の神経細胞の数は百数十億と言われるけれど、これも有限だ。ただ、神経細胞と神経細胞が作り出す神経回路はさまざまな組み合わせから出来上がるから、もちろん理論的数学的には無限ではないが、それでも私たちからみれば、天文学的数字で、星の数ほど多いから「無限」と言っても許してもらえるだろう。

この脳のなかにいろいろなものが詰まっている。英和辞典に国語辞典、百科事典くらいは軽く入る。音楽家なら、ベートーヴェンやブラームスのピアノ・コンチェルトの音符がみんな入っているし、他の作曲家の楽譜までいれたら、目がまわりそうだ。

ところで、私たちが何気なく恋愛小説を読むとき、目の前にあるのは紙の上のインクのシミのような活字でしかない。網膜に写ったシミが視覚連合野にはいると、脳は記憶の中から同じようなシミを探し出してきて、音にする。この音を無意識に脳の中の辞典から引っ張ってきて意味をつけ、最後には、活字のシミをなんと姿かたちにまで変化させてしまう。小説を読み進むにつれて、情景だけではなくて、声や顔や仕草までが作りだされてしまうし、恋敵の憎らしさに腹がたち、恋人のおかれたつらい悲しい状況に、もらい泣きまでしてしまう。こんなことが私たちの脳のなかで起きているのだ。目の前にあるのはただの紙の上のシミでしかないのに。私たちが夢をみているときにも、同じようなことが起きているらしい。
私たちの頭の中はちょうどプラネタリウムのようだ。ドームの中に何万光年か向こうの無数の星々が映し出されるように、脳というちいさな空間にも多くの幻想や幻影が映し出される。脳というちいさな空間は世界で一番大きな空間かもしれない。このドームに夢が映し出されるって？　いやいや冗談ではなく、本当の話。夢をみているときにはドームがすこし明るくなり、脳の奥から一筋の光がサーチライトのようにさしてくる。この光がうす暗いドームの一部を明るく照らし出すのだ。照らし出されるのは私たちのさまざまな記憶で、そこに活字はなくてもよい。

夢の展開は風まかせ

でも……。ひとつ問題がでてくる。それはサーチライトの向きが、「風の吹くまま、気の向くまま」でどこを照らし出すか、前もって分からないことだ。だから、おもちゃ箱をひっくり返したみたいに、なんでも出てくる。そして出てきたおもちゃ、つまり記憶を関連づけようとしてなんらかの物語を作ってみる。ところが、照らされて見えているものがどんどん違うものに変わっていくから、物語の展開も意外、意外、意外、想定外の連続となる。でも、夢はべつに論理的である必要はない。
もうすこし科学的に説明してみよう。めざめている間は、大脳新皮質というドームの天井も明るく、外界の景色も網膜を通じて視床という投影機でドームに映る。なにかに注意をむけるとサーチライトが視覚や聴覚や記憶に次々にあたって、情報を引き出してくるから、見たもの、聞いたものが何であるかが分かる［▶図01］。眠り始めると、ドームの天井は暗くなり視床という投影機もお休みをする。だから眠っているときにはよほどのことがないかぎり周囲でなにが起こっても気がつかない［▶図02］。ドームが暗くなるのは昼間働いていたノルアドレナリンやセロトニンやアセチルコリンの細胞が休む

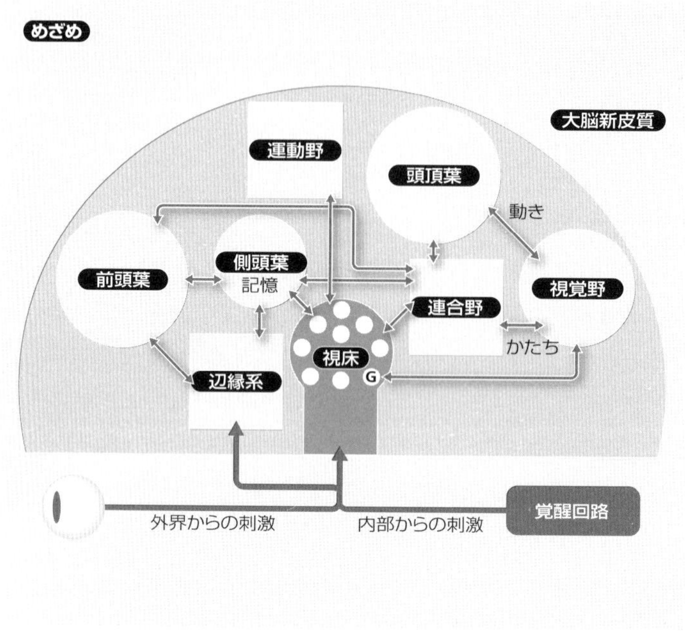

▶**図01**——めざめているときの脳内活動
視床下部や脳幹にある覚醒回路が、大脳新皮質を活性化して覚醒させ、視床は外界の感覚を受信する。大脳新皮質は視床と情報交換して過去の記憶と比較しながら考えて、運動命令をだす。視床はまた注意を払う機能もある。めざめているときには脳内の多くのパーツが働いていて、見たり聞いたり考えたり運動したりできる。

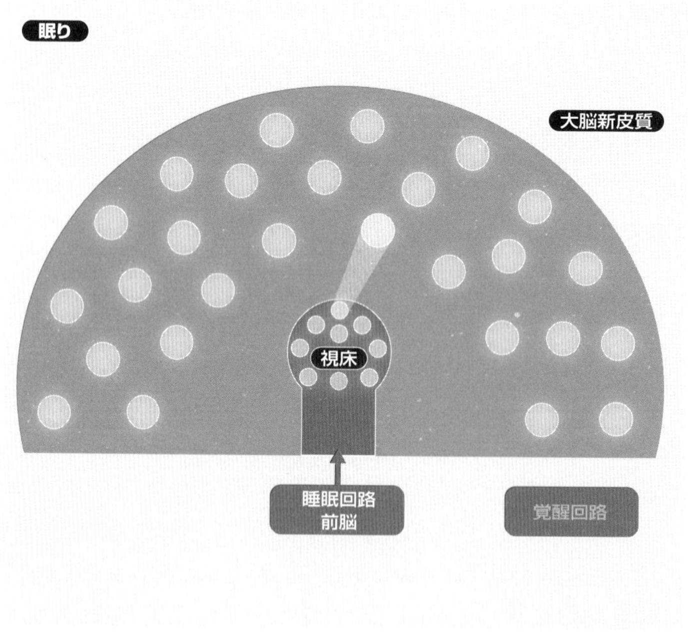

▶**図02**——眠り
視床下部にある睡眠中枢が覚醒中枢を抑制すると大脳新皮質が休養し、視床は外界の感覚を受信しなくなり、赤ちゃんの泣き声などで目がさめるなど特別なことがなければ外界との連絡が断たれ、眠りの状態にはいる。

▶**図03**——夢をみているときの脳内活動
眠っているうちに脳幹にあるレム睡眠発生装置が活動を始め、辺縁系を強く刺激すると同時に大脳新皮質を活性化して半覚醒させ、視床は持続的な刺激と突発的なPGO波を受けとる。前頭葉は辺縁系や視床や他の新皮質と情報交換して過去の記憶と比較しながら考える。ところが、大脳新皮質が半覚醒なのでうまくいかない。でたらめにでてくる記憶内容をもとに前頭葉はストーリーをつくりあげようとする。うまくいかなくても批判力がないので平気であるし、記憶能力もないのですぐ忘れる。運動命令は脊髄にいかないので、夢が現実に実行されることはない。おばけに追いかけられても逃げることができずに腰が抜けてしまう。

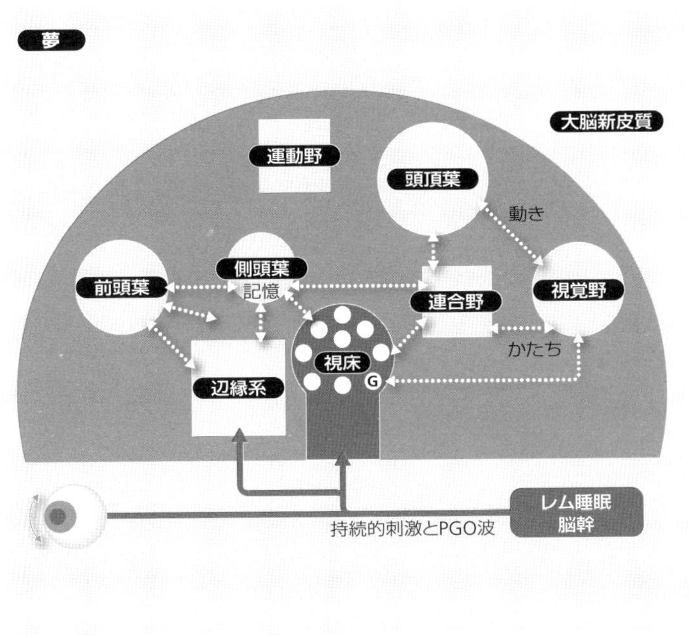

からである。
この状態が続くとノルアドレナリン細胞やセロトニン細胞は完全に休養をとる。そうすると特別なアセチルコリン細胞が働きはじめて大脳新皮質を持続的に活性化して目ざめさせるからドームがだいぶ明るくなる。サーチライトはPGO波という刺激で脳が脊髄とつながるすこし前の部分にある脳幹からでて、視床という投影機を通じて、活性化されている大脳新皮質に不規則な信号を送る[▶**図03**]。この気ままなサーチライトの向きは本人の自由にはならない。だから過去の記憶があらわれてきても、お互い何の関係もなく、つじつまのあわないストーリーが出来上がってくる。しかし、脳はそれらをなんとかうまくつなぎ合わせて編集しようとするから、夢が奇妙なものになるわけだ。

夢と
幻想絵画

ちょうどルネ・マルグリットの絵を見ているように、夢のなかで大空に大きなリンゴが浮いていても不思議には感じられない。夢をより写実的に描き出そうとすると、夢の不合理性、一貫性のなさが気付かれて、強調されるようになる。それは彼の作品によく表現されていて、浮遊、不条理が描かれた夢の内容の描写は「不思議絵」を感じさせる。

歯が抜け落ちる、裸になって人混みの中を歩くなどはよく見られる夢だ。19世紀後半に、なるべく客観的に夢の中の情景を描こうとした学者にサン・ドニ侯爵がいる。食事に招かれるときに連れてくる女性が全裸になっている絵が有名である。夢の中で自分が、あるいは他人が全裸になるのはよく見られることだ。なぜかは解明されていない。女性の全裸の夢は引き続きM・レイやデルヴォーに引

▶**図04**――フィッツジェラルド「芸術家の夢」[★16より引用]

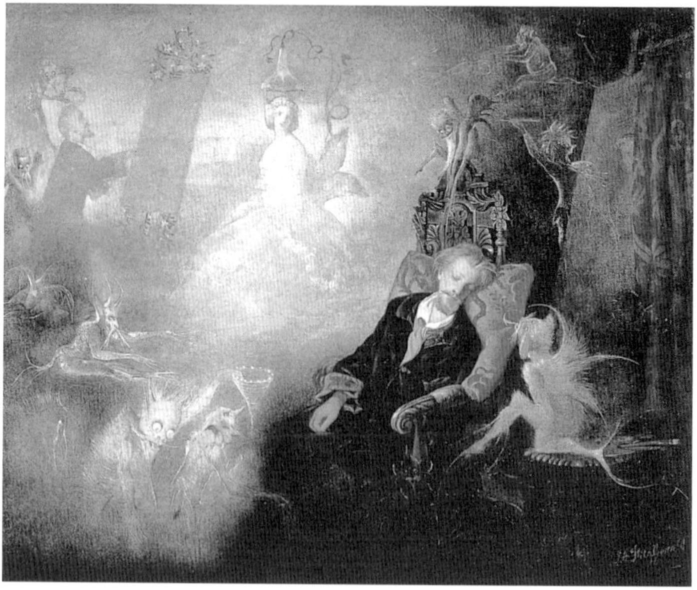

き継がれた。

そしてエロティックな夢の絵の代表といえば19世紀後半のフィッツジェラルドの「悪夢」だと思う。美しく魅力的な女主人公の夢は薬によって引き出さる。満月の下での恋人との語らいの場面、仮面の男たちの登場、彼らの手から逃げようとする場面がたった一枚のトワルに描かれている綺麗な絵だ。薬を盛るのは小さな怪物たちである。同じ作家の「芸術家の夢」でもやはり薬によって夢が引き出され、奇怪な妖精たちがあらわれる[▶図04]。また別な絵ではフィッツジェラルド自身が美しい女性の夢を見る場景が美しく描かれている。

不安にさらされると悪夢が増える

そして、こういった絵にみられるように夢のなかでは感情にアクセントがつけられている。それは脳のなかの感情を担当する領域が夢のなかで活動を始めるからだ。私たちの生活が不安にさらされると悪夢が増えてくる。原始の人々は日常的に不安にさらされていたが、それは食糧の入手困難であり、病気であり、部族間の戦いや動物の襲撃などだった。また、死霊も害

▶**図05**——ラスコーの壁画[★03より引用]
横たわっている男は、野牛に倒され死んだのか、それとも夢をみて勃起しているのか。いずれにしても、魂は浮遊して鳥になる。

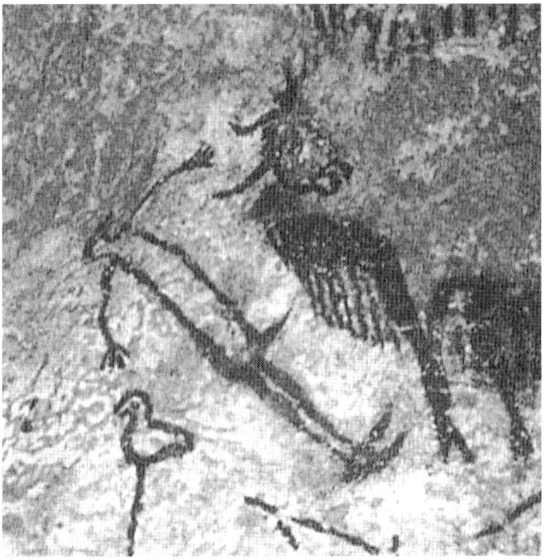

をなしたに違いないし、自然界にあまた存在する「魔」も彼らの心の中に存在していたはずだ。流行《はや》り病い、伝染病にしても、現在のように細菌やウィルスのためとは分からないので、超自然の存在による罰と考えられていたことだろう。アニミズムではすべてのものに霊魂が宿るが、そのうち、人間に悪を為すものは悪霊であり、それから護ってくれる存在が神仏あるいは守護霊だった。

魑魅魍魎《ちみもうりょう》は人間のかたちをとらないことが多い。それは、不安のあるときに、薄暗くてはっきりと物事の判断のつかない黄昏やかそたれ、真の闇の中でうごめく妖怪たちである。河童であり、一つ目であり、土蜘蛛であり、ヌエであり、ヒヒであったりする。これらは不安が作り出した脳の中のまぼろしであり、幻想である。これらのまぼろしは夢の中で再確認される。昔の人々にとって夢は決していい加減なものではなく現実の続きで、真実のあらわれであり、超自然との遭遇の時間でもあったのだ。それらの記録が数多くの絵となり演劇となって残っている。

現存する絵画でもっとも古いもののひとつはフランス・ラスコーの洞窟にあるクロマニョン人によって描かれた壁画である。描いた人物にとっては、それが芸術として、あるいは記録として他の人間に見られなくてもよいものであったはずだ。そして耳が痛くなるほどのシンと静まりかえった何も聞こえない暗黒の闇の中で、それはともしびを点けたときにのみ浮かび上がってくる、神秘のイメージであったに違いない。おそらく何らかの宗教的意味あるいは呪術的意味があったのだろう。

たとえば図05のように、狩りに行った仲間が、野牛に倒されている情景が描かれている。死ぬと魂は鳥のように肉体を離れて、中空にとんでいってしまい、二度と肉体には戻ってこない。しかしまた別に考えることもできる。この倒れている人物は野牛を狩りに行った夢をみているとも考えられるのだ。夢をみているときにも魂は鳥のように肉体を離れて、中空にとんでいく。しかし、夢が終わると肉体に戻って来ることができる。

洞窟の中の暗黒の中で弱い光をともしたときに浮かび上がるイマージュは、私には、夢のシミュレーションのようにも思われる。浮かび上がる像はそこへ行けば、めざめていても必ず見ることのできる夢まぼろしであり、そこでヒトや動物の霊魂と交流することができる。次の狩りでの収穫をも祈ったに違いない。

洞窟壁画は夢のシミュレーションか?

フロイト博士登場

さて20世紀に入ると夢の千両役者フロイト博士が登場する。彼は「無意識の願望が夢にあらわれる」と考えたのだ。私たちがフロイトを読むのは、「無意識ってなんだろう」と言うことを知りたいからである。無意識って？　筆者に言わせれば、「生きている限り無意識にいろいろなことをしている」と言うことなのだが……。たとえば、恋愛小説を読んでいて、活字を追っていても、目の動きは意識にはないし、脳のなかで活字が恋人に変わってしまっても、神経の働きまで意識に上るわけではない。だいたい、歩くときにだって、「右足を出して、左足を出して」なんて考えることもない。考えたら、うまく歩けなくなってひっくり返ってしまう。これは音楽家や俳優、役者が抱えるおおきな悩みのひとつだ。舞台の上に立つと「どうしよう」という意識がさきにたって「いつもの自分」ではなくなり、うまく歌えなかったり、演技がぎこちなくなって滞ってしまう。
だから稽古をできるだけして身体に憶えてもらえば、あとはなにも考えなくても身体がうまくやってくれる。名人ともなればたゆまぬ努力によってさらに技が熟達していくし、適切な言語表現で秘伝を教えられ、あるいは非言語的に悟ることがあれば技は飛躍的に進歩する。練習を積んで身体が記憶することを運動記憶と言う。この身体の記憶に眠りや夢が一役買っていることも分かってきた。運動記憶と眠りと夢は連動しているのである。

話を戻そう。フロイトの言いたいことは「無意識の欲望」のことだ。しかし、それがいったい、なぜ夢と関係があるのだろう。「無意識の欲望」は恥ずかしいことが多いので、ふだん心の奥底にしまわれている。が、夢をみているときには自由奔放に飛び出してくる。フロイトは弟子のユングに「昨晩の夢の話をしてくれませんか」と言われたときに嫌な顔をしたとのことだ。よほど他人には恥ずかしく言えないような夢だったのに違いない。忌まわしい夢は倫理的な問題に関わる夢くらいしかない。たとえば、人殺し、盗み、近親相姦などである。「金が欲しい、女が欲しい、男が欲しい」くらいの夢の内容ならば他人に言えないような夢ではない。そんな程度のものでもフロイトにとっては、彼の道徳心や倫理観が許さなかったのかもしれない。それにフロイトは夢に現れてきた物体を性器に例えるのが好きだった。だから、ほんのつまらない夢でも、そのルールに従えば、とてもいやらしい夢に変身してしまう。だからユングに返事ができなかったのかもしれない。自縄自縛……。

ただ、フロイトの貢献はべつの場所にある。それは、人間は神様ではない、動物的な欲望を持ったただのヒトに過ぎないことを教えてくれたこと。彼のおかげで性についておおっぴらに語れるようになったこと。それから、それまでの精神科学が物質的にすぎて無味乾燥だったものを、主観的ながら精神世界や内面の世界に踏み込んで、多少の湿り気を与えてくれたことだ。そして、現在といえども「フロイトののぞいた人間の心の奥底の気味の悪いどろどろとした暗黒の井戸の深み」をのぞきこむと、ただただ、それは恐ろしいばかりで、身の毛もよだち、まともな科学者ならば、「最新の科学技術を駆使した脳科学も何の役にも立たない」という無力感に襲われるはずである。脳科学はまだまだフロイトを超えてはいないことを謙虚に反省したほうが良いだろう。その不気味な深淵の一部を表現したのがシュルレアリスムである。

フロイトのおかげで第１次世界大戦のあと自己の内部を表現しようとする芸術や文学があらわれてきた。1924年に詩人A・ブルトンを中心にシュルレアリスムのグループがパリに結成されたが、それは合理性、功利性をもとめる近代化が戦争の惨禍をを招いたことに対する反抗であった。理性や論理の支配を脱し、表面的現実を対象とすべきではない、不可思議な力を隠している精神の深層を探求して無意識という心の奥深い源泉から創造を汲み出す必要があると考えたのである。無意識の自由な流れにのって、あるいは無意識の表出である「夢」の世界に絵画のモチーフを探し出し、詩をつくることだった。写実主義や印象派が目の前に見える外界の対象を描くのとは対照的に、シュルレアリスムは自分の心の深層にあるものをありのままに描こうとするものだ。

無意識の創造力とシュルレアリスム

この中で幻想的で「恋う」内容のある絵と言えば、ポール・デルヴォーの油彩にとどめをさすだろう。デルヴォーの作品にはいかにも夢の情景らしい情景が描かれていて、とくに「眠れるヴィーナス」では夜と死が不安を表現している。裸体の女性が多く描かれているが、あまり性的興奮を起こさせないものながら静かなエロティズムを感じさせるのは画家の心の中のモデルが母親であったからと言われている。

ミロの「これが私の夢の色だ」の夢は、広いトワルの右に位置する小さな青いシミに過ぎないが、青は夢にでてくる天空の青を連想させる。ミロは抽象的なかたちを通して、人間の欲望やエロティズムの表現を試みている。男根や女陰も抽象化、あるいは記号化されていて、決して醜悪ではない。タンギーの絵にしても男根は抽象化されている。精神分析流に言えば、検閲がかかっていて象徴化されているのかもしれない。

幻想の彼方へ

しかし、本当に人生はすべてエロティックなことだけで過ぎ去っていくのだろうか。それも一部の真理だ。現代の分子生物学は「遺伝子は自己複製を目的にしている」と主張している。生物はたしかに繁殖していかなければ絶滅してしまう。しかし、人間以外では、繁殖期以外には交尾はみられない。人間だけが「いつでも、どこでも」である。人間は性的能力が無くなっても、記憶から性のイマージュを作り上げ、そのエロティズムに浸ることができる。それは大脳新皮質が発達したからだ。小さな頭蓋におさまった大脳新皮質こそが際限のない白昼夢を作り出してくれる、小さくて、そして大きな宇宙空間なのである。しかし、そんなエロティズムもむき出しではかえって「色気」がないし、「粋」でもない。あくまでも深い霧の中でいろいろな想いを描くことこそ、幻想の与えてくれる優雅な芸術性なのである。

脳は見えないものを想像で補う。簡素な能の舞台、そして陰影の豊かな能面に生き身の本当の女性の表情を見ることが出来る。手に入れがたいものに憧れを感じ、かなわぬ恋に身を焦がすのは、すでに実像を見ずに自分の作り出した幻想に浸っているからだ。それを夢という。筒井筒の幼い頃に男と淡い恋を交わした女は業平の直衣をつけ冠をつけ、昔幼い二人が遊んだ頃を思い出しながら井戸をのぞきこみ、水に映った姿にいとしい人を見る。

> 見れば　なつかしや　われながら　なつかしや　亡夫魄霊の姿は　凋める花の　色のうて　匂い残りて　在原の寺の鐘もほのぼのと　明くれば　古寺の　松風や　芭蕉葉の夢も破れて覚めにけり　夢は破れ明けにけり
>
> ――『井筒』(→359頁参照)

小さな脳で宇宙を感ずる華厳の世界の幻想

そしてちいさな茶室に居ながら、三千世界の季節の移り変わりを感じ、永遠を感じながら、戻ってこない一期一会の刹那を感得する。小さな脳で宇宙を感ずる。大の中に小、小の中に大。それは小さな珠玉が互いにそして無限に映りあう華厳の世界の幻想かもしれない。夜も更けて脳の奥深くに淡い光がともり、神経細胞が照らされて、それらのシナプスが互いに無限につながりあい、こだましあう世界。その世界は華厳の世界に似てはいないだろうか。

参考文献

★01——井上昌次郎『睡眠の不思議』講談社現代新書 1988.

★02——鳥居鎮夫『夢を見る脳』中公新書 1987.

★03——北浜邦夫『ヒトはなぜ、夢をみるのか』文春新書 2000.

★04——北浜邦夫ほか『夢　うつつ　まぼろし』インターメディカル 2005.

★05——山本健一『意識と脳』サイエンス社 2000.

★06——白川修一郎編『睡眠とメンタルヘルス』ゆまに書房 2006.

★07——高田公理編『睡眠文化を学ぶ人のために』世界思想社 2008.

★08——繁桝算男・丹野義彦編『はじめての心理学』医学出版 2008.

★09——河東仁『日本の夢信仰』玉川大学出版部 2003.

★10——鎌田茂雄『華厳の思想』講談学術文庫1988.

★11——ミッシェル・ジュヴェ『夢の城』北浜邦夫訳、紀伊國屋書店 1997.

★12——ミッシェル・ジュヴェ『睡眠と夢』北浜邦夫訳、紀伊國屋書店 1997.

★13——ジグムント・フロイト『夢判断』高橋義孝訳、人文書院 1968.

★14——ペレツ・ラヴィー『20章でさぐる睡眠の不思議』大平裕司訳、朝日選書 1998.

★15——マシュー・ゲール『ダダとシュルレアリスム』巌谷國士・塚原史訳、岩波書店 2000.

★16——Royal Academy of Arts, London, *Victorian Fairy Painting*. Merrell Holberton Publishers,London,1997.

intermezzo——#02

目や手の動きで変わる時間の流れ …………北澤 茂

瞬時もじっとしていない目

時間は過去から未来に流れて戻ることがない。これが私たちが時間について持つ一般的な印象ではないだろうか。物理学的な時間の流れは、確かにそうだろう。しかし、脳の中の主観的な時間の流れは物理学的な時間の流れと必ずしも一致していないようである。

例えば床屋で、秒針のついた大きな時計にふと目を遣ったとき、一瞬時計が止まっているように感じたことはないだろうか。その直後に、秒針は動き出し、壊れているわけではないとわかる。こんな経験である。この現象を理解するヒントは目の動きにあるらしい。2001年にロンドン大学のRothwellらのグループは*Nature*誌に次のような実験を報告している(Yarrow et al., 2001)。

コンピュータのスクリーンの左側に十字が、右側に数字の「0」が書いてある。実験の参加者は左側の十字を見ていて、自分の好きなときに右側の0に目を移す。その瞬間に「0」は「1」に変わり、その後、デジタル時計の秒の位のように、「2」「3」「4」とカウントアップしていくのをじっと見ている。このとき「2」「3」「4」は正確に1秒ずつ画面に出るのだけれども、「1」を見せる時間は1秒よりも短いときもあれば、長いときもある。参加者は「1」を見ていた時間が「2」「3」「4」に比べて長かったかどうかを答える。その結果、目を動かすのにかかった時間が0.15秒の場合は、「1」を1秒見せると「2」「3」「4」より0.2秒長く感じてしまうということがわかった。どうやら目が動き終わったときに見た「1」は、目が動き始める直前から「1」だった、と脳が解釈して目を動かしていた分の時間を加算してしまうらしいのだ。

床屋の秒針が止まって見える理由

床屋の時計をちらちらと見るうちに、秒針が1秒を刻んだ直後に秒針を見る、ということもあるだろう。そうすると、いつもの1秒よりも長く、主観的には1.2秒くらいたってから秒針が動き出すことになるはずだ。この0.2秒の間、時計が止まっているように感じることになる。目の動きに伴って、一瞬、時間が止まる。これが床屋の秒針が止まって見える理由のようだ。

私たちの目は、1秒間に3回もすばやく動いている。このすばやい動きをサッカードという。人間の視野は大変広く、片目だけで160度もある。こんなに広く見えるなら、それほど目を動かす必要はないように思われる。しかし、視力1.0の人でも、視野の中心から10度離れると視力は0.1程度に落ちてしまう。鮮明に見える範囲は、われわれの主観的な印象よりもずいぶん狭いのだ。目を動かさずに読める本の範囲はとても狭いし、目を動かさずにテレビを見ると、誰が何をしているかよくわからない。たとえ良い視力を持っていたとしても、目を動かさなければ宝の持ち腐れとなってしまう。ボケのない、鮮明な情報を取り入れるには、始終目を動かすより他に仕方ないのである。

ぶれない世界を生みだすトリック

しかし、本当に毎秒3回も動いているのだろうか。動いていることなどまったくわからないではないか。ビデオカメラの撮影で、1秒に3回もカメラを振り回していたら、撮れた映像はぶれてばかりで見るに堪えないはずである。なぜ、われわれは目を動かしても像がぶれないのだろうか。それは、ぶれた映像が脳に届かないように、サッカード中の情報を遮断しているからだ、と説明されている。これをサッカード抑制とよぶ。最近の研究で、情報の遮断は網膜から後頭葉の1次視覚野にいたる経路の途中で起きていることが明らかになっている(Thilo et al., 2004)。

なるほど、と思われるかもしれないが、新たな疑問も浮かんでくる。情報が遮断されていることに気がつかないのはなぜだろうか。1秒間に3回もテレビの画面が黒くなったら、誰でも故障と思うだろう。故障と感じさせないために、脳は情報を遮断している間の映像を、適当に作ってはさんでいるらしいのだ。脳は自分がいつどれだけサッカードするかを、サッカードする前に知ることができる。この事前情報を活かして、いよいよサッカードを始めるという0.05秒前に、サッカードが終わった後の網膜像で生じるのとだいたい同じ活動を準備することが知られている(Sommer and Wurtz, 2006)。もちろん、目を向ける予定の場所の情報はぼんやりとしか得られていないわけだが、ぼんやりとながらもサッカード後の見え方の予想図を脳の中に準備して、網膜からの信号を遮断する。そして、サッカード直後に網膜からの信号を再開通させる。得られた詳細な情報が予想図とほぼ同じだったら、その詳細な情報がサッカード直前から続いていたことにする。こんなことを脳はやっているようなのだ。サッカードの間のぶれた網膜像は止めて、仮の予想図で埋めておいて、サッカード後の詳細画像でサッカード直前に遡って情報を確定する、ということになる。いやはやご苦労なことである。

サッカードに関しては、時間が止まるだけでなく、逆転するという現象も2005年に報告されている(Morrone et al., 2005)。イタリアのMorroneらは、いろいろな時間差で、画面の上と下に一瞬だけ刺激を出してどちらが先でどちらが後かを答えさせる実験を行った。時間差が0.05秒程度あれば、サッカードの後に刺激を出すと正解できる。しかし、同じ刺激をサッカード直前の0.1秒以内に出すと、判断が逆転することを発見したのだ。われわれもさっそく追試してみたところ、基本的に同様の結果を得た。さらに、視覚刺激ではなく、右手と左手の触覚刺激の順序判断についても調べてみたところ、触覚刺激の順序判断にも影響が及んでいた(Kitazawa et al., 2007)。サッカードによる時間の流れの逆転は、視覚だけでなく、触覚にも及んでいるらしい。

サッカードの期間中には網膜像がぶれるので、特に「動き」に関する情報が選択的に抑制されていることが知られている。実は大脳皮質でも動きの情報が「中和」されているらしい(Thiele et al., 2002)。大脳皮質の中の「動き」を検出する領域のニューロンには、上向きの動きに反応するニューロンや、右向きに反応するニューロンなどがある。それぞれのニューロンが好む方向を適方向という。その適方向が、サッカード中に全体の3-4割のニューロンで逆転するという報告がある。適方向が変わらないニューロンが同程度あるので、サッカード中には動きの情報が中和される、と考えることもできる。サッカード直前の適方向に関するデータは残念ながらない。だから、これは推測になるが、サッカード直前に適方向を反転させるプロセスに勇み足があって、その期間中は動きに対する応答が全体として逆転してしまう可能性も考えられる。この期間に「上、下」という刺激が入ると、「下から上」の動きがあるように錯覚して、刺激の順序を「下、上」と答えてしまうのかもしれない。

もうひとつ、時間が逆転する現象を紹介しよう。これは2001年にわれわれとイギリスのSpenceらのグループがほぼ同時に発見した現象である(Yamamoto and Kitazawa, 2001; Shore et al., 2002)。右手と左手を短い時間差で触って、時間の順序を判断する。通常は0.1秒の時間差があればほぼ100パーセント正解する。ところが、腕を交差するだけで、0.2秒の時間差があっても時間順序が正しく判定できず、著しい場合には完全に判断が逆転する、という現象である[**▶図01**]。最近、先天的に視覚障害がある方では腕交差の影響がまったくないことが報告された(Roder et al., 2004)。また、視覚が正常でも、生まれてから一度も目で見たことがない背中の後ろで手を交差すると、交差の影響がないか極めて小さいということも明らかになった(Kobor et al., 2006)。これらの結果は、腕交差による時間の逆転は、手の皮膚からの刺激を視覚空間の中に位置づける過程が原因で生じることを示すだろう。右手と左手の皮膚の刺激を目を閉じて順序付けるには、視覚空間はまったく必要としないはずである。ところが、われわれの脳は、皮膚の刺激すら、いちいち視覚空間の中に位置づけなくては気がすまないようである。
目を動かすたび、また手を動かすたび、安定した「空間世界」に網膜や皮膚からの信号を統合するプロセスが自動的に起動する。そのたびに物理時間の流れは犠牲になって、止まったり、逆流したり、揺れ動く。しかし、われわれが日常それに気づくことはなく、主観的な時間は過去から未来へと平穏に流れていく。われわれは脳が作り出した虚構の時間の中で暮らしている、と言えるかもしれない。

▶**図01**——腕交差に伴う皮膚刺激の順序判断の逆転
右手と左手に加えた刺激の時間順序を判断するさい、腕を交差しない条件では刺激時間差が100msあればほぼ100パーセント正解できる(白丸と点線)。しかし腕を交差すると200ms程度の時間差をピークとする判断の逆転が生じた(黒四角と実線)。N字型の反応曲線に注目。Macmillan Publishers Ltd.の許諾を得て引用:*Nature Neuroscience*(Yamamoto and Kitazawa, 2001), copyright (2001)。

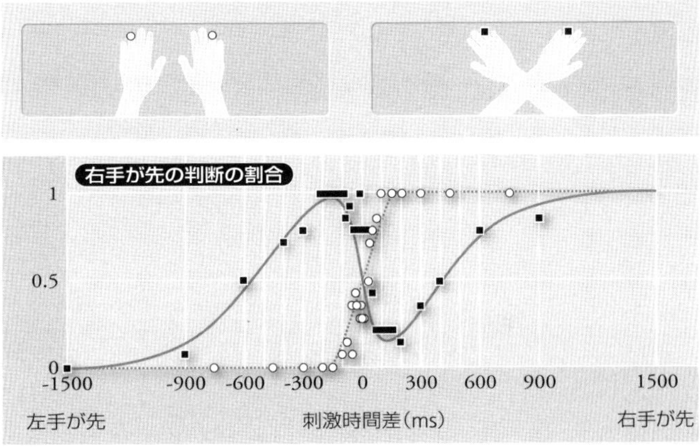

参考文献
★01——Kitazawa, S., Moizumi, S., Okuzumi, A., Saito, F., Shibuya, S., Takahashi, T., Wada, M., Yamamoto, S. (2007). Reversal of subjective temporal order due to sensory and motor integrations. In: *Attention and Performance* (Haggard P, Kawato M, Rossetti Y, eds), pp 73-97. New York: Academic Press.
★02——Kobor, I., Furedi, L., Kovacs, G., Spence, C., Vidnyanszky, Z. (2006). Back-to-front: improved tactile discrimination performance in the space you cannot see. *Neurosci. Lett.*, 400:163-167.

★03——Morrone, M. C., Ross, J., Burr, D. (2005). Saccadic eye movements cause compression of time as well as space. *Nat. Neurosci.,* 8: 950-954.
★04——Roder, B., Rosler, F., Spence, C. (2004). Early vision impairs tactile perception in the blind. *Curr. Biol.,* 14: 121-124.
★05——Shore, D. I., Spry, E., Spence, C. (2002). Confusing the mind by crossing the hands. *Brain Res. Cogn. Brain Res.,* 14: 153-163.
★06——Sommer, M. A., Wurtz, R. H. (2006). Influence of the thalamus on spatial visual processing in frontal cortex. *Nature,* 444: 374-377.
★07——Thiele, A., Henning, P., Kubischik, M., Hoffmann, K. P. (2002). Neural mechanisms of saccadic suppression. *Science,* 295: 2460-2462.
★08——Thilo, K. V., Santoro, L., Walsh, V., Blakemore, C. (2004). The site of saccadic suppression. *Nat. Neurosci.,* 7: 13-14.
★09——Yamamoto, S., Kitazawa, S. (2001). Reversal of subjective temporal order due to arm crossing. *Nat. Neurosci.,* 4:7 59-765.
★10——Yarrow, K., Haggard, P., Heal, R., Brown, P., Rothwell, J. C. (2001). Illusory perceptions of space and time preserve cross-saccadic perceptual continuity. *Nature,* 414: 302-305.

【第2部】

癒す

やわらかい脳と芸術的創造力

しかれば、この萎れたると申す事、

花よりもなほ上の事にも申しつべし。

◉――世阿弥『風姿花伝』

【癒す】———

1

脳損傷と芸術——
特に造形芸術について

河内十郎

◉

脳損傷後も創作活動を
続けて作品が高く
評価された画家は、
アルツハイマー病など
非局在性損傷の場合も
含めて他にも多数
報告されている。

脳の損傷は、人間の高次機能にさまざまな障害をもたらす。そうした障害としては、自由に使いこなしていた言語が使えなくなる失語症、対象が見えているのに何だか分からなくなる失認症、手足に麻痺や失調がないのに意図的な行為がうまくできなくなる失行症などが知られている。こうした障害が生じたとき、画家や彫刻家の創作活動はどのような影響を受けるのだろうか？　実際に脳に損傷が生じた芸術家における創作活動の変化について、いくつかの事例が報告されているが、この章では、そうした事例の分析を通じて、脳損傷と芸術的創作活動との関係を見ていくことにしたい。

失語症が芸術的創作活動に及ぼす影響

この問題を最初に検討したのは、1948年に報告されたアラジュアニーヌの研究[★01]である。この論文には、いずれも失語症となった作家、音楽家、画家がそれぞれ1例ずつ記載されている。そのなかのひとり、左半球後部の損傷により喚語困難を主症状とする右麻痺を伴わない失語になった画家の創作活動は、急性期の失語が最も重い時期でも従来どおりの高い水準を維持しており、発症後の作品は、病前よりも強く鋭い表現力を示していると美術評論家によって高く評価されている。また患者自身がほとんど話せない自分と衰えを知らない創作力を示す自分との対比に驚嘆していたとも書かれている。しかしこの論文では芸術家は匿名のままで、作品も提示されていない。

この症例で明らかにされた言語能力と芸術作品を創作する能力との乖離は、1969年に報告されたサイモフらの研究[★02]でも確認されている。ZBと言う略称で知られているこのブルガリアの画家は、1951年48歳のときに、左半球の脳血管障害のために、右片麻痺と発話も理解も障害された全失語となったが、左手で描くことを学習した1956年あたりから創作活動を再開し、多数の作品を創作している。しかし絵のスタイルは、病前の写実的な性格[▶図01]から幻想的なものへと変化しており、使用する色も茶系が多く、濃淡の使用による遠近法が減少して奥行き感が乏しい絵となっている[★03][▶図02]。

全失語となった画家の新生

それでもZBの作品は、評論家たちからは「新しい画家の誕生」とまで高く評価され、ブルガリアの美術館に多数展示されている。発話も理解も重度に障害され、読み書きもできなかったにもかかわらず、描くことによる表現は可能だったのである。

カツマレク[★04]が記載しているポーランドの症例RLは、画家であると同時に大学の芸術学部の準教授の地位にあったが、51歳の時に左前頭葉に脳血管障害が生じ、運動性失語と前頭葉症状を示すようになった。失語は単語や単純な句の復唱ができるレベルで、理解は比較的保たれていた。RLは病前はシンボリックな絵を好んで描き、何回も賞を受けている。図03は、1987年にナチの収容所があったマジュダネクで反戦をテーマに開かれた展覧会に出品されてRL

▶**図01**——症例ZBの発症前（1948年）の作品［★03より引用］

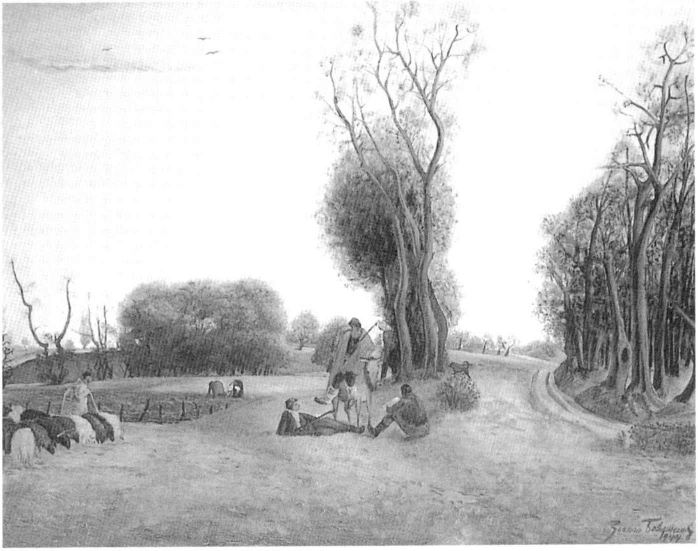

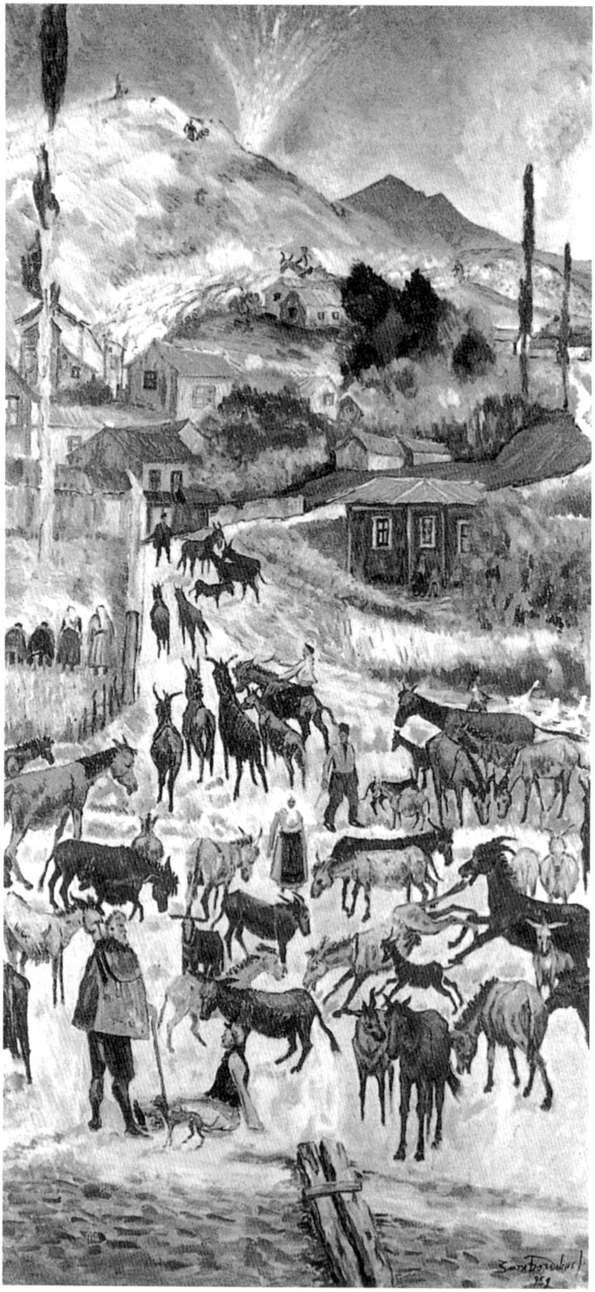

▶**図02**——症例ZBの発症後8年(1959年)の作品[★03より引用]
発話も理解も重度に障害されたが、幻想的な作品は「新しい画家の誕生」と評価された。

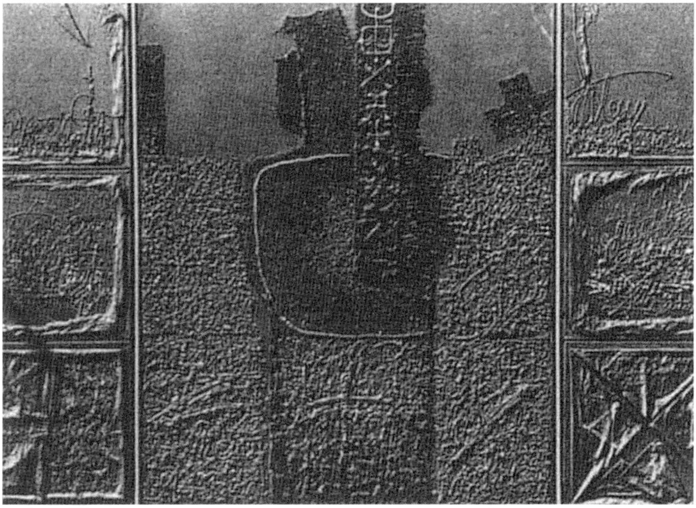

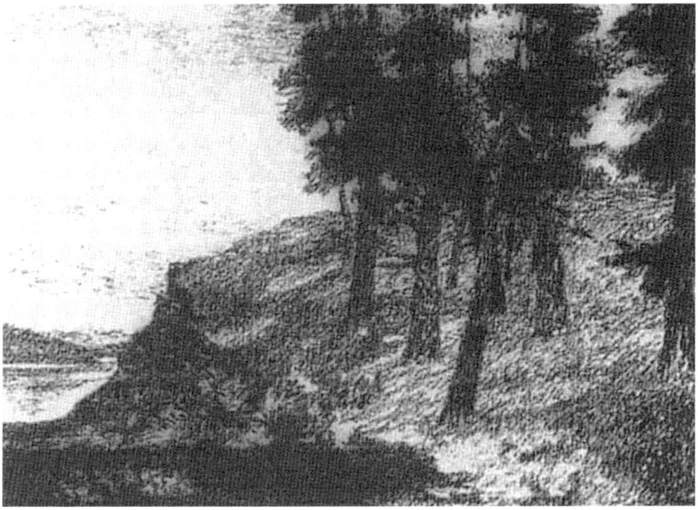

▶**図03**［上］——症例RLの発症前の作品［★04より引用］
マジュダネクのナチ収容所で死亡した人物の名前が書き込まれたシンボリックな作品。
▶**図04**［下］——症例RLの発症後の作品［★04より引用］
描く技術には変化はみられないが、シンボリックな絵を描けなくなった。

が最初に賞を受けた作品で、明暗の配合によって奥行き感を出した白黒の油絵の中に、収容所で死亡した人物の名前がぎっしりと書き込まれている。発症後はこうしたシンボリックなテーマの絵を描くことができなくなり、図04のような風景画を描いたが、描く技術自体には変化は見られていない。その後RLはシンボリックな思考を促進する治療を受け、再びシンボリックな絵を描くようになっているが、これは、描く技術自体が維持されていても、脳内で描く内容を形成する過程に変化が起きれば、絵のスタイルが変化することを示している。

視覚イメージの喪失の影響

描く技術が保たれていても、脳内に描くべきものが形成されない最も典型的な例は、視覚イメージを持つことができない症例の場合である。ボテッツら[★05]が記載している症例は、先天的な視覚イメージの欠如というきわめて珍しい事例で、文字も言語化して覚えたと述べられている。相貌失認がある以外は視覚認知には問題はなく、自動車を運転して街を走ることもできた。図05はこの症例がブタとウサギを描いたもので、右はモデルの写生、左はモデルなしの場合である。モデルなしの場合は、視覚イメージがわかないので、ブタは小太りの四つ足の動物、ウサギは耳の長い動物という言語的知識に基づいて描いたと書かれている。ブタとウサギの写生や趣味にしていた木炭画(写生)[▶**図06**]から、この症例はかなりのレベルの描く技術を持っていることが明らかだが、そうした技術をしても、脳内に描くべきものが何も生じていなければ、描く内容は拙劣なものにならざるをえないのである。なお、ブタもウサギも、顔が人間の顔に描かれている点は興味深い。

ワップナーら[★06]が記載している症例JRは劇場で舞台の配置図[▶**図07**]やポスタ-を描いていた左利きのアマチュアの画家で、73歳のときに

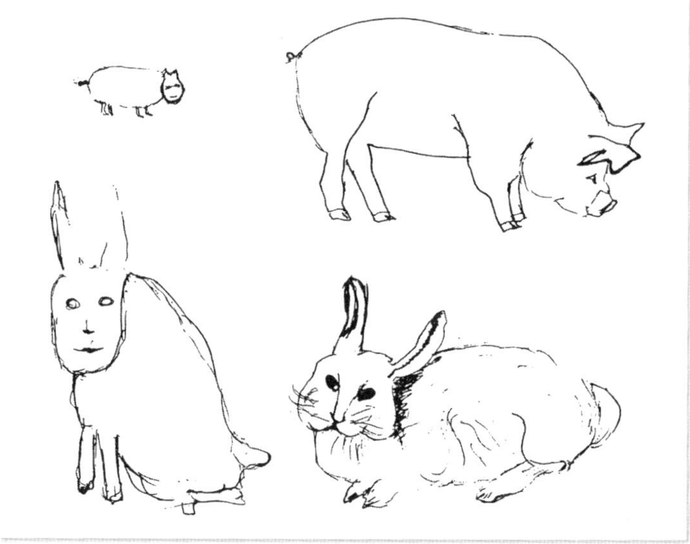

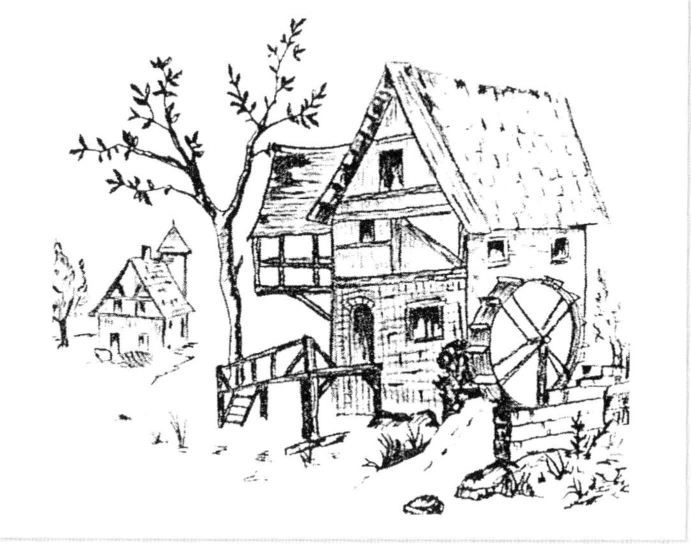

▶**図05**［上］——ボテッツら（1985）の症例の描画と写生［★05より引用］
先天的に視覚イメージが欠如しており、モデルなしでは貧弱な描画だが（左）、写生のレベルは高い（右）。

▶**図06**［下］——ボテッツら（1985）の症例の写生［★05より引用］

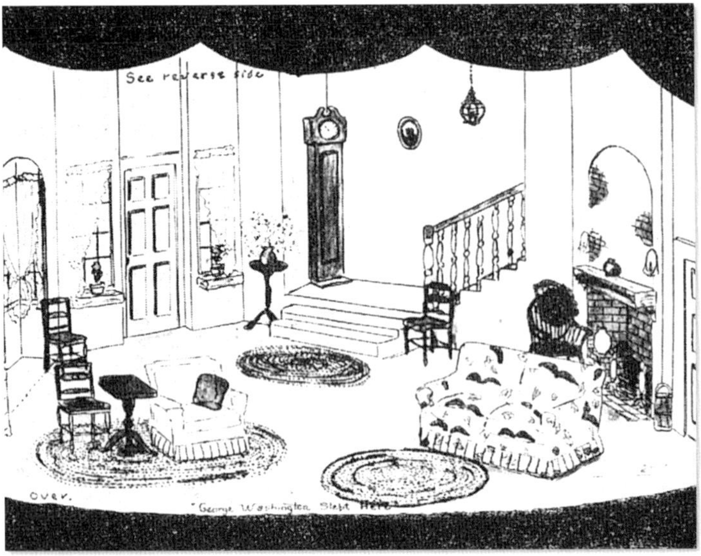

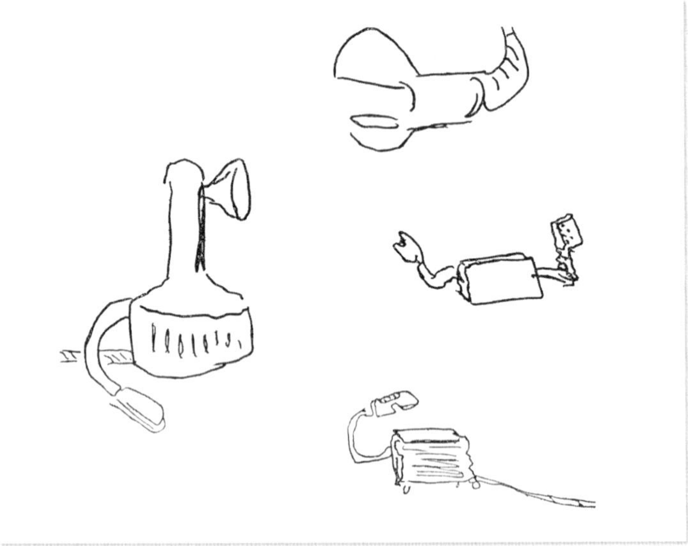

▶**図07**［上］——症例JRが発症前に描いた舞台の配置図［★06より引用］
▶**図08**［下］——症例JRが発症後別の日にモデルなしで描いた電話器［★06より引用］
両側性後頭葉内側部の脳血管障害で視覚イメージを失い、「まず台が必要で、それに話す部分と聞く部分も必要……」と言語で機能を列挙しながら描いている。

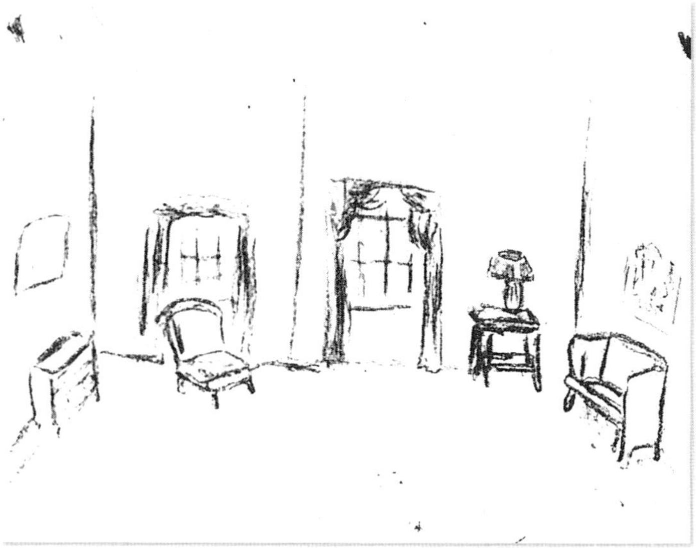

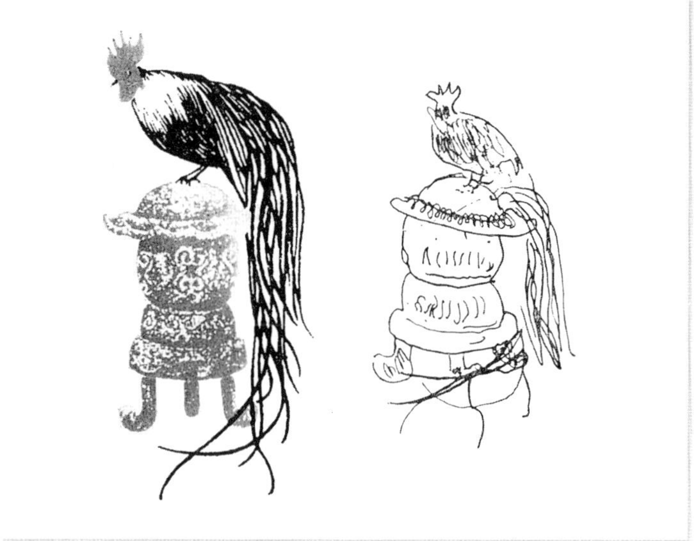

▶**図09**［上］——症例JRが発症後にモデルなしで描いた部屋［★06より引用］
奥行き感を表現する技術は保たれている。
▶**図10**［下］——症例JRの絵の模写［★06より引用］
対象が何か分からずに模写しているので、オナガドリの尾が途切れてしまっている。

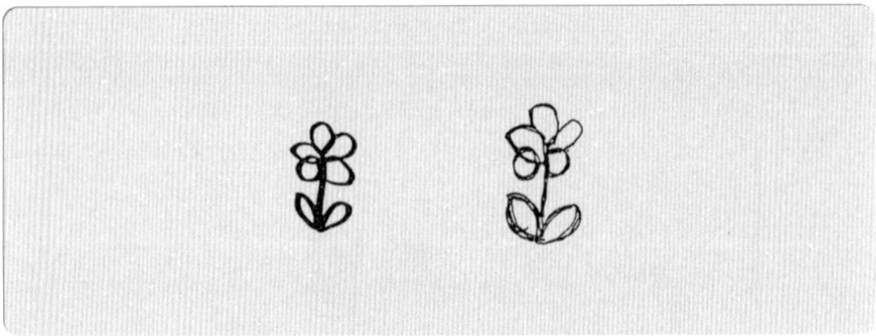

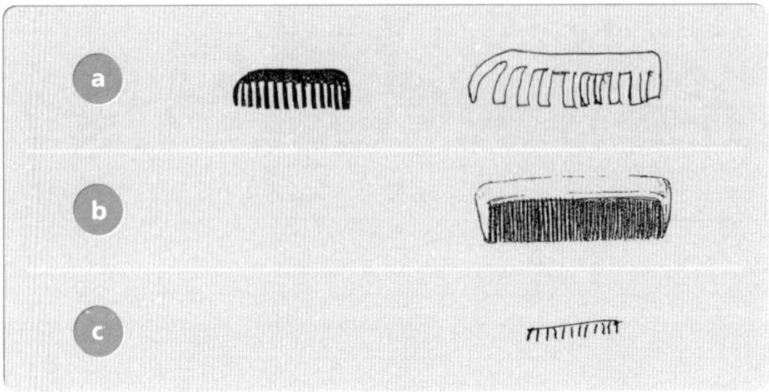

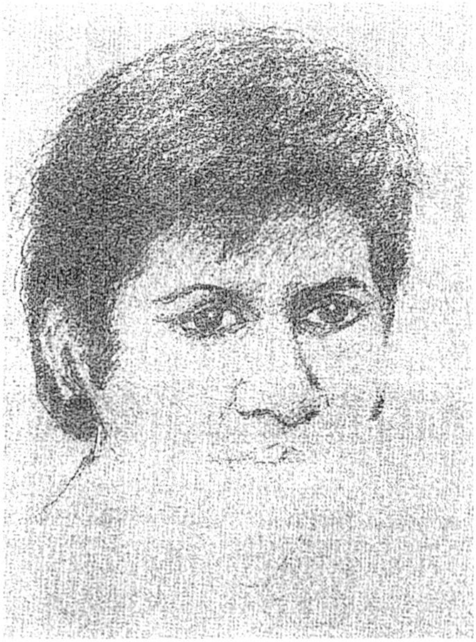

▶**図11**［上］——症例MHの花の模写［★07より引用］
視覚性失認のため、花びらのひとつが離れてしまっている。

▶**図12**［中］——症例MHによる3条件での櫛の描画［★07より引用］
a:線画（左）の模写、b:実物の模写、c:モデルなしの描画

▶**図13**［左］——症例MH発症後に何日もかけて描いた病院のスタッフの肖像画［★07より引用］
商業画家として肖像画を多数描いた病前の技量が保たれている。

左半球優位の両側性後頭葉内側部の脳血管障害の結果、視覚イメージの喪失が起きている。図08は、それぞれ別の日にモデルなしで電話器を描いたもので、JRは視覚イメージがもてないために、「まず台が必要で、それに話す部分と聞く部分も必要……」と、言語的な知識に基づいて機能を列挙しながら描いている。描かれた電話器は拙劣だが、発症後も奥行き感のある絵を描く技術がかなり保たれていることは図09から明らかである。なおJRは日常物品を認知できない視覚性失認を呈しており、図10の絵の模写は、何を描いているのかが分からないままに機械的に写していることを示している。この点は、やはり視覚性失認を呈しているフランクリンら[★07]が記載している症例MHの花の模写［▶図11］でも明らかで、花びらのひとつが分離しているのは、描く対象を花とは認知していないためと考えられる。図12は、MHが線画の模写(a)、実物の模写(b)、モデルなしの描画(c)の3条件で櫛を描いたもので、条件によって描く技術自体にかなりの差があることは明らかで、視覚入力が複雑なほど技術が優れているとみることができる。図13は、未完のままだがMHが発症後に描いた病院のスタッフのひとりの肖像画で、かなり高度な技術を見てとることができるが、これはMHが病前は商業画家として肖像画を多数描いた経験があったためと考えられる。

身体化された高度な技術は病後も保たれる

▶**図14**——左半側空間無視を呈した画家が描いたスケッチ［★08より改変して引用］
左：発症前、右：発症後。

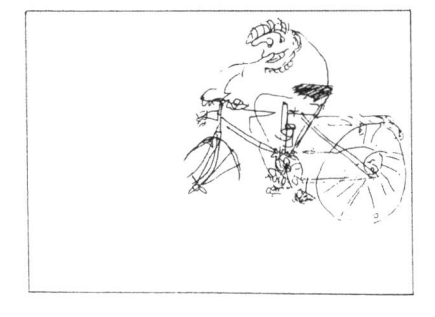

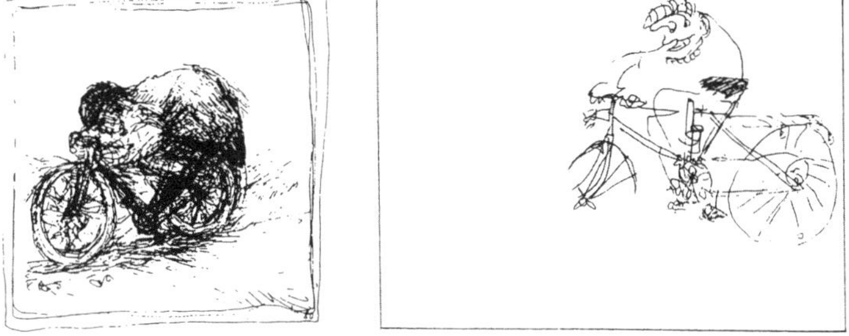

半側空間無視と
創作活動

右半球後部の損傷によって半側空間無視と呼ばれる症状が起こることが多いが、その場合は、作品の構成に直接影響が現れてくる。半側空間無視は、行動に当たって外空間の左側を無視する症状で、水平な線分を2等分する課題では、中点を右寄りに記入する。そうした無視患者が描いた絵は、カンバスの右側に集中し、描かれる対象も左側が脱落している[★08][▶図14]。しかし無視の症状は複雑で、同じ時期でも作品に無視が現れたり現れたり現れなかったりすることもある[▶図15]。また、構図がカンバス全体に描かれていても、右に描かれている部分に無視が生じていることもある。図16[★09]では、顔と胴体の大半が脱落しているが、左側の耳と腕は描かれている。この腕よりも右にあるべき椅子の背も落ちており、さらに構図の右端近くに描かれている靴の踵の部分も描かれていない。こうした状況は、無視には空間の左側の無視と注意を向けた個々の対象の左側の無視とがあることに由来している。図16を描いたのは、75歳の時に右半球の脳血管障害によって左半側無視が生じたイギリスの画家で彫刻家でもあるグリーンシールドで、彼は発症8年前に事故のために右手が使えなくなり、左手で制作せざるをえなくなったが、それでもすばらしい作品を制作している[▶図17]。興味深いのは、彼が発症後に作成した頭部の彫刻作品[▶図18]で、彫刻は回転する台の上で作成され、制作者も絶えず動いてさまざまな角度から作品を見ているにもかかわらず、2次元のカンバス上に描く場合と同じように、正面から見た頭部と顔の左側が欠落している。

左半側無視では、輪郭と輪郭に塗られている色との間に乖離が生じることもある。図19は、右頭頂葉後部の脳出血のために軽度の半側空間無視を呈した71歳の職業画家が描いたもので、花瓶に生けられた花の輪郭は左側も描かれているが、色は右だけで左側には塗られていない[★10]。これは、空間のレイアウトと色のレイアウトとが、

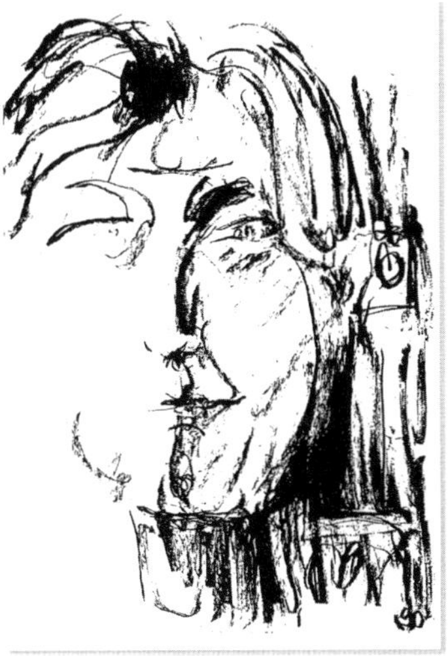

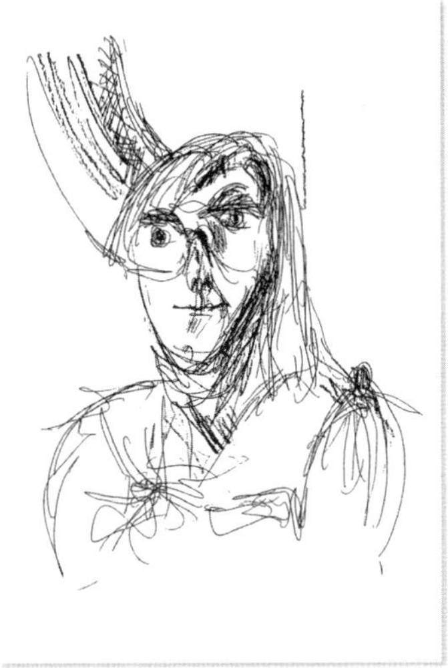

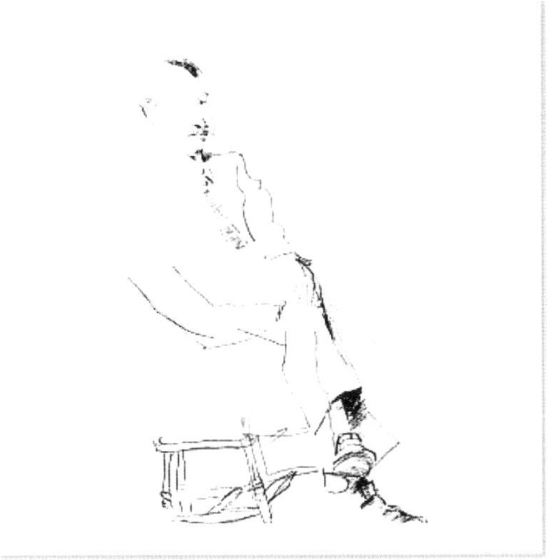

▶**図15**［上］──左半側空間無視を呈した画家が数日の間隔で描いた肖像画［★08より引用］
無視の症状は、日によって現れたり現れなかったりする。
▶**図16**［下］──グリーンシールドが描いた「椅子に座る人物」［★09より引用］
75歳で右半球の脳血管障害により左半側無視を発症。

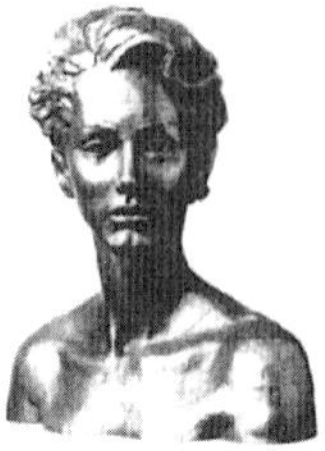

▶**図17**——グリーンシールドが発症前に左手で制作した彫像[★09より引用]

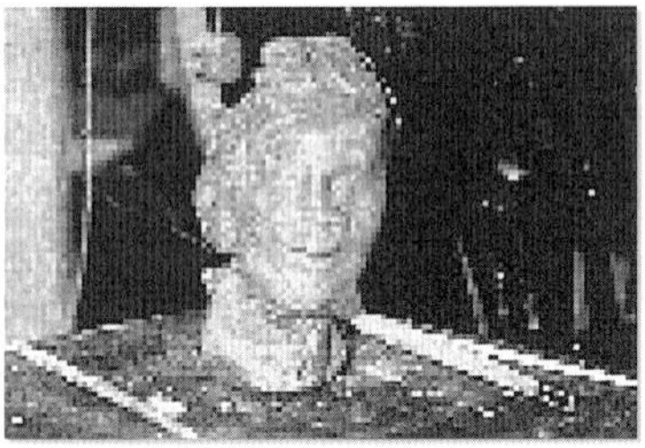

▶**図18**——グリーンシールドが発症後に左手で作成した彫像[★09より引用]
回転する台の上で、さまざまな位置から見ながら作成されたにもかかわらず、左側が欠落している。

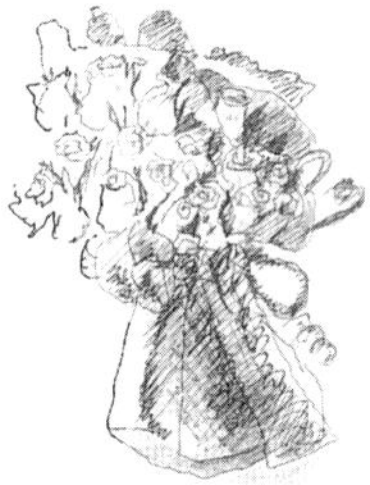

▶**図19**——左半側空間無視を呈した職業画家が描いた花の絵[★10より引用]
花の輪郭は左側も描かれているが、色は右側だけで、左側は塗られていない。

互いに異なる注意機構によって営まれていることを意味している。

脳血管障害発症後もフェリーニはフェリーニ

1954年の「道」、60年の「甘い生活」やオスカー賞を含む数々の賞を受賞した「サテリコン」などでよく知られているイタリアの映画監督フェデリコ・フェリーニは、漫画家としてもまた画家としても優れていた。1993年73歳の時に右側頭-頭頂接合部に脳血管障害を起

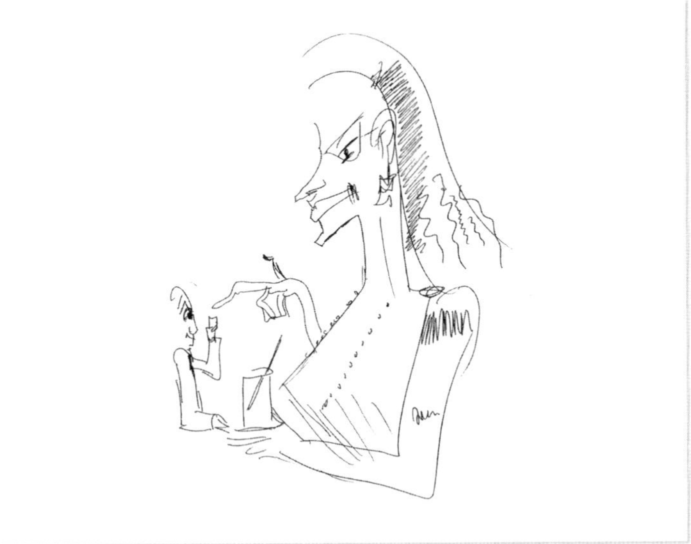

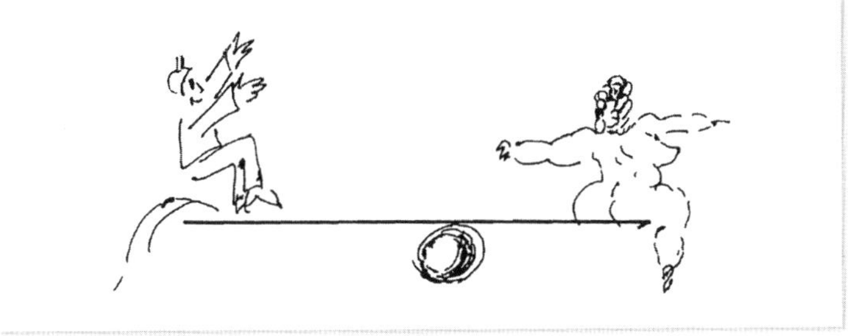

▶**図20**［上］——フェリーニが病院で描いた漫画［★11より引用］
脳血管障害で左半側空間無視と左半身に運動障害と感覚障害が生じたが、ユーモア精神は変わらない。
▶**図21**［下］——フェリーニが線分2等分課題で描いた漫画［★11より改変して引用］

こし、左半側空間無視と身体左半分に運動障害と感覚障害が生じたが、その後も病院での検査時などに盛んに漫画様の絵を描いている[★11]。図20は発症25日後に描かれたもので、病院でのさまざまな検査や訓練で検査者などに従わざるをえない気持がユーモラスに描かれている。ここでもフェリーニ自身にあたる左端の男性の左側が脱落しているだけではなく、絵の中央の検査者の額が欠けており、左半側無視の複雑さがよく現れている。図21は、線分2等分課題を課せられたときに描いた絵で、線分の左端に人物が描かれていることから線分全体が知覚されていることが明らかであるにもかかわらず、中点の位置は右に寄っている。この絵は、中点が右に寄ったことを合理化しているようにもみることができる。

以上述べてきたように、脳の損傷が画家や彫刻家の創作活動に与える影響はさまざまで、JRやグリーンシールドなどのように、作品が拙劣になる例もあるが、発症後も描く技能自体は保たれている例が多い。脳損傷後も創作活動を続けて作品が高く評価された画家は、アルツハイマー病など非局在性損傷の場合も含めて他にも多数報告されている。これは、画家が病前に使用していた描く技能が、皮質下も含む脳内の広範な領域に及ぶネットワークの中に強く表現されているためとみることができる。この点は、視覚入力が単純な場合は作品が拙劣で複雑な描画では高い技能を示していたMHの事例が明確に示している。病前に繰り返し使用していた技能は脳損傷に対して強い耐性を持つことを意味しているからである。

参考文献

★01——Alajouanine, T.H. Aphasia and artistic realization. *Brain,* 1948, 71, 229-241.

★02——Zaimov, K., Kitov, D., Kolev, N. Aphasie chez un peintre: essai d'analyse de certains elements de loeuvre du peintre bulgare Z.B., avant le cas Vierge. *Encephale,* 1969, 58, 377-417.

★03——Mazzucchi, A., Pesci,G. & Trento, D. *Cervello e Pittura. Effetti delle lesioni cerebrali sul linguaggio pittorico.* Roma, Fratelli Palombi Editori. 1994.

★04——Kaczmarek, B.L.J. Ahasia in an artist: a disorder of symbolic processing. *Aphasiology,* 1991, 5, 361-371.

★05——Botez, M.L., Oliviewr, M., Vezina, J.-L., Botez, T. & Kaufman, B. Defective revisualization: dissociation between cognitive and imagistic thought. Case report and short review of the literature. *Cortex,* 1985, 21, 375-389.

★06——Wapner, W., Judd, T. & Gradner, H. Visual agnosia in an artist. *Cortex,* 1978, 14, 343-364.

★07——Fenklin, S., Sommers, P.V. & Haward, D. drawing without meaning? Dissociation in the graphic performmance of an agnosic artist. In R.Campell (Ed.), *Mental lives: Case studies in cognition.* Oxford, Blacksell, pp 179-198.

★08——Schnider, A., Regard, M., Benson, F., & Landis, T. Effects of right-hemisphere stroke on an artist's performance. *Neuropsychiatry, Neuropsychology, and Behavioral Neurology.* 1993, 4, 249-255.

★09——Halligan, P.W. & Marshall, J.C. The art of visual neglect. *The Lancet,* 1997, 350, 139-140.
★10——Blanke, O., Ortigue, S. & Lanbdis, T. Colour neglect in an artist. *The Lancet,* 361, 264.
★11——Cantagallo, A. & Della Sala, S. Preserved insight in an artist with extrapersonal spatial neglect. *Cortex,* 1998, 34, 163-189.
★12——Zaidel, D.W. *Neuropsychology of art: Neurological, Cognitive and Evolutionary Perspectives.* Hove, UK: Psychology Press.2005.

幼児に芽生える芸術の心

斎藤公子＋小泉英明

子どもたちが無心に描く絵には、そのときの心のさまざまな情報が塗り込められています。保育者から見ると、子どもたちの絵は、心のカルテのようなものと考えられるのです。形や色づかい、線の力強さや細やかさ、そして何を描きたいかに、その子の心が写しだされます。
斎藤保育(さくら・さくらんぼ保育)では、子どもたちの絵を大切にしています。小さな子どもでも、クレヨンを握れるようになると絵をかきます。腕をワイパーのように使って、一杯に描きますから、最初から四つ切りのザラ紙がたくさん必要です。たとえば、斎藤保育を実践している長崎の保育園では(小泉、2005年見学)、子どもたちの描いた絵を持ちよって研修会を開いています。子どもが発達する過程を、その絵で見直してみるのです。それには広い部屋が必要です。床いっぱいに子どもたちの絵を並べるからです。

▶**図01** ——トンネル掘りをする前の女の子の絵[下]と卒園前の絵[上]

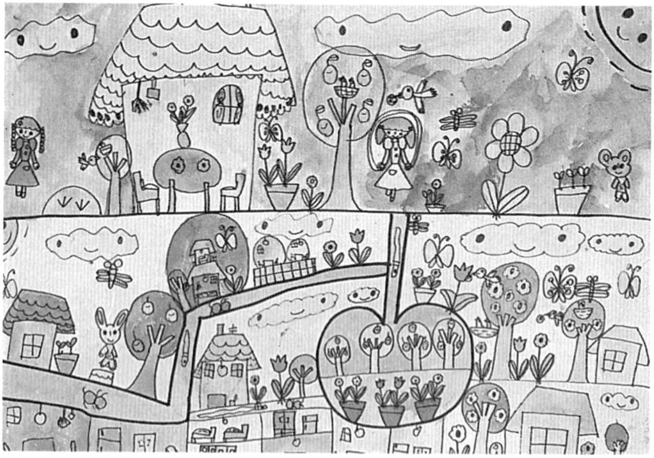

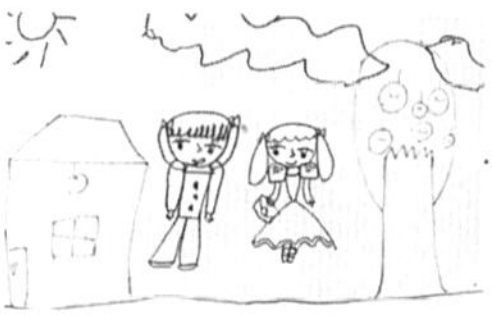

まず、一人の子の絵を月齢順、つまり時間経過に沿って縦に並べます。その絵の列の隣に別の子の絵の列を並べて、全体が一目で見えるようにするのです。すると、子どもの発達のようすが手にとるように見えてきます。ほかの子どもたちと明らかに違う絵を描く子どもも見いだされます。その割合は、小児神経科でいわれる「気になる子ども」(確定診断は付けられないが、定型発達とは言い難いグレーゾーン)の割合に近いものがあります。都市部・農村部によっても異なりますが、最近ではこの割合が5パーセントから10パーセントを越えることもあるのです。

そして、保育園ごとに並べた絵をさらに詳細に比較するのです。不思議なことに、全体を俯瞰すると各保育園に特有な個性が見えてきます。保育園間の比較は園長さんにとって大変な試練です。ときに、ほかの園と明らかに違っている絵の一群が見えてしまうことがあるからです。「どうして、うちの園の子どもたちの絵だけが、ほかの園の子どもたちの絵と違うのか?」園長さんは悩み抜きます。「自分は間違った保育はしていない……でも、子どもたちの絵は、ほかの園と明らかに違っている……」ある園長さんは、毎日眠れないほど悩んだとおっしゃっていました。

斎藤保育を実践している長崎の保育園では、互いに助け合っています。

▶**図02** ——トンネル掘りをする前の男の子の絵[下]と卒園前の絵[上]

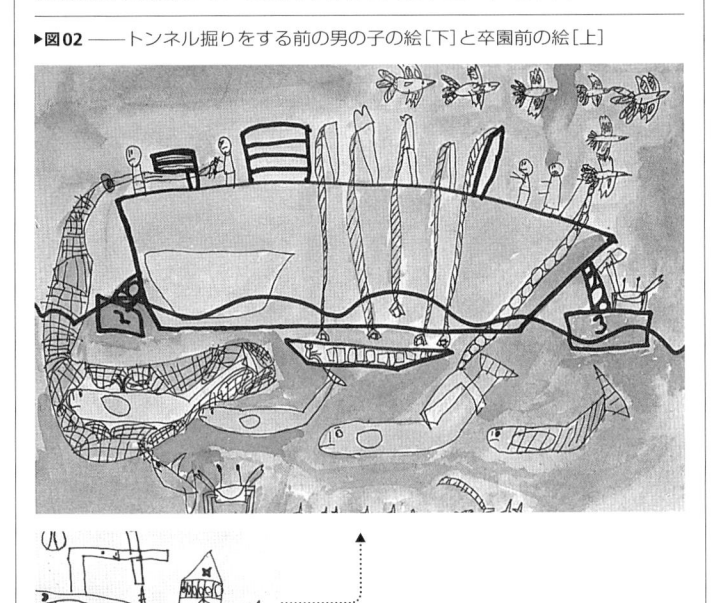

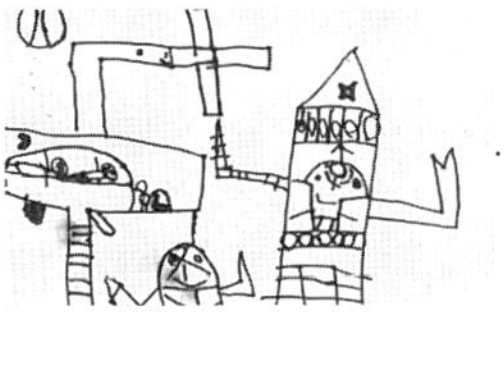

困ってしまった園がみつかったときには、ほかの園の園長さんも一緒になって、一生懸命考えます。そして、いろいろな工夫をしてみるのです。けれども、これはとても厳しい過程です。なぜなら、子どもたちの絵が変わらなければ、保育の工夫が効果をあげていないことになるからです。厳しいですが、科学的なやり方であるとも言えるでしょう。斎藤保育はとても科学的です。子どもたちの描く絵が、保育の質の客観的なバロメーターにもなるのです。長い月日をかけて悩みながら、子どもたちが生き生きした絵を描けるような保育に成功したさいには、園長さんの喜びはとても大きなものがあるでしょう。

斎藤保育では、保育園の卒園式に、園児たちの描いた絵を張り出して、父母や養育者の方々に見ていただくのです。これはリズム運動と一組になっていて、「次の段階の教育をしっかりと受け止められる状況にまで、心も身体も立派に成長しました」という証《あかし》でもあるのです。

あるときこんなこともありました。11月の末に、翌春に卒園をひかえた年長児の絵を持ちよって並べたところ、子どもたちの絵は図01［下］・02［下］のようでした。これではいつものような卒園式ができそうにありません。皆、とても不安になりました。子どもたちの絵に強い意欲が感じられない原因は、どうも早い時期から子どもたちに水彩絵具を与えたことにあるようでした。子どもたちに1日も早く素晴らしい絵を描かせたいとの思いからでしたが、発達には順番があったのです。色を見分ける目の能力(弁色能)は、幼児期を終えるころになってやっと発達してきます。[★01] 1歳半までに発達する線や傾きの弁別能の方をまずしっかりと生かすことで、幼児の自信や意欲に満ちた発達が促されるのです。

斎藤は、言いました。「トラックで大量の土を保育園に運びこみ、その土を固めて小山を作り、園児たちに大きなスコップを1本ずつ与えるように」。そしてトンネルを掘らせ、トンネルが開通するまでは、絵を描かせないようにと教えました。園児たちは泥まみれになって、来る日も来る日も、この小山にトンネルを掘り続けました。3か月が過ぎたある日、ようやくトンネルが開通しました。その中に入った斎藤は子どもたちを褒め、「さあ、園の中に入って、好きに絵を描いていいのよ」と言いました。子どもたちは久しぶりに、喜んで思い思いの絵を描きはじめました。女の子の描く絵も男の子の描く絵も、めざましい変化をとげていました［▶**図01**［**上**］・**02**［**上**］］。

この事実は、教育の本質につながるとともに、芸術の本質にもつながるのではないでしょうか。芸術は技術が先にあるのではない。心が、思いが、パッションが最初にあるはずです。技術を最初に教えるところからは、芸術は生まれない。多くの芸術教育にも示唆するところが大きいと思います。

芸術の専門家のなかには、最初に技術の基礎をたたきこまなければ、専門的な芸術表現はできないという人もいます。最終的には技術も大切です。もちろん「思い」は駆動力ですから、芸術に感じる心だけでは何もできないのはわかります。ただ、どちらが先かというこの順番は大切です。多分、発達において非可逆な過程なのでしょう。軽業のような演奏に、たとえ拍手は多くても、心に空虚なものを感じる人たちは少なくはないはずです。

これらのことを脳から考えてみますと、いろいろなことが見えてきます。私たちの脳は進化の過程を宿しています。脳は中心から外側へと進化してきました。中心部は、爬虫類の脳にそっくりな脳幹とよばれるところです。ここでは呼吸や心臓の鼓動を調整したりして、命を維持する仕事をします。その周りに本能をつかさどる脳が取り巻くように進化してきました。大脳辺縁系とも呼ばれて、私たちの感情や意欲をつかさどる脳です。その周りに新しい皮質と呼ばれる大脳新皮質が取り巻くように進化してきました。ここが人間らしい知性をつかさどるのです。スイカで言えば、皮の部分です。

先ほどの例でいえば、子どもたちの成長状態や、描きたい気持を無視して絵を描かせようとしても、生き生きした絵は描けないのです。絵を描きたいという思いは、スイカの皮の部分ではなくて、内側の古い皮質の部分によってふるい立たされるのです。幼児期には脳の内側をしっかりと育むことがとても大切です。意欲やこころざしが十分にあれば、ほっておいてもその子は行動することになります。たとえ苦しい勉強でも、続けることができるのです。斎藤保育の真髄はいくつもありますが、ひとつは感性の土台をしっかりと造ること、そして感性と知性の協奏を育むことではないかと思います。これは、芸術の真髄にも通じるものがあると私たちは感じています。

参考文献

★01——湖崎克『目のはたらきと子どもの成長』築地書館 1985.
★02——斎藤公子『生物の進化に学ぶ乳幼児の子育て』かもがわ出版 2007.

【癒す】——

2

音楽運動療法による癒す力の喚起

野田 燎

◉

交通事故で脳死状態であったビートルズ好きの重度意識障害患者は、音楽運動療法を実施して7か月目には歌を歌い、会話ができるまで回復。

ライフワークの予兆

「作曲家になる」、「否、指揮者になる」と何でもやりたがる血の気の多い音大生だった私が音楽療法に出会ったのは、大学紛争終焉の頃の1970年のことでした。

自閉症児の音楽療法の日本における先駆者、山松質文《やままつただふみ》教授が音楽心理学の授業を担当され、言葉によるコミュニケーションが難しい自閉症の子どもでも、音楽にはとても良い反応をすることなど、紹介してくださったのです。

中学生以来サックスを吹いてきて、一時クラシックの音楽家になるにはオーボエに転向せざるをえないかなどと迷いながらもサックスを離さなかった私には、おぼろげな予感がありました。

「サックスの音色は木管楽器であっても金管楽器や弦楽器の音も出せれば、時には人の声のようにも演奏できる表現力があるので、自閉症の子どもたちに喜ばれるのではないでしょうか」と先生に伝えたところ、セッションに参加したらどうと誘われたのでした。

2度目のセッションの時、自閉症の男の子が衝立を倒しその上で飛び跳ねはじめました。それを見て山松先生が他のスタッフを呼び、衝立の四方を持って揺らしました。私はそれに合わせてピアノで「河は呼んでいる」を即興的に演奏しました。すると男の子はそれまで見せたことのない喜びに満ちた表情を見せました。

自閉症の子どもとの音楽的交歓

それ以来、山松先生の音楽療法にトランポリンが用いられるようになり、上下に跳ぶ子どもに合わせて即興的にピアノやサックス演奏するスタイルが定着しました。音楽的交歓のできたセッションでは、決して他者に興味を示さない自閉症の子どもがピアノの鍵盤を触りながら近づき、そっと私の指に触れていくのでした。

当時はなぜ、あんなに表情豊かになるのかは分かりませんでしたが、子どもたちは私を必要としている。これは私のライフワークになると直感しました。

音楽的遍歴と
療法の現場

1972年、ノースウェスタン大学留学に先立ち、カナダのトロント大学で開催される世界サクソフォン会議に、良い先生がいたらレッスンを受けようと出かけたところ、日本からの参加者が珍しいとあって、急遽、演奏依頼を受けました。オーケーしたものの、レパートリーは全部大学に置いてきたため、トロントの楽譜屋を探しましたが何も見つからず、五線紙だけを買って安宿に戻るほかありません。

薄暗い部屋の片隅で朝方まで小さな音でサックスを吹きながら作曲した曲が「インプロヴィゼーション1番」で、私の世界デビュー作品になりました。演奏後、フランスの名サックス奏者ジャン=マリー・ロンデックス氏が楽屋に来られ、録音の申し出があり、快諾。ルデュック社からの出版も決まり、次の留学先となるボルドー音楽院に招待されました。

74年、ボルドーで開かれた世界サクソフォン会議で自作自演した「ゲルニカ」の反響もあり、75年からはパリに活動拠点を置き、アメリカ各大学での自作演奏、マスタークラスの開講、日本やヨーロッパの放送局や音楽祭に出演するほか、現代舞踊や演劇グループの作曲・演奏などの活動を中心に生活費を稼ぎ、現代作品を中心に、バリトンからソプラニーノまで持って世界中を駆け回っていました。

とくに75年から80年にかけて、武満徹、一柳慧、石井真木、湯浅譲二各氏に作曲を依頼し、それらの作品をベルリンやミッデルブルグ、ブリュッセル、東京で演奏しました。武満徹プロデュースの「今日の音楽」や「パリの秋フェステバル」では、湯浅先生の「私ではなく風が」を演奏しました。

武満徹の自閉症児をめぐる洞察

およそ16年間におよぶ欧米での生活中、日本に帰ってくるとNHKやリサイタルでの演奏の合間に音楽療法研究会や音楽療法の現場で活動をしていました。

今でも鮮明に覚えているのは、81年、ゲストに武満徹さんを迎えたときの発言です。

「自閉症の子どもは叙情性を叙事性として記憶するのではないか」

その後、療法の現場に立ち会い続けて明らかになったことからみても、作曲家ならではの鋭い洞察です。

アメリカ、フランスでの音楽活動に並行して、老人ホームや精神病院などで音楽演奏をしましたが、トランポリンを使った療法は何処にもありませんでした。

同時に日本の音と西洋の音の違いや感性と知性について考えるようになり、日本の伝統音楽や能に興味をもつようになりました。琵琶の鶴田錦史、箏の沢井忠夫、尺八の山本邦山、能の梅若盛義といった諸先生から多くのことを学びました。その成果は現代能楽劇「清経」の作曲上演となり、フランス近代美術館での上演はル・モンド紙にも評価され、ニューヨーク公演やモントリオール公演も実現しました。

86年、日本に帰国し、大阪芸術大学、相愛大学で芸術計画論や音楽表現、サックスを教えながら音楽療法の研究を再開しました。

「なぜトランポリンを使うのですか」

本格的に音楽運動療法を確立しなければと考え出した91年頃、臨床音楽療法研究会の会場から質問が出ました。しかし、山松先生は答えられませんでした。

打ち上げの時に、今こそ科学的な説明が必要ですと先生に迫り、逆鱗に触れてしまい、袂を分かつことになりました。これを機に、従来の音楽療法の出発点である心理学から離れ、音楽とトランポリンの運動刺激の影響について、脳の神経生理学的見地から研究するようになりました。

音楽運動療法のスタート

93年11月、芦屋肢体不自由児・者施設「みどり学級」で音楽運動療法を開始しました。ドーマン法の経験のあるみどり学級の先生が私の音楽運動療法に興味を持たれたことが契機でした。

私が主宰する音楽運動療法の第1号受療者が井上智史君(当時19歳)です。生後1か月の時、髄膜炎による水頭症になり、19歳になるまで、ひとりで歩くことも、読み書きもできず、意思も示せないままでした。MRIとCTによる脳画像診断でも、前頭葉に大きなダメージがあって、解剖学的には、回復や発達は望めないとのことでした。

ところが、音楽運動療法の効果はめざましく、6か月後には、バランスよくトランポリンが跳べるようになり、床に立つ姿勢も安定し、ひとりで歩けるようになりました。

ボンゴを叩くうちに手の使い方もうまくなり、木琴やハンドベル、太鼓などで合奏もできるようになり、「上手だね」と褒めると恥ずかしそうに手で顔をかくすしぐさをするようになりました。さらに文字を書き、絵を描いて個展を開くまでになりました[▶**図01**]。

井上智史君との交歓は、情緒的にも満たされるものでしたが、この臨床経験が神経生理学的研究にも弾みをつけました。ひとつひとつの運動能力の向上につれて、認知能力とやる気が生まれ、新しいことに挑戦する彼の喜びが手に取るように分かりました。

トランポリンの上下運動と生演奏が脳のドーパミン神経網を活性化させ、神経網を再編成するのではと推察されました。かつて学生のときに経験した自閉症の子どもが喜んだ顔も、こう考えれば納得できます。

そこで、パーキンソン病にも効果があると考え、兵庫医科大学大学病院の神経内科医師、立花久大先生の協力を得て、患者さんに療法を行いました。

予想どおり、ひとりで歩けなかった患者さんが歩くのはもちろん、縄跳びを飛び、大きく文字も書けるようになりました。
そのビデオを順天堂大学の水野美邦先生に見ていただき、音楽運動療法の効果と今後の助言を頂戴しました。前後して臨床看護研究所のある柳原病院でも川島みどり先生と共同研究でパーキンソン病患者の音楽運動療法を開始しました。その期間中、ヘリコプター墜落事故の患者に療法を行う機会があり、意識の覚醒を表す目の動きや反射運動など、顕著な反応が認められました。意識覚醒と意識集中はもちろんのこと、脳全体の修復と活性化を促しているのではない

▶図01——井上智史君の絵と書

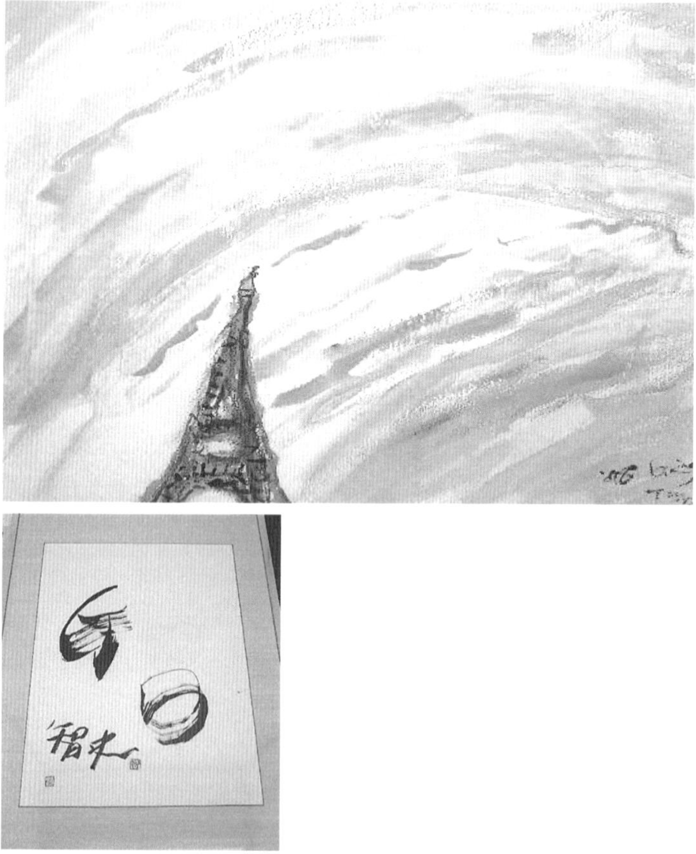

かと推察されました。
音楽運動療法は意識障害患者にも効果があると考え、井上智史君の主治医でもあった兵庫医科大学から東大阪の石切生喜《いしきりせいき》病院に移られた前田行雄院長と相談し、植物状態の重度意識障害患者さんへの療法を開始しました。
驚いたことに療法を実施した植物状態の患者さんが数週間、数か月で、目を開け、話し、食べ、歩けるようになったのです。医療では限界があった意識障害患者の治療が、この療法ならできるとして注目を集めました。
サックスが吹けなくなったから音楽療法をやり出したのだろうという陰口をものともせず、私はジャズ、演歌、J-POP、何でもサックスで吹くようになりました。患者さんはあらゆるジャンルの音楽を好きだからです。それが本当なのです。音楽は広いのです。音楽のこころもさまざまなのです。私の音楽はより幅広く、深く豊かになったのです。

阪神淡路大震災の精神的ショック

そんな折、阪神淡路大震災を経験しました。自宅は活断層の真上の夙川《しゅくがわ》にありました。あの未曾有の死者を出した直下型震災で家が倒壊し、生き埋めになった人々を素手で引き出しました。しかし、近所の幼い小学生を引き出したものの冷たくなった身体を腕に抱き、線路横に毛布をかけて並べるしかありませんでした。
精神的ショックは甚大で、睡眠障害と自己の無力感に苛まれ、「音楽家の生き方」を問う毎日が続きました。私はまさしくPTSD（心的外傷後ストレス障害）に苦しんでいたのです。木で鼻をくくったような医者の対応、薬の処方による副作用など、医療の実態もひととおり経験しました。
私はサックスを手に取り、「サマータイム」を吹きました。自ら吹き、聴き、音の美しさに打たれ、身体中の悲しみを涙で流し落としました。サックスのすばらしさとともに音楽家である自分に誇りと喜びが甦ってきました。

この間の苦しい経験を生かすのは音楽運動療法の実践だと悟りました。音楽家がひとりの命を救えるならば、拍手喝采を受けるステージよりも生き甲斐がある。これまでの作曲・演奏活動以上に、人の命を救う音楽運動療法の開発と実践こそ私に与えられた使命だと結論したのです。

PTSDなど、身体的・精神的なトラウマや強度なストレスはもちろん、治療法のない意識障害患者のこころと身体を甦らせる音楽運動療法こそ必要とされている。

言語は身体に嘘をつく

自分自身の思い(こころ)を感じ、身体とこころを統合するのは音楽によって可能なのです。とくに精神的ストレスは理屈や言語で身体をコントロールしようとすると発生します。また、とりわけ言語は身体に嘘をつきます。本当は動きたくないのに身体を動かそうと無理矢理に命令します。多くは空回りになり、あげくは自己免疫疾患を生じます。感性の納得がなければ、こころと身体に障害を発症させてしまうのです。身体に直接問いながら行動することがいちばん健康に良いのです。感性と知性のバランスが最も大切です。それを実現するのは音楽なのです。

> Le coeur a ses raisons que la raison ne connaît point.
> (こころには理性の知らない、それ自身の道理がある)——Pascal

このパスカルの言葉は私のいちばん好きな言葉です。

音楽運動療法の治療原理

音楽運動療法とは、トランポリンの上下運動に同調した音楽演奏により、患者の思い出を引き出し、意識を覚醒させ、記憶・認知・運動能力を高め、脳の残存部位の活性化と障害部位の修復を促進し、新たな神経回路の組み換えや編成を促すものです。

音楽と運動の相互刺激は、通常の音だけの刺激や運動による身体訓練と異なり、感覚系と運動系を統合しながら活性化するので、記憶もいきいきと甦り、セッションの経験そのものも、特別意味のある出来事として記憶されます。
先天的にせよ後天的にせよ、ある事情によって機能しなくなっている身体システムを、呼び覚まし活性化させて、退行した機能を改善し、新たに機能の獲得を余儀なくさせる状態にし、運動や知的活動を促します。
座位、立位の抗重力姿勢による上下運動が、脳幹部、とくに青斑核を刺激し、運動に同期した音楽刺激も脳幹網様体から視床下部賦活系を活性します。これらの刺激が最終的に大脳皮質に投射するさい、好きな音楽や良い思い出のある曲であれば、快い報酬として「外界の状況認識と記憶」に関係する海馬領域と選択的注意を制御する青斑核が働き、記憶しようとします。こうしたプロセスが繰り返されることにより、運動制御をになう小脳の学習、習熟に向けて長期記憶を増幅させるとともに、外界への企画、実行をになう思考領域である前頭葉の神経連絡を密にして再編するため、脳全体の機能回復や知的活動の向上が促進されます。

聴覚系・視覚系と運動系

音・音楽に対する身体反応は本能的で、行動の制御や思考活動は経験の中から構築されます。パーキンソン病患者の音に対する感受性と生理反応システムは独得で、一定のリズムに合わせて身体を動かす神経系は意思で動かすのとは異なる部位を使っているため、脳神経の運動指令および制御系の再編が可能です。パーキンソン病の方でも音楽に合わせて歩くとスピード調節が可能です。とくにトランポリンを跳んだ後、歩く姿勢や、歩幅、足を上げる高さなど、歩行に関連する運動機能が改善されます。

使用する音楽はトランポリン上ではスウィングジャズですが、床の上ではマーチのような2拍子が最適です。2足歩行するさい、意識することなく勝手に反応する人の聴覚システムがあるからです。行進曲が多くの人間を同一方向に歩かせるのは、そのためです。
パーキンソン病の方は白黒のタイルを頼りにして歩くこともできます。それは視覚認識がパターンリズムとして捉えられるためであり、同じ歩く動作でも聴覚認識による運動と視覚認識による運動はまったく別の神経系であるにもかかわらず、目的に応じてパターンリズムを使い分けする順応性を持っているのです。視覚と聴覚の神経系は別々ですが条件設定によって平行処理ができます。

脳神経回路の再編

音楽運動療法が効果をもたらすのは、脳幹や中脳から大脳皮質への神経網を繋ぐ、主としてモノアミン系のアドレナリン、ノルアドレナリンとドーパミンなど神経伝達物質A10、A9系の活性によりますが、実際にはさまざまな神経伝達物資と連動してスムーズな運動と認知機能が促されると考えられます。
外界の状況に合わせて適切な行動と対応を図る前頭葉の指令神経系は、青斑核からの第一状況情報を受けて作動します。この青斑核の働きには学習、鎮痛、排尿、血液循環などがあり、前頭葉による意識集中や行動の制御もここからの情報と連動しています。音楽や食物による慰撫は神経系の発達に最も重要なことが分かります(Segal & Bloom, 1976)[★01]。大好きなものを食べている時のこどもの表情や動き・行動を見れば、一目瞭然です。
考えをまとめ行動するには、かつて記憶した経験を呼び戻し、進行中の出来事と照合して価値判断をしなければなりません。こうして実行された経験が、新たに記憶されます。必要に応じて、認識や行動のパターンを再編し環境への適応をはかることが学習です。

行動制御を指令する前頭葉の活性は、まず、扁桃体による好きか嫌いの判断と、それを記憶しようとする青斑核への感覚刺激が重要であり、療法の良否は、患者にとっていかに楽しい経験となるかにかかっています。音楽も運動も、ある意味では生体にとってはストレスですが、その刺激が適度な身体的興奮と満足感を与えるものであれば、脳の記憶と学習を促すことになります。

患者にとって楽しい経験となることが重要

学習と記憶は適度なストレスと報酬系をうまく慰撫することが重要です。パーキンソン病の患者が音楽に合わせて動けるようになるのも、発達遅滞の子どもや意識障害の患者が記憶を甦らせるのも、外界の状況に合わせざるをえない状態に、身体を追い込んでいるからです。

理化学研究所の記憶学習機構研究チームによって発表されたCRFホルモン(コルチコトロピン放出ホルモン)に関する研究結果が、そのメカニズムを説明してくれます(1999)[★02]。脳の視床下部や扁桃体、A6系の青斑核、小脳などに存在するCRFホルモンは、ストレスに対し身体を守り巧みに生きる術を学習するさいにはたらきます。

音楽運動療法は、このような修飾ホルモン類と、モノアミン系のアドレナリン、ノルアドレナリン、ドーパミンなどの神経伝達物質とのバランス制御システムを総合的に活性化させると考えられます。

意識障害患者の音楽運動療法実施例

交通事故でほとんど脳死状態から生還した重度意識障害の青年の療法に、町内の友だちが集まり、地車の囃子を聴かせました。彼の表情はたちまち変わり、

「分かるかー」と名前を呼びながらつぎつぎに問いかける友だちに「ウー」と答えるようになりました。

集まった友人たちも驚きながらも感激。

その後、看護師が浴槽につけた時には、「寒い」と声を出すようになりました。
同じく交通事故で脳死状態であったビートルズ好きの重度意識障害患者は、音楽運動療法を実施して5か月後には食事が可能になり、奥さんに煮物の蕗をつまんで食べさせたりできるようになりました。6か月後、エレキギターを首にかけたところ、「レット・イット・ビー」の曲に合わせてギターコードを押さえようとしました。その後、歌を歌い、会話ができるまでに回復しました。この患者の場合、事故後救急車で石切生喜病院に搬送され、ICU（集中治療室）を出た直後に音楽運動療法を受けられたことが幸いしました。画像診断では言語領域を損傷しており、決して話せない状態であるにもかかわらず、奇跡的回復が実現したのです。彼は英語の歌が得意でとくにクラプトンの「ティアーズ・イン・ヘブン」を正確に発音して歌います。療法中、痙攣した足をロック音楽に合わせてリズムを取ったり、子どもを膝に乗せてトランポリンを跳んだり、おじいちゃんも参加して、家族みなで療法を実施しました［▶**図02-05**］。
またグアム島で水上スキー中転倒し、救急処置の後日本に搬送された英語の上手な女性患者さんは、療法の後、大好きなバラを手でつかみ、病室でお母さんに“I love you”と紙に書いて見せました。大好きな音楽、花、人々など、患者のモチベーションをいかに引き出すかが治療のポイントです。中でも音楽は意識の深いところに強く記憶されるため表情や行動の変化を促します。

失語症の患者も歌うことで話せるように

ある脳卒中後の失語症患者の場合、言語療法では回復せず、娘の名前しか発音できませんでしたが、唯一発音できる「ア」の音声を含む歌を聴かせ、一緒に歌う方法で言葉が話せるようになりました。
音楽運動療法は家族や友だちと一緒に生きていることを実感し、人と人の結びつきの大切さを再認識するプロセスでもあります。患者の意思表示や表情変化を注意深く見守りながら、回復に導くことは医学ではできません。こころとこころを繋ぎ育ててきた時間を追体

▶**図02**——ビートルズ好きの重度意識障害患者の第1回目のセッションのようす

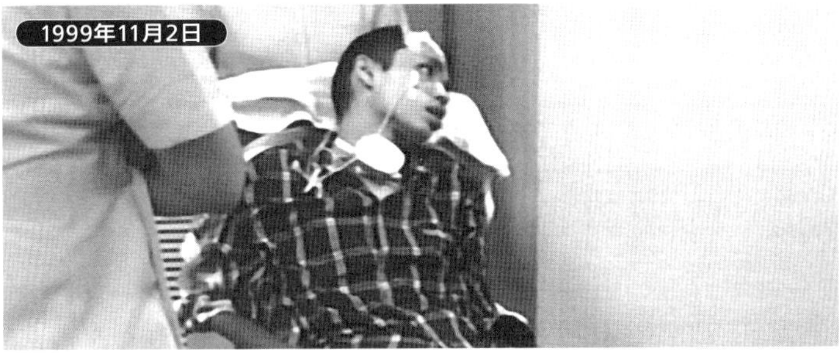

▶**図03**——第1回目から家族も参加

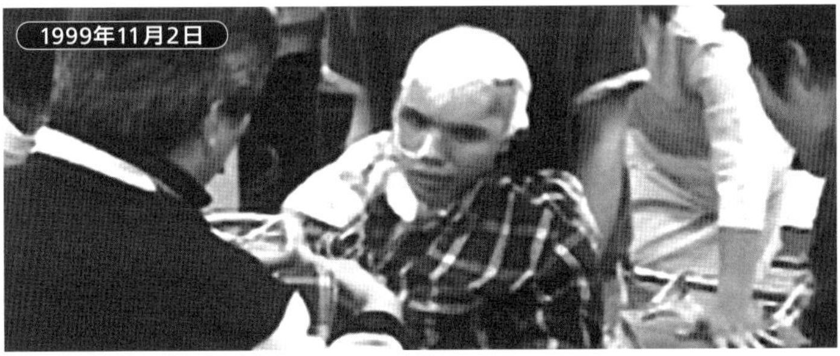

▶**図04**——5か月目には奥さんに煮物の蕗をつまんで食べさせる優しい心づかい

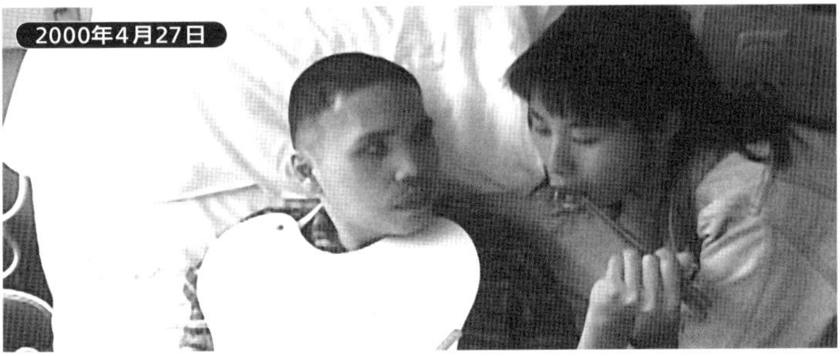

▶**図05**——7か月目には正確な発音でクラプトンの「ティアーズ・イン・ヘブン」を歌うまで回復

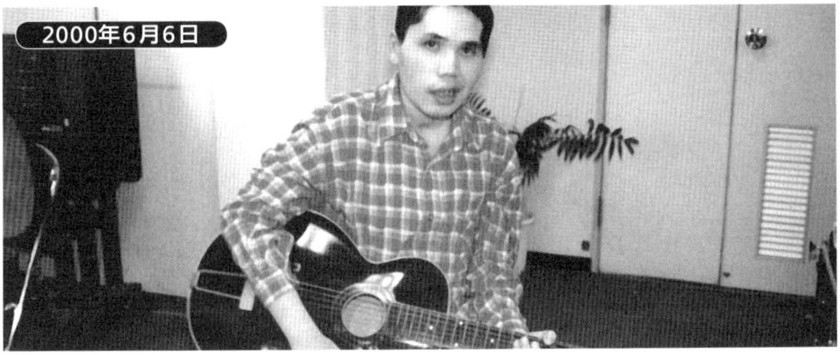

験しながら、感性の積み重ねの上に知性が形成される人間の実像を発見するのです。好き嫌いの判断が音楽体験によって培われ、その記憶が人を育て、生きる力をもたらしますが、どのような音楽を好むかは、育った環境や耳にした音楽、その時の精神状態によっても異なります。

音楽による新たな経験は創造意欲を想起させ行動させます。美意識はその想起のプロセスに生じると、古代ギリシャのプラトンが解説しています。感動体験が快感として記憶され、その情報が現象としても記憶されることから美意識が生まれます。それを科学的に究明するには、人間の感性伝達方法を解明することが必要です。

ところが、あるリハビリの専門医が私に忠告しました。

「決して患者に励ましの言葉をかけてはいけません」

再現性のある客観的データを必要とする科学研究には、必須のことだというのです。

私は思います。この励ましの効果を解明することこそ、もっとも大切ではないかと。芸術は科学の奴隷ではなく、人間性を維持し、救済するためにあり、人間性の根幹に迫る姿勢こそ、科学に必要だと思うのです。

励ましの効果を解明すること

音楽運動療法による重度意識障害の治療データ

治療効果を客観的に評価するため、石切生喜病院の患者を日本意識障害学会の「植物状態のスコアリング」にて点数化して解析したところ、半数が植物症から脱却しました［▶**図06**］。

開始時期に関しては、発症から6か月以内に療法を開始すると、有意に優れた改善が見られ、受傷6か月以降でも、改善が困難とされる脳外傷とくも膜下出血の患者に対しても効果が認められました。さらに、発症から2か月以内に実施した患者は、驚異的に回復しました。対象は、米国の多領域共同検討委員会の植物状態の定義を満たしている1997年10月から2005年12月までの石切生喜病院患者68例。年齢は13-77歳(中央値:38.5歳)が対象です。
この経験から、亜急性期から療法を開始すると回復がより期待できると考え、日本大学救命救急センター板橋病院の林成之教授以下、守谷俊先生たちの協力を得て、亜急性期患者を対象に療法を実施したところ、推測どおり、患者の回復が顕著に見られ、歩行などの運動機能に加え、話す、歌うなど、認知機能の改善が見られました。

頻度と治療メカニズム

先の石切生喜病院では週に1回、30分を3か月から6か月、実質計12回から24回、日本大学では午前と午後に1回の週に5回連続を3週から4週間の合計20回行いました。この研究では患者家族の了解を得て、臨床上の変化と髄液中の神経ホルモンの変化を計測しました。その結果、改善度の高い人はノルアドレナリン、ドーパミンなど、モノアミン系の産生および代謝物質のホモバニリン酸の数値が上昇しました[▶図07・08]。このデータの重要な示唆は、発症からなるべく早い時期の療法実施が脳の神経系の賦活を促進させることです。神経の修復再生の鍵は発症から経過する時間にあること、特定時期に集中して働きかける刺激が重要なファクターであること

▶**図06** ——音楽運動療法の治療効果
石切生喜病院の重度意識障害患者68例のデータ(1997年10月-2005年12月)。

対象:男性40例、女性28例		結果:植物状態からの脱却
頭部外傷後、	29例	48.3%
くも膜下出血後	18例	44.4%
脳卒中後	15例	20.0%
低酸素脳症後	5例	0%
脳炎後	1例	

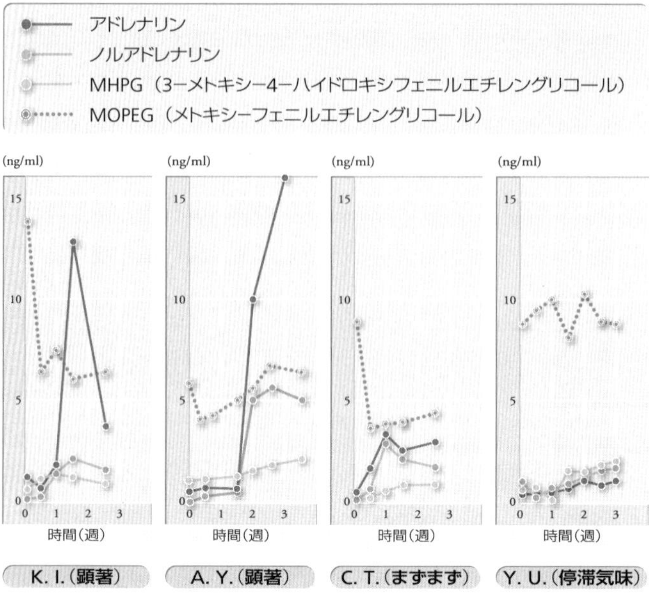

▶**図07**——音楽運動療法による植物状態の患者の髄液中のアドレナリンなど神経伝達物質の変化
回復めざましい患者のアドレナリン(エピネフリン)、ノルアドレナリンの数値の高まりは、音楽運動療法が生命維持システムを活性化していることを示す。

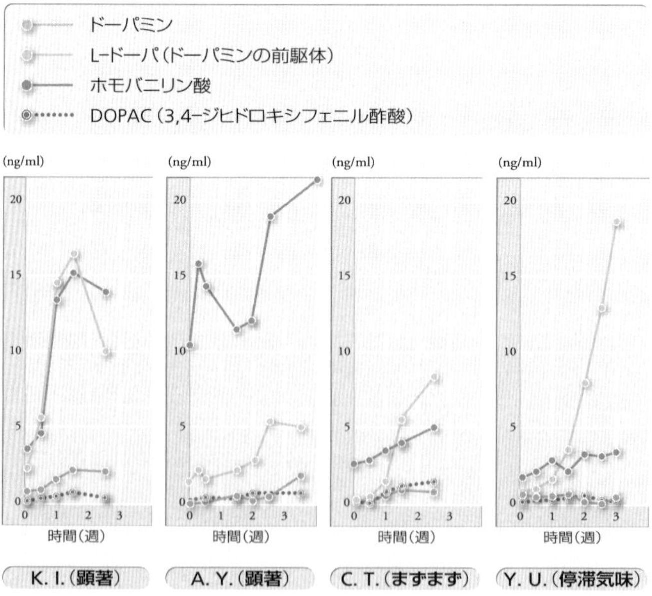

▶**図08**——音楽運動療法による植物状態の患者の髄液中のドーパミンなど神経伝達物質の変化
回復めざましい患者のドーパミンは活性化し、ドーパミンの代謝物質ホモバニリン酸の数値も高くなる。

が推察できました。

多くの患者と医療関係者の協力により、重度意識障害者の臨床実践と研究を重ね、海外の学術専門機関誌に研究論文が取り上げられ、その発表論文が認められて2004年、片山容一教授の指導のもと日大医学部大学院医学研究科から音楽家である私に初めて医学博士号が授与されました。★03·04

最後に
私の生き方について

音楽は人のこころと同じく科学的に解明するのは困難です。しかし、音楽運動療法を通じて感じるのは、人を大切に思い、家族と同じように愛情をもって接することで、われわれに生命あることのすばらしさを教えてくれます。それを実践するのが私の生き方です。

注・参考文献

★01——音刺激と美味しい食物を合わせて動物に与えると記憶力が高まる。食欲の充足は快感をもたらし青斑核を刺激して、それに連動する音刺激は重要な記憶情報として学習され記憶される。Segal M.Bloom FE: The action of norepinephrine in the rat hippocampus: IV.The effects of locus coerules stimulation of evoked hippocampal unit activity. *Brain RES.,* 107:513. 1976.

★02——痛みや熱、大きな音、恐れや不安などのストレスに対してCRF（コルチコトロピン放出ホルモン）が脳内に分泌され、このホルモンが運動学習の基礎過程である小脳での長期抑圧の制御に必須であることが発見された（理化学研究所プレス発表1999年4月23日「ストレスホルモンが小脳の運動学習に必須であることを発見——脳の学習機能の解明に道を開く」）。Miyata, M., Okada, D., Hashimoto, K., Kano, M. and Ito, M.: Corticotropin-releasing factor plays a permissive role in cerebellar long-term depression. *Neuron,* 22: 763-775. 1999.

★03——Noda R., Maeda Y. Yoshino A.: Effects of musico-kinetic therapy and spinal cord stimulation on patients in a persistent vegitative state. Acta *Neurochirurgica* (suppl), 87: 23-26, 2003.

★04——Noda R., Maeda Y. Yoshino A. : Theraputic time window for musicokinetic therapy in a persistent vegitative state after severe brain damage. *Brain Injury*, vol.18, NO.5, 509-515. May 2004.

★05——野田燎＋後藤幸生『脳は甦る——音楽運動療法による蘇生リハビリ』大修館書店 2000.

★06——野田燎『芸術と科学の出合い——音楽運動療法の理論と実践』医学書院 1995.

2007-08年の野田燎の学会活動

◉**脳神経リハビリテーション国際会議**（演題：音楽運動療法による重度意識障害治療）

World AMN-Congress, AMN Dusseerdolf, Germany May 10th to 12th, 2007.

2nd Congress of International Society of Reconstructive Neurosurgery / 5th Scientific Meeting of the WFNS Neurorehabilitation Committee TAIPEI, TAIWAN, SEPTEMBER 13th-17th 2007.
13th WFNS Interim Meeting / 12th AACNS Congress Nagoya,Japan, November 17th-21st 2007.

◉日本での学会発表

第16回日本意識障害学会 仙台 8月5-6日 2007.
第6回音楽運動療法研究会 大阪 11月11日 2007.
第12回アジアオーストレイシア脳外科会議／第13回世界神経外科学会中間会議 11月18-21日 2007.
第17回日本意識障害学会 7月18-19日 2008.

【癒す】——

3

左手のピアニストとしての新生

舘野 泉

◉

弾いてみると、大海原が
目の前に現れた。
氷河が溶けて
動き出したような
感じであった。
使っているのは
左手だけであるが、
そんなことは
意識にあがらず、
生き返るようであった。

ステージ上で倒れる

脳溢血で倒れたのは2002年の1月9日。フィンランド第2の都市タンペレでの演奏会も終わりという時だった。その夜の最後の曲も残すところあと4頁だけというところで、突然右手の運びが遅れだし、左手とのずれは次第に大きくなり、遂にはまったく動かなくなってしまった。左手だけでとにかく終わりまでは弾きとおし、立ち上がってお辞儀をしたところでステージ上に崩れ落ちた。15分ぐらいで救急車が来たというが、担架で運び出されるまでの意識は途切れがちだ。その日、開演前にインタビューを取った新聞記者が、人々を押しのけ、報道意識を丸出しにして、倒れた私を覗き込んでいたのは覚えている。「舘野は重態で、再起不可能か」の報道は日本にも打電され、新聞記事を読んだ母は、あまりのショックに寝込んでしまった。

出血は直径3センチあまり。後頭部のメスを入れられないところなので、手術はできず、自然治癒を待つほかはないという。何人かいた医師のうち半数が、もうピアノは弾けない、後の半数が、いや、彼は必ずまた演奏できるようになるという意見だったそうだ。5日間をタンペレの大学病院で過し、それから自宅のあるヘルシンキまで150キロの道を車で搬送されて、そこの大学病院の重症患者棟に入院した。意識は朦朧として深海の底を揺らいでいたような気がする。ただ、頭の中では南フランスの作曲家セヴラックの音楽が、壊れた蓄音機のように、繰り返し繰り返し鳴りつづけていた。彼の代表作「ラングドック地方にて」や「大地の歌」などだ。倒れる4日前まではセヴラックの故郷サン・フェリックス・ロウラゲに滞在して、日本にセヴラック協会を設立することで、彼の遺族と話し合ってきたのが、意識の底に深く残っていたせいかもしれない。

セヴラックの音楽が頭の中で鳴りつづける

重症患者棟で3週間過した後、回復患者棟に移され、そこでさまざまなリハビリを受けながらの1か月を送った。身体全体を動かすこと、手先を使うこと、話しをすること、記憶や思考の訓練など、しなければならないことは多くあったが、私にはすべてが面白く興味深かった。記憶はかなり打撃を受けていて、最初のうちはすべてが真っ白であったが、そのうちにどうにか筋道がつけられるようになった。記憶を作っていく要領も覚えた。何事もはっきり意識して確認していかなければならなかった。しかし、病院での最後の2週間は車椅子も使わずに、自力で移動することもできたから、あと半年も休めば、またステージに復帰できると思って、秋からの演奏曲目を考えていたほどに楽天的だった。週末には自宅に帰ることも許され、そこから沢山の本を持ち帰って、病院でむさぼり読んだ。『楼蘭』『敦煌』『羅刹如国』『崑崙の玉』など井上靖の著作が多かった。いずれも20代から30代にかけて愛読したものであるが、中国古代に題材をとったこれらの歴史小説がたまらなく心に響いた。『おろしゃ国酔夢譚』のように比較的時代が新しくなったものもよかった。歴史の大きなうねりのなかに投げ出され、巨視的に捉えられた人間像が愛おしかったのだろう。私は藤沢周平が大好きなのだが、細やかに人の情念に寄り添うその作風が、この時期にはかえって耐えられなかった。

ばねが失われた右半身

2か月の病院生活を終え、自宅に戻った。1日のほとんどを寝て暮らすような生活だったが、それでも3月の末からは週に2回、リハビリのため病院に通った。右半身は不随で、ひとりでの往復は無理であったし、妻のマリアは大学に教えに出てしまうので、常にタクシーを利用した。時々、家の近所を散歩するような努力はしたが、50メートルも歩くのが精一杯だった。雪と氷で道は滑るし、氷点下の寒さだし、着ているものだけでも鋼鉄のように重く感じる。そもそも歩くこと自体が大変な負担なのだ。人々の歩くのが異常に速く、ぶつかったり突き飛ばされたりしないかと恐ろしかった。歩道を歩いても自分の安定が崩れて、猛スピードの自動車に轢かれるような恐怖を抱いた。

この時期には舌がもつれて、口をきくのもままならなかったし、人に会うのも気が進まなかったが、いつまでも消極的に籠っているわけにはいかない。友人、知人たちには少しずつ会い、窓を開くようにに努力しようと思った。だが、多くの人たちが慰めの言葉を口にするので、かえって気が重たくなるのだった。いわく、あなたは文才があるし、世界を広く見てきたのだから、これからはゆっくりと執筆活動を続けるといい、写真だってうまいじゃないか、功なり名遂げたんだし、歳も歳、現役活動なんてしなくてもいい身分、美味しいものを食べ、奥さんと好きなところに旅行三昧の生活だってできるじゃないか。優しい心遣いは分からないではない。だが、人生の割り振りを決められ、仕事を与えられ、あんたにできるのはそんなものさと指し示されたようで厭だった。自分がどうなろうと、できることは自分で見つける、余計なお世話だと思った。誰もが、ピアノを弾き、音楽をやることにはまったく触れなかったが、言外に、脳溢血をやったお前のピアニストとしての寿命はもう終わったんだよと決めつけられているようで、腹立たしく情けなかった。

かえって気が重たくなる慰めの言葉

医師の診察は春から秋にかけて4回あった。福祉の北欧の名は世に高い。入院2か月の費用は一切無料であったし、その後の定期診療も自己負担はない。ただ、最初の医師は積極的前向きに患者の状態に接してくれたのに、その後3回の医師たちはいずれも現実的といえば聞こえはいいが、そこから前には1歩も踏み出さぬニヒリストたちであった。神経が破壊されたんだから、もう元に戻るわけはないでしょうといって、半身不随の私に処方してくれたのは塗り薬だった。あまり馬鹿らしいので、薬は1回も使わずに捨ててしまった。そういえば、入院していた時に服用させられていた薬が精神安定剤だと知って、医師にその必要性を問いただしたら、患者には皆さんに服用して頂いています、と決まりきった答えが返ってきた。そんなものは不要と、これも止めてしまった。

退院後はピアノの練習はできるだけしようと思っていた。左手はいままでと変わりなく動くが、右手は全然反応してくれない。動いたと思うと、自分の意思とは関係のないところにいくし、拍やリズムは酔いどれであった。練習を積み上げ築き上げていくメソードがなにかあるだろうかと試行錯誤をしたが、結局はないという結論に達した。ピアノを弾くなどという前に、手で触る、撫でる、掴む、滑らす、上げる、跳躍するなどといった運動を、何年続くものかは分からないが、ゆっくり根気強く続けていくべきだった。そんな簡単なことが分かるまでに、1年近くもかかった。右半身にはばねが完全になくなっていたから、同音反復、連打といった動作が不可能であったし、スキップを踏むこともできなかった。右腕は捻れていたし、右指には芯がなくて、蒟蒻《こんにゃく》のように軟弱であった。このような状態には、脳溢血で倒れてから7年目に入ったいま、やっと回復の兆しが見えはじめている。現在、右手が使えなくても、ピアノを弾く、音楽をすることにはいささかの不自由や不足も覚えないが、右手の機能が回復してくれるのであれば、それはそれで素晴らしく、嬉しいことには違いない。あと3年もし、私が75歳になるころには、モーツァルトのピアノ協奏曲が弾けるようになることだって、夢ではないのである。それまで、よく寝よく食べ、度を越さない程度に酒も飲んでいこう。

無聊の辛い日々

倒れた年の8月に、実は1度だけ人前で演奏しているのである。私が音楽監督を務める北フィンランドの音楽祭の最終日前夜、マラソン・コンサートに飛び入り出演をしたのだ。30年間一緒に弾いてきたフィンランドのチェリストと、ファリャとバルトークの、緩やかで動きの少ない曲を共演した。2曲でせいぜい5分ほどである。右腕は萎縮して捻れているから、簡単な曲でも素直には弾けない。音も響かない。それでも、音楽は訴えかけている。聴衆は水を打ったように静まり返り、すすり泣きの声も漏れている。ふたつの楽器が最弱音のうちに消えてゆき、一瞬の沈黙、そして会場は割れるような拍手に包まれた。だが、私は人前で弾くのはもうこれが最後かもしれないと思った。
この音楽祭を広く世に紹介する目的でビデオの撮影をしていた時のこと。カメラを前に音楽監督の抱負を話していたのだが、突然、言葉に詰まり、何も出てこなくなってしまった。頭の中がまた真っ白なのである。少し前にフィンランドに来られた岸田今日子さんと対談した時にも、記憶はぷっつり消えてしまったが、その時は岸田さんが助け舟を出してくださった。今度はそれもない。脳溢血の後遺症はまだ根強いことを厭というほど知らされた。身体が麻痺して動かないといったことだけではないのである。
その年の10月にひとりで日本に帰った。それまでは毎年5、6回は演奏のために帰国していたが、今回は演奏の仕事はもちろんなく、ただ、生まれ育ったところに帰ってみたかったのだ。局部的な治療に集中する西洋医学にも疑問を覚え、東洋の医学療法を探してみたかった。さまざまな紆余曲折を経て、よい先生にであったのは翌年の秋。以来、日本にいるときは週に2回の割合で、その整骨院の工藤先生の治療を受けている。言葉ではうまく説明できないが、身体を柔軟にほぐし、全身の血液、リンパ液などの循環をよくしていくことが大切なのだろう。私の身体は発病以後、右半身の体温が左よりも低かったのだけど、それが確実に癒されていくように思った。ただ、時間はかかるだろう。焦らずにゆったりやっていくことだ。
そうは思いながら、無為の日々を過すことは辛かった。物心ついてからは、常にピアノと共にあった生活である。考え、感じ、行動することすべてがピアノを弾くことに繋がっていた。生きているのは、音に触ることであった。「これでやっと私のところに帰って来てくれたのね、演奏旅行でいなくなることももうない、生活は私がみてあげるから、安心していなさい」とマリアは発病当初は言ってくれたが、無聊の私を見ているのも辛かったに違いない。

「ラヴェルに左手のためのピアノ協奏曲があるじゃないか。あれを弾けばいいよ」とは音楽家の友人たちに言われた。その言葉に反発して「ラヴェルなんて死んだって弾くものか。左手の曲なんて糞食らえだ」と思ったこともしばしばだ。断っておくが、ラヴェルのこの曲は、私が学生時代から最も好きであり、あらゆる音楽のなかでも真の傑作と讃えていた作品である。また、左手のための作品が幾人の作曲家にもあり、その幾つかは70年代に演奏会でも弾いていた。糞食らえなんて思っていたわけではない。だが、ラヴェルの左手のための協奏曲は幾つものオーケストラに提案していたにもかかわらず、取り上げられたことがないし、左手のための作品は数えるほどしかないと思っていた。

傑作の森に早く戻りたい

幾つかの作品のためだけのピアニストというのは厭だし、子供の時から何十年も親しんできた両手のピアノ作品、その傑作の森に早く戻りたかった。

親友への委嘱作品で復帰リサイタル

転機は意外に早くやってきた。2003年の4月に、ヴァイオリニストとして4年間シカゴに留学していた長男のヤンネが帰国した。私へのお土産はイギリスの作曲家ブリッジの作品「3つのインプロヴィゼーション」の楽譜である。私には何も言わず、彼はその譜面をピアノの上に置いていった。第1次世界大戦に従軍して右手を失ったダグラス・フォックスという人のための作品であった。弾いてみると、大海原が目の前に現われた。氷河が溶けて動き出したような感じであった。使っているのは左手だけであるが、そんなことは意識にあがらず、生き返るようであった。手が伸びて楽器と触れ、世界と自分が一体となる。音が香り、咲き、漂い、爆ぜ、大きく育ってひとつのまったき姿となって完成する。音楽をするのに、手が1本も2本も関係はなかった。

音楽をするのに、手が1本も2本も関係ない

それからの動きは早かった。心から溢れ出た思いを行動に移す。音楽に対する餓えは、ぎりぎりにまで昂まっていたのだろう。1週間後には、旧友の間宮芳生さんとノルドグレンに左手のための作品を委嘱していた。この2人は、私がそのほとんどのピアノ作品を過去30年間演奏しつづけ、最も敬愛し信頼している作曲家たちである。間宮さんからは3日後にファックスで返事をいただいた。「再起にむけてがんばっておられる様子、さすがと、力強く感じます。左手のための曲、ぜひ書きたいです。これは、ぼくから舘野さん再起へのプレゼント」。簡潔だが、心の底から強く励まされる文章だった。

1年後に復帰のリサイタルを東京、大阪、札幌、仙台、福岡などの主要都市で行った。プログラムは前記ブリッジ作品に加え、バッハ／ブラームス編のシャコンヌ、スクリャービンの前奏曲と夜想曲、それに間宮さんの新作「風のしるし――オッフェルトリウム」、ノルドグレンの「小泉八雲の怪談による3つのバラード」であった。「風のしるし」の風は、アメリカ先住民族ナヴァホ族の創生神話で語られる神のことだ。ナヴァホの人々は、この地上に生きるものすべての誕生の時、生命を与えてくれるのはその風の神だと信じてきた。人はその体内を風が吹いている間だけ生きている。体の中で風が止めば、人は言葉を失い、死ぬ。手の指の先の「渦」は、はじめて体の中を風の神が通り抜けた誕生の瞬間に、風が残していった風紋だという。風(生命)のさまざまな姿を映して、全体を構成する5曲は雄勁な躍動と深い沈黙を、聴く人の心に刻みつける。

1972年から78年にかけて、ノルドグレンは10曲からなる「小泉八雲の怪談によるバラード」を作曲してくれ、75年には第1ピアノ協奏曲も書いてくれた。ついで2001年には第2ピアノ協奏曲も誕生。これらはもちろんすべて両手のための作品である。それらの作品を私は世界各地で演奏してきたし、LPやCDにも何回か録音した。「自分の得意な領域はオーケストラ曲、それと弦楽器である。ピアノは苦手なんだ」と渋るノルドグレンを説得して生まれた最初の曲は、72年の「耳なし芳一」であった。ピアノが不得手だという彼の言葉にもかかわらず、この作品は現代ピアノ曲の中でも傑作と呼ぶに相応しい、巌のような強さと深さを兼ね備えたものとなっている。左手のために新作の委嘱を受けて、ノルドグレンは「30年前の八雲の世界にもう一度帰ろうか」といってくれた。「振袖火事」「衝立の女」「忠五郎の話」と、常識ではとても理解できない不思議な出来事や、遠い昔の信じ難い奇妙な話を繋ぐのは、男と女の抜きがたい恋情である。この「小泉八雲の怪談による3つのバラード」と前後して、ノルドグレンは左手のためのピアノ協奏曲「死体にまたがった男」も書いてくれたが、これも八雲の怪談に基づいたものである。間宮、ノルドグレン作品は、いずれも20分を超えるかなり大きなもので、束の間の感興を映し出した、小品の多い左手のためのピアノ音楽の世界では、歓迎すべき充実した内容を持つものであった。加えていえば、両氏の作品は日本、フィンランドそれぞれにおいて、左手の世界を初めて切り拓いたという意味でも、新鮮かつ大胆で画期的なものであったといえよう。同時に、この2作により音楽界に復帰を果たした私には、ふたたび音楽ができる、またピアノが弾けるという強い歓びがあった。復帰してからの1年は、ただただ有難く、嬉しくてピアノに触れていたのだと思う。

吉松隆「ケフェウス・ノート」で協奏曲再デビュー

2005年の春には吉松隆の「タピオラ幻景Op. 92」が生まれた。吉松さんは一時松村禎三氏に師事したほかは、ロックやジャズのグループに参加しながら独学で作曲を学んだ人。フィンランドの大作曲家

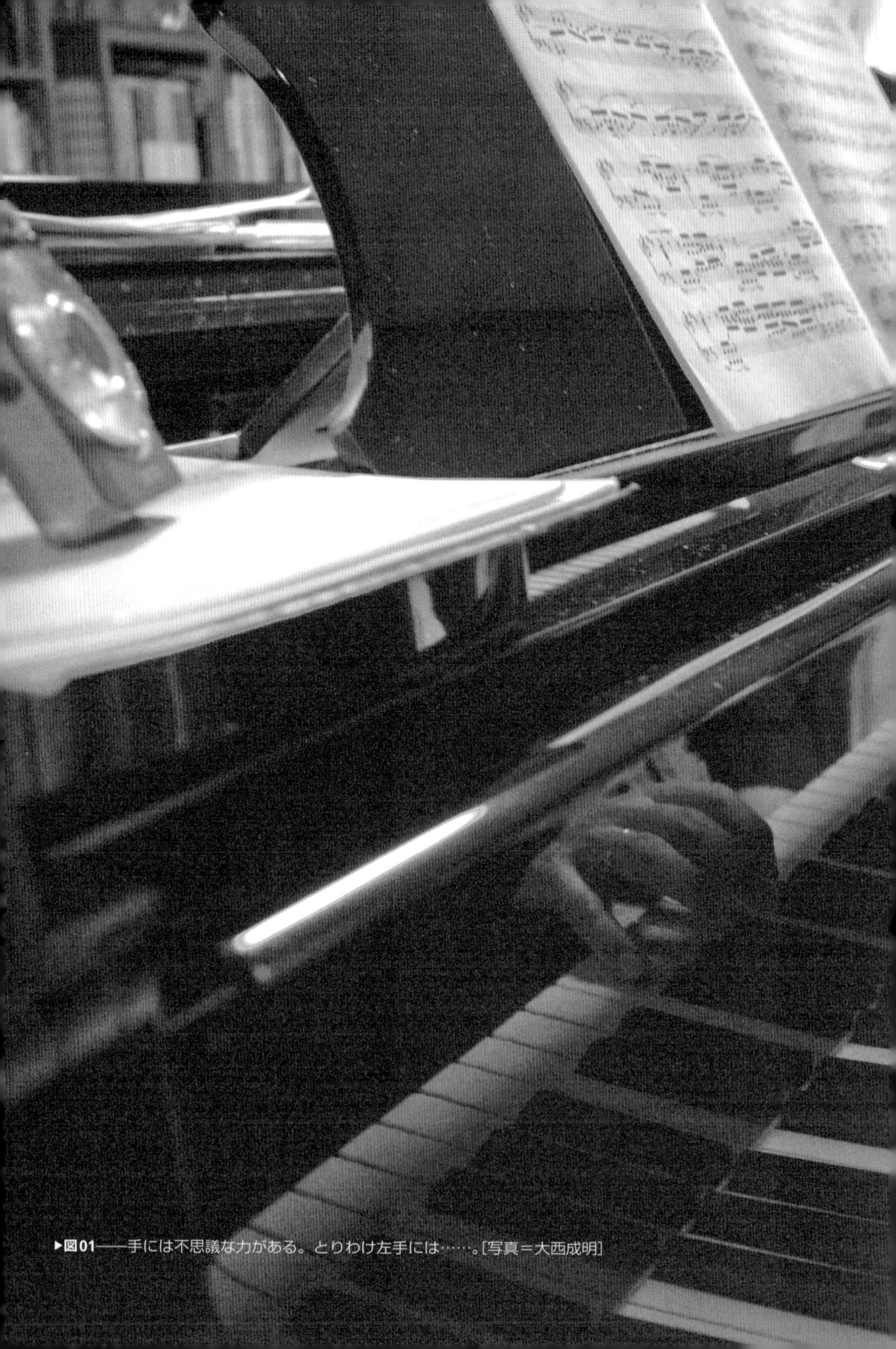

▶**図01**——手には不思議な力がある。とりわけ左手には……。[写真＝大西成明]

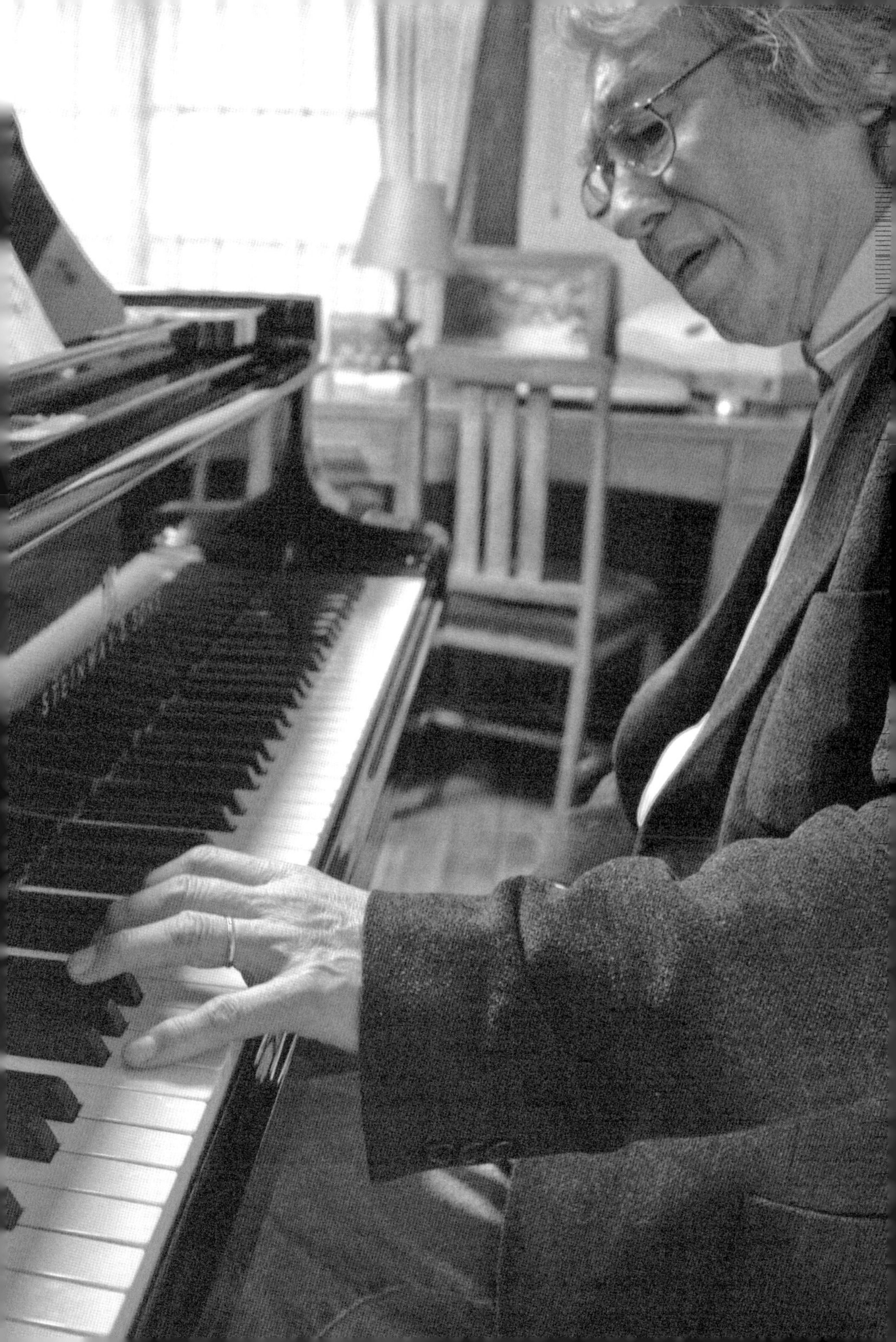

シベリウスの音楽を愛するという点でも私と交わる接点は大きいが、「朱鷺《とき》によせる哀歌」、オーケストラのための「鳥の連作」、ピアノのための「プレイアデス舞曲集」などの静謐な作風にも惹かれていた。私が音楽監督を務める北フィンランドの音楽祭にも、招待作曲家としてお呼びしたことがある。委嘱作品には「できうれば、北欧の森や風、光や水を感じさせる音楽を……」と、ささやかなお願いをさせていただいたが、「その言葉を耳にした途端、光と水と鳥と風が吹き抜ける森のヴィジョン(幻景)が頭を駆けめぐり、作品は速やかにかつ静かに形を成していった」と吉松さんは述べている。この作品は初演当初から聴衆の間に大きな反響をよび、以後2年半の間に、100回近くの演奏を重ねることになった。演奏を続けるうち、雄渾なバラードに成長し、いまなお大きく育っていっている点でも瞑目すべき作品だと思う。左手のために書かれた作品は制約が大きく、音楽としては充分な発言ができないのではないかというのが一般的な感触だが、「タピオラ幻景」ではそんな感じを受けるどころか、吉松さんの世界が大きく飛躍して、より自由闊達な境地に達しているのは驚くべきことだ。しかし、演奏は難しかった。特に最初の頃は、こんな作品を弾きつづけたら手を壊してしまうのではないかと思ったほどである。左右縦横で広域にわたる速い動き、手首に要求される角度と、その中での細かく素早い動きには苦心した。だが、演奏を続けるうちにそれも解決された。結局のところは、その音楽をいかに弾きこんでいるかである。

1本の手のなかに音楽がつまっている素晴らしさ

非常に難しく聴こえる間宮、ノルドグレン作品でそれほど苦労しなかったのは、この2人の作品を30年にわたって弾きつづけ、愛してきたことによるのだろう。もっとも「衝立の女」の終末部では、錯綜したポリリズムの中から旋律をいかに浮かび上がらせるかで苦労した。片方の手だけで、音楽のすべてを引き受けなければならない。それは左手演奏の宿命であるとともに、悦楽、喜びであるともいえるし、1本の手のなかに音楽がつまっている素晴らしさともいえるだろう。

このあと吉松さんは左手のための「アイノラ抒情曲集」「ゴーシュ舞曲集」、それに「3つの聖歌」という編曲集、3手連弾用に「4つの小さな夢の歌」、左手のためのピアノ協奏曲「ケフェウス・ノート」と続けざまに書いてくださり、私はそれらを携えて北海道から九州までどころか、フランスやフィンランドまで演奏して廻った。「ケフェウス・ノート」は吉松さんのピアニズムの集大成だと思うが、これはドレスデン歌劇場室内管弦楽団と5回の演奏を重ねた。左手だけだと音楽の守備範囲が狭くなるという通念を打ち破り、より豊かな世界が広がる、その可能性をはっきりと示したという点で、画期的なことだと思う。

05年の秋には林光の「花の図鑑・前奏曲集」、06年には末吉保雄の「土の歌・風の声」、谷川賢作の「スケッチ・オブ・ジャズ」という素晴らしい作品が誕生し、左手の音楽の世界はますます豊かになった。これらのほかにも菅野浩和「ソナタ・ノルディカ」ほか10指にあまる曲が書かれ、演奏の日を待っている。

左手で演奏するようになってから、ゆっくりとではあるが、右手がしだいに動くようになってきた。ピアノを弾くことはたとえ左手だけであっても、使うのは全身。身体全体が柔軟で自由でなければならない。左手で演奏し、感じ、考え、呼吸する。そのことが右手にも次第によい影響を与えているのだと思う。再び演奏できるようになった、その喜びも大きなエネルギーとして働いているに違いない。「脳溢血の症状が軽くて、不幸中の幸いでしたね」と時々いわれる。でも、相撲の大鵬親方も言っていたが、症状の軽い重いについては決して人には口を挟んで貰いたくない。もう音楽ができなくなるのではないかというのは、私にとってはすべてを奪われる生死の問題だったのだ。左手1本だけでも、なんら不足はなく音楽はできる。その思いが大きな力となって、徐々にわたしは闇から這い上がることができたのだ。

06年の11月に「舘野泉　左手の文庫(募金)」を設立した[★01]。現在、絶

夢はまだまだ広がっていく

対的に不足している左手のための作品を、創作委嘱することにより充実させたいと思ったのだ。左手のための作品は、鍵盤楽器が誕生した頃より200年近く、常に存在している。その数は500曲とも1000曲ともいわれているが、実際に演奏されているのはほんの一握りの作品であるし、楽譜を入手することも難しい。一方、左手だけしか使えないが、音楽を続けていきたいと願う人は、年齢に関係なく多いのである。

「舘野泉　左手の文庫」の基金により最初に誕生したのは、吉松隆の左手のためのピアノ協奏曲「ケフェウス・ノート」である。08年秋には基金の委嘱で末吉保雄、COBA、ノルドグレン、ソールドゥル・マグヌッソン(アイスランド)、コーディ・ライト(米国)の新作が誕生し、各地で演奏される。09年には、間宮芳生のヴァイオリンとピアノ(左手)のためのソナタほか、室内楽作品の委嘱を予定している。夢はまだまだ広がっていく。

注・参考文献

★01――「舘野泉　左手の文庫(募金)」事務局：〒150-8905 東京都渋谷区渋谷2-1-6 財団法人ジェスク音楽文化振興会内 tel: 03-3797-7698(土・日・祝祭日休) fax: 03-3499-8102.

★02――舘野泉『星にとどく樹――世界を旅するピアニスト』求龍堂 1996.
★03――舘野泉『ひまわりの海』求龍堂 2004.
★04――舘野泉『左手のコンチェルト』佼成出版社 2008.
★05――シュミット村木眞寿美『左手のピアニスト――ゲザ・ズィチから舘野泉へ』河出書房新社 2008.

intermezzo——#04

音楽の神が降りてくるところ……吉松 隆

人間は、(なぜか)音の動きに情緒や感情を感じる。美しいメロディを聴くと涙を流し、溌剌としたリズムを聴くと心が高揚し、なだらかなハーモニーを聴くと心が癒される。一説には、そういった「音楽」への感情的な反応は、人類にとっては言葉が生まれる遥か以前から親しんできた原初的体験に因むもののようだ。だから、音楽を感じるのは「感性」である。それは間違いない。

しかし、「音楽とは感性がすべてである」と断定すると、それは嘘になる。例えばピアニストやヴァイオリニストが素晴らしい音楽を奏でるには、「五線譜に書かれた記号を、運指に変換する作業」および「運指や弓遣いといった機械的行為を、感情表現に変換する作業」といった「知性」による処理が不可欠だからだ。

右脳　「確かに音楽を聴くだけなら〈気持〉があればいいんだろうけれど、音楽の演奏に関しては少なくとも〈楽譜〉や〈音符〉といった記号を理解する〈知性〉が必要だろうね」

左脳　「だから特に作曲家や指揮者なんかは理系の頭脳が必要になる。例えばクラシック音楽におけるスコア(総譜)というのは、それこそ70人から100人近い数のオーケストラの演奏家が演奏する音がすべて記号として書かれている。いわば建築の設計図みたいなもので、すべてが数値と計算式だからね」

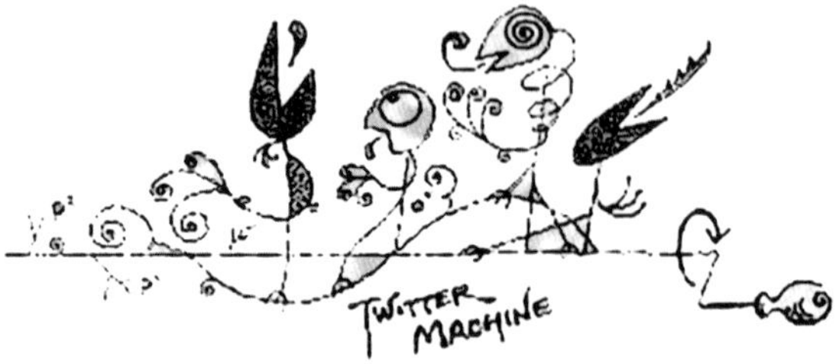

イラストレーション＝吉松 隆

右脳　「でも、そこから生まれ出る〈音楽〉は、そういった数字を離れてみごとな〈感情の世界〉を描き出すわけだ。不思議きわまりない世界だね」

＊

かれこれ30年ほど〈作曲家〉という職業をやっている私の個人的な経験から言えば、作曲という行為は「感性」と「知性」の間のキャッチボールで成立している感がある。

作品の最初の楽想は、確かに「感性」の世界（空の彼方）からふと頭の中に降りてくる。それは「何だか知らないけれど」切なくもの悲しかったり「何だか知らないけれど」心躍るような高揚感だったり、まさに「夢」のような感じで、それを具体的に言葉で説明するのは不可能だ。いわゆる「インスピレーション」という奴である。

しかし、作曲家はそれを音（メロディや楽曲）に定着させなければならない。頭の中でイメージとしてゆらゆらしているものを、具体的に音符に固定する。それが「作曲」なのだが、ここから先は完全に「知性」および「現実」の世界だ。なにしろ、楽譜に記述されるものは「最初の音はドなのかファの＃なのか」、「次の音はミなのかシの♭なのか」、「音価は四分音符なのか八分音符なのか」といった記号と数値の連続であって、そこに「気持」などを書き込む項目はないのだから。

右脳　「でも、それじゃ、感情が消えて頭デッカチになってしまうような気がするけど」

左脳　「その通り。だからこそ、感性と知性の間のやり取りが重要になってくる。感性で思い付いた楽想を、知性で数値化（変換）する。その変換したもの（音符）をふたたび感性がスキャン（走査）し、修正や増幅を施してもう一度知性にフィードバックさせる、という具合にね」

右脳　「ずいぶん面倒くさいことをやっているんだね」

左脳　「いや、これは普通の人でも普段やっていることだよ。例えば、暑いとか寒いとか感じる。これは感覚だよね。それが知性に変換されると〈肌寒い〉とか〈室温5度以下〉というような言葉や数値になる。すると、その言葉は感性によってスキャンされ、その対処法が知性にフィードバックされる。そして〈セーターを着よう〉とか〈暖房を付けよう〉とか〈温かい飲み物を飲もう〉というアクションに変換される。そのメカニズムが感性と知性のフィードバックというわけさ」

＊

このキャッチボールを、単純に「左脳＝知性」と「右脳＝感性」の間の問題と割り切ってしまうのはあまりに軽率だろうが、運動神経が交叉していることから、左脳が右手を動かし、右脳が左手を動かす、すなわち「左脳＝右手」「右脳＝左手」という分担があることは良く知られている。そこから、音楽における右手と左手の分担について、ちょっと注目してみよう。
例えば、ピアノ。この楽器の場合、右手は高音でメロディを弾き、左手は低音で伴奏を担当することが多い。一見、右手がメインで、左手が補佐のような構図だ。一方、ヴァイオリンやギターなどの弦楽器の場合は、左手指がフレットで音の高さやコード(和音)を作り出し、右手指が弓やピックで音を発する、という分業になっている。これは西洋楽器に限らず、世界中のほとんどの民族楽器で同じだ。
そして管楽器の場合。これは右手指左手指あわせてキイを押さえる(穴を塞ぐ)ことで音を作るので、役割分担としては均等のように思えるが、横笛も縦笛も歌口からもっとも遠い孔(キイ)に右手指を当てるのがほぼ万国共通。つまり、左手が楽器を支え、右手を自由にするのが基本だ。
右脳　「ということは、やっぱり音楽においても利き手(右手＝左脳)がイニシアティヴを取っているということなのかな？」
左脳　「いや。ここから出て来る結論は逆だよ。音を〈出す〉のは右手でも、その音を〈作る〉のは左手だということなんだから」
右脳　「音を〈作る〉?」
左脳　「例えば、弦楽器で音の高さを作るためにフレットを押さえるのは左手の指だし、ピアノでもコード(和音)やリズムを弾くのは左手だ。右手は、その上に乗っかってメロディを弾いたり外見上は派手に動いているけれど、音楽の本体は実は左手が担当していると言えるんじゃないか？　ということだよ」

音楽の本体は実は左手が担当している

＊

例えば、脳溢血によって一時は右半身の自由を失いながら、その後左手だけのピアニストとして活躍されている舘野泉さんの事例は、音楽脳(右脳)に連なる左手の優位性を証明しているように思える。右手は自由には動かず、左手一本だけの演奏家として活動されているが、その音楽自体にはまったく不自由さがないからだ。
興味深いことに「左手だけのピアニスト」というのは音楽史上少なからず存在するが、「右手だけのピアニスト」というのはまず聞いたことがない。このことを単純に「右脳・左脳」の問題だけで説明するのは危険だが、音楽の謎のひとつがここにあるのは確かなようだ。
ちなみに、(皮肉にも)左手だけのピアニストのために〈左手のためのピアノ協奏曲〉を書いた作曲家ラヴェルが、晩年交通事故で脳の一部を損傷した事例がある。そして、事故後「頭の中に音楽は浮かぶのだが、それを楽譜にできない」という障害に悩み続けたと言う。舘野さんの場合も、演奏に遜色はないものの、暗譜で（音符をすべて記憶して楽譜なしで）弾くというような「記憶力」や「処理能力」に関することは苦手になられたと聞く。これなども音楽における「右脳と左脳」の分担における興味深い事例だ。

右脳　「そう言えば、作曲家が作曲する時は、右手でペンを持って楽譜を書くよね。で、左手でピアノを弾く。つまり音楽を奏でる」

左脳　「指揮者も、右手で指揮棒を持って拍子を取るけれど、音楽の表現には必ず左手が出て来るしね」

右脳　「音楽の神が降りてくるのは、感性が宿る〈左手〉で、それを演奏や楽譜や表現の形にするのが知性の〈右手〉ということなのかな」

左脳　「音楽は左手に生まれ、右手で掴む。そして、その二者の中心に居るのが〈魂〉ということなんだろうね」

【癒す】——

4

脳損傷による芸術活動の障害と発現——神経心理学の視点から

緑川 晶＋河村 満

◉

ラヴェルの特徴的な
音色の使い方も、
もしかしたら右半球の
解放現象かもしれないと
考えられている。

はじめに

神経心理学は、脳の損傷によって生じた障害を通じてヒトの認知機能の理解をめざした医学と心理学の境界領域の学問である。神経心理学の源流である19世紀のブローカの時代から、障害された脳の領域に対応して特定の認知機能が局在すると考えられてきたが、近年は局在だけではなく、それらが相互に作用しあうネットワークとしての理解の重要性が指摘されている★01。脳と芸術に関する検討は、このことを再認識させてくれる可能性がある。
芸術の必須条件として創造性が指摘されているが★02、神経心理学の領域から創造性について言及するには残念ながら資料がまだ十分とは言えない。そこで本稿では、芸術に関連する諸活動(音楽、絵画、書字)を取り上げ、脳の障害との関連を見てゆきたい。

▶**図01**［上］——脳梗塞でウェルニケ失語を発症したピアノ教師の脳画像
▶**図02**［下］——このピアノ教師は発症後「たきび」の写譜も困難に

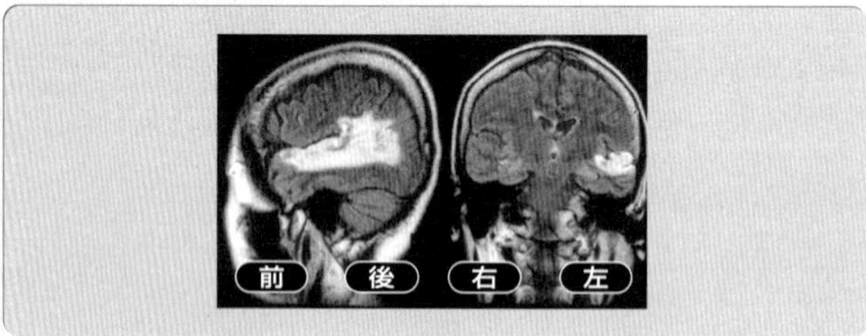

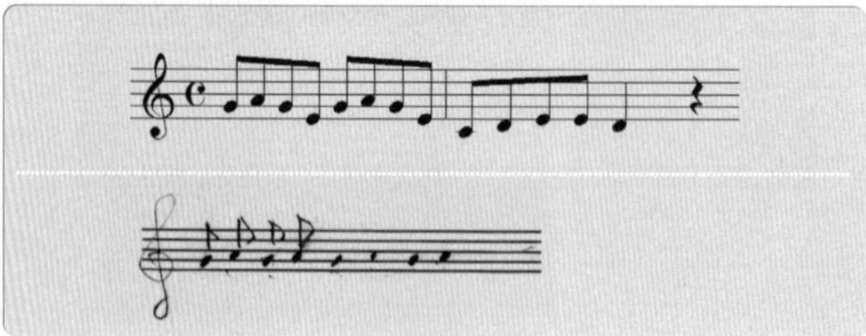

音楽

言語能力には問題が無いにもかかわらず生まれながら音楽が苦手な人がいることからも明らかなように、音楽と言語とは異なった能力である。このことが最も明瞭に表れるのは失語症の検討からである。失語症とは、脳卒中などによって脳の言語野が損傷され、言語能力が障害された状態であるが、そのひとつのタイプにブローカ失語がある。ブローカ失語は発話のタイプから非流暢型失語に分類されるように、発話の困難をおもな特徴とするが、単語の発音が困難なだけではなく、たとえ発音されたとしても音が歪んでいたり、単語のリズムがたどたどしかったりする症状を示す。このような患者さんに歌を歌ってもらうと、驚くべきことに8割以上が歌え、半数は歌詞を乗せて歌うことも可能であったと報告されている[★03]。すなわち同じように「言葉を発する」にもかかわらず、コミュニケーションの中で言葉を発する場合と、音楽の中で発する場合とでは脳の中のメカニズムは異なっているのである[★04]。

言語と音楽の独立性

ブローカ失語の多くは左半球に病変があることが知られている。このことから失語症で音楽の表現が可能なのは残された右半球が関与していると想定されてきた。実際、右半球病変例の多くは、音楽では障害を示すが、言語では障害を示さないという報告が多く[★05]、脳の左半球と右半球を別々に眠らせる麻酔法からも言語と音楽の独立性が確認されている[★06]。

それでは音楽能力のすべてが右半球の機能かというと、そうではないようだ。ブローカ失語と並びよく知られた失語症のタイプにウェルニケ失語がある。これは流暢型失語とも呼ばれるように比較的スムーズに発話が可能であるが、発話された内容は意味不明のことが多く、特に聞いたことの理解力が著しく低下している点を特徴としている。脳梗塞でウェルニケ失語を発症した患者さんの脳画像[▶図01]に明らかなように、このタイプの失語症も左半球の病変で生じることが多い。この方はもともと音楽大学を卒業したピアノ教師であったが、失語症を発症してからは音痴となり、楽譜の読み書きもできなくなってしまった[★07]。このように音楽の活動内容によっても関与する脳の領域は異なるようである。

また同じ活動でも経験や職業によっても関与する脳の領域は異なっているようである。今日では、ほとんどの人が何らかの形で聴いたり歌ったりして音楽と関わり、楽譜を読める人も少なくない。さらには言語と同じように書くという音楽活動をする人も一部いる。演奏活動を中心とする音楽家でも、少なからず書く機会があるだろうが、作曲家ではそれが日常的な活動である。先のウェルニケ失語の患者さんは、生徒に教えるために楽譜を書くことを日常的に行っていたが、失語症を発症してからは、よく知っている曲ですら楽譜を書くことができなくなってしまった〔▶図02〕。しかし同じようにウェルニケ失語を発症したロシアの著名な作曲家のシェバリンは、発症後も楽譜を書き続け、多くの作品を後世に残し、その作品も高く評価されている[★08]。

失語症発症後も楽譜を書き作曲したシェバリン

知人のある音楽家は、曲を考えるとそれが頭の中に絵(楽譜)として浮かんでくると述べていた。一方、指で拍子を取りながら、たどたどしく音符を並べている演奏家も少なくない[★09]。作曲家と演奏家は音楽の認知過程そのものが異なっているのかもしれない。またおそらく楽譜を書く頻度も目的も異なるのであろう。音楽活動の内容だけではなく、経験や立場によっても、関与する脳の領域は異なるのである。

以上は、脳の障害が音楽活動になんらかの障害、すなわち能力の低下を引き起こした例だが、脳の障害は必ずしもそのような低下を引き起こすとはかぎらない。20世紀を代表する作曲家のひとりにラヴェルがいる。「ボレロ」や「亡き王女のためのパヴァーヌ」などが作品として有名であるが、このラヴェルもまた脳が病に冒されていたのである。彼の病気の原因は変性疾患(神経細胞が徐々に死滅する病気で、アルツハイマー病もこれに含まれる)と考えられている。病気の進行とともに失語症状や失行症状(行為の障害)を示し、最終的にはピアノの演奏や作曲もままならなくなってしまった。しかし頭の中では音楽が鳴り響いていたという。すなわち頭の中の音楽を音符に置き換えることができなくなったのである。今となってはどのような音楽なのか知る術《すべ》がないが、少なくとも幾つかの曲は発病してから作られたことが知られている。その中のひとつが「ボレロ」である。異常なまでに繰り返されるリズムと旋律、奇抜な音色で彩られるこの曲は20世紀を代表する曲のひとつでもある。前頭葉機能の障害のひとつに保続現象という症状がある。これは同じことを何度も言ったり、同じ行動を繰り返したり、同じ考えから抜け出せないという症状である。図03のリズムは冒頭から最後まで実に169回も繰り返されていることから、保続現象の結果だと考える研究者もいる。★10 すなわち病気による能力の低下の結果として奇抜な曲が作り上げられたということである。しかし異なる楽器を同時に響かせるだけではなく、さらに並行に3度や5度ずらすことによって[▶図04]斬新な音色を作り上げている。これは単なる偶然の産物ではなさそうである。脳の標本が残っていないのでラヴェルがどのような病気なのか、脳のどこが障害されたのか推測の域をでないが、病気の進行の

▶図03[上]――ラヴェル「ボレロ」のリズムパターン
▶図04[下]――「ボレロ」の旋律
上段が1番ピッコロ、下段が2番ピッコロのパート譜。それぞれホ長調とト長調で表記されている。

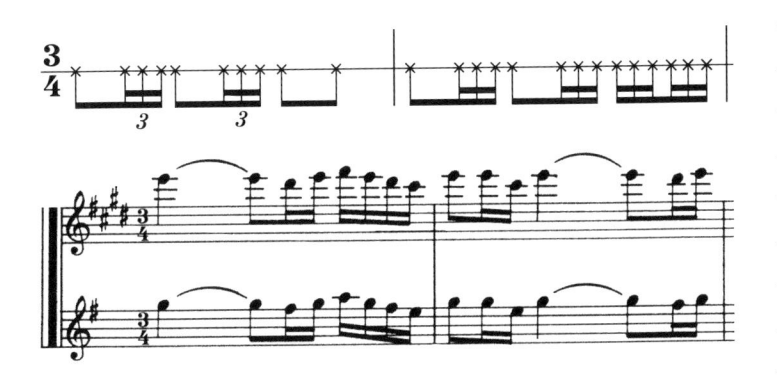

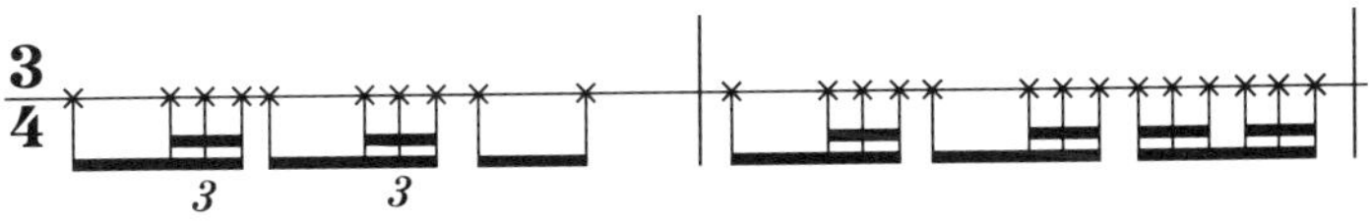

ようすから、最近では障害されたのは左半球で、病気の種類は「前頭側頭型認知症」ではないかと考えられている。前頭側頭型認知症とは、アルツハイマー病が脳の後方から萎縮が始まるのに対して、脳の前方、なかでも前頭葉や側頭葉から萎縮や機能低下が始まる変性疾患である。最近になって前頭側頭型認知症の患者さんの中に、左半球が障害されるにしたがって右半球にあるさまざまな能力が解放(亢進)される可能性が示されている。ラヴェルの特徴的な音色の使い方も、もしかしたら右半球の解放現象かもしれないと考えられている。[★11]

ラヴェルの特徴的な音色は右半球の解放現象か

絵画

描画の障害も脳の損傷によって引き起こされることが知られている。代表的な症状として、右半球の頭頂葉の損傷を中心として生じる半側空間無視と、左右いずれかの頭頂葉の損傷で生じる構成障害がある。半側空間無視は、一方の空間に注意が向かないだけであるが(→174頁以下参照)、構成障害はより全般的な障害である。図05は構成障害の患者さんが描いた(写した)図形である。半側空間無視の患者さんの描画は、少なくとも半分は正確に描かれているが、この患者さんの描画は全体に崩れている。しかしよく見ると右端にある菱形や階段状の線などの部分は正確であり、それが全体の中で適切に配置されていないことが分かる。あたかもピカソの「ゲルニカ」のように、部分と全体の関係が崩れているとも言えるのである。

このように脳の障害がさまざまな形で描画に影響を与えることを見てきたが、それでは芸術家が脳に障害を受けるとどうなるであろうか。Zaidelは脳に障害を受けた画家の画風がどう変化するのか、これまでの報告をまとめている。[★12]すると興味深いことに、その多くの画家が脳に損傷を受けても創作活動を続けることができたそうである。また場合によっては、受傷後のほうが評価された場合もあるようである。もちろん、脳損傷によってまったく作画に影響が無いわけではなく、半側空間無視のため左半分が欠如した自画像を描いた例なども報告されている。しかし本質的な障害には至っていない。また、右半球病変では比較的高い頻度で構成障害が生じることが知られているが、右半球病変の画家では、これまで報告されている限り作画は影響を受けないようである。先に述べた作曲家の例もそうであるが、日常的に特定の活動を行っている場合には、そうではない人とは異なった脳の使い方をしているのかもしれない。

脳損傷によって画家の画風が変わるだけではなく、脳の障害によって、それまで絵を描く習慣がなかった人が絵を描き始める例も報告されている。これも先の音楽の項で触れた前頭側頭型認知症、なかでも言葉の意味に障害が生じる意味性認知症の場合である。意味性認知症とは、言葉の意味が選択的に障害される病気で、たとえば皆さんであれば「バナナ」と聞けば、「黄色くて、細長くて、皮を剥いて食べ、甘い味がするもの」と連想され、その言葉がなにを意味す

▶**図05**――構成障害の患者による模写

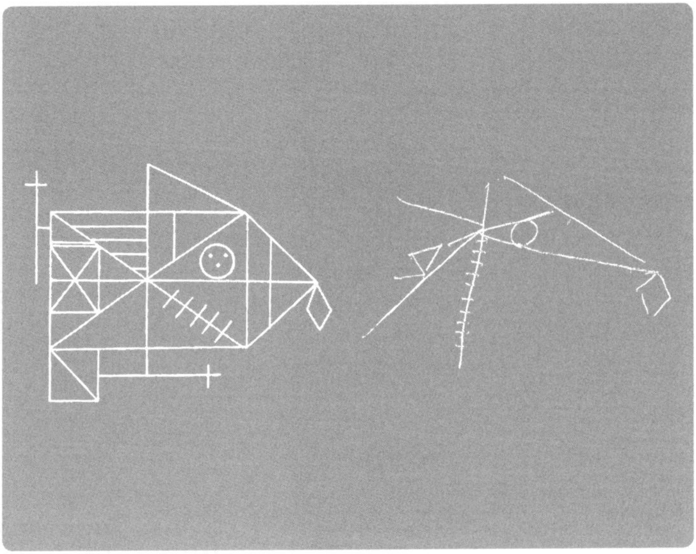

るのかすぐに理解できるであろう。しかし意味性認知症の患者さんの場合、「バナナ」と聞いても、まるで外国語を聞くかのように「バナナ」がなにを指すのか分からないのである。障害が軽い場合には、聴いて分からなくとも本物のバナナを見れば、それが何であるかすぐに分かるが(もちろん名前は言えないが)、障害が重い場合には実物を見てもそれが何かわからない状態になる。そして、このような患者さんの中に、模写であったり自発的な描画であったりと描き方はさまざまであるが、写実的な描き方をするようになる人がいる。図06は、それまで絵を描く習慣が無かったにもかかわらず、意味性認知症を発症してから写実的な絵を描くようになった患者さんの作品である。[★13] この絵は記憶に基づいて描いたものであるが、葉脈や特徴的な葉の形状まで詳細に描かれていることが分かる。

病気の進行とともに新たな活動が生じる

このように音楽だけではなく、絵画においても病気の進行とともに新たな活動が生じることが分かったが、これらが芸術といえるのか

▶図06——意味性認知症の患者の絵

絵を描く習慣がなかったのに、発症後に写実的な絵を描くようになった。葉脈や葉の形状などは記憶に基づいて描かれている(From Midorikawa et al.★13; with permission of S. Karger AG)。

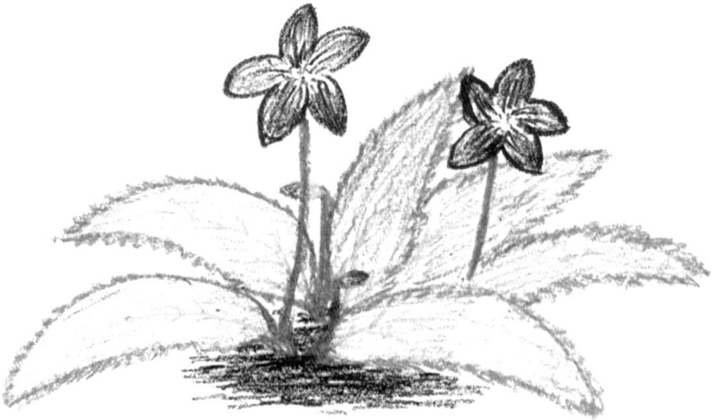

どうか、またこれらの技能が新しく獲得されたものなのか、それとも脳に備わった能力が発現してきたものなのか、などに関しては今なお議論が分かれるところである。

書字

脳の損傷によって書字の障害が起こることも稀ではない。単に字が書けない、字を忘れたというだけではなく、実にさまざまなパターンの障害が生じることが知られている。失語症と同じように病変はおもに左半球で、特に頭頂葉や前頭葉を中心としている。障害が書字にのみ生じた場合を純粋失書、書字と読みの障害が合わさった場合を失読失書という。日本語では、さらに漢字の障害と仮名の障害がともにあらわれる場合と、それぞれが個別に障害される場合がある。また書字の障害パターンによっても細かく分類され、失文法、空間性失書、構成失書、小字症などに分けられている。日本語における失文法は、助詞の欠如として表れ、「娘が　来た」というところを、「娘　来た」という具合である。空間性失書は紙面の適切な位置に文字を配置できない障害であり、構成失書は文字を適切な形態に書けない障害、小字症は小さな文字しか書けない障害である。さきほど述べた音楽の書きに関してはリズムの書きと音高の書きが区分されているが、これほど詳しくは分類されていない。おそらく描画においてもさまざまなタイプの障害があるのかもしれないが、これまで注目されることはなかった。文字の書きの障害がこれほどまでに詳細に分類されているのは、多くの人が書くということに携わっているため、それだけ関心が持たれているのだろう。しかし書きの障害といっても、関心の多くは文字そのものや文法的な側面にとどまり、その内容にまでは関心が及んでいない。

音楽や絵画においては、それらを職業とした人たちとそうではない人たちとのあいだで、異なった障害の表れ方をしたが、書きにおいてはどうであろうか。おそらく書きにおけるプロフェッショナルは2通りあるであろう。ひとつは作家や詩人、もうひとつは書家である。脳損傷によって作家が障害された事例は存在するが、書家が脳損傷によって影響を受けた例は、これまでに報告を認めない。

音楽や描画だけではなく、やはり書きにおいても脳の障害が積極的な影響を与えることが知られている。Bensonはてんかんに伴う人格変化の特徴をGeshwind症候群としてまとめた[★14]。その中のひとつとしてハイパーグラフィア(書字過多)という症状がある。図07はその例である[★15]。この方は50代になってから記憶障害や性格変化を示し、しばらくしてからてんかん発作を発症した患者さんで、彼女の手帳には小さな欄を使ってその日の出来事が非常に克明に記載され、病状日記には大学ノート数ページにわたって、一見取りとめも無いような症状が記載されていた。しかし詳しく見てみると彼女の「なにかを表現したい」という衝動をそこから読み取ることができる。以下にその一部を抜粋する。

▶**図07**——ハイパーグラフィア(書字過多)の患者の大学ノート

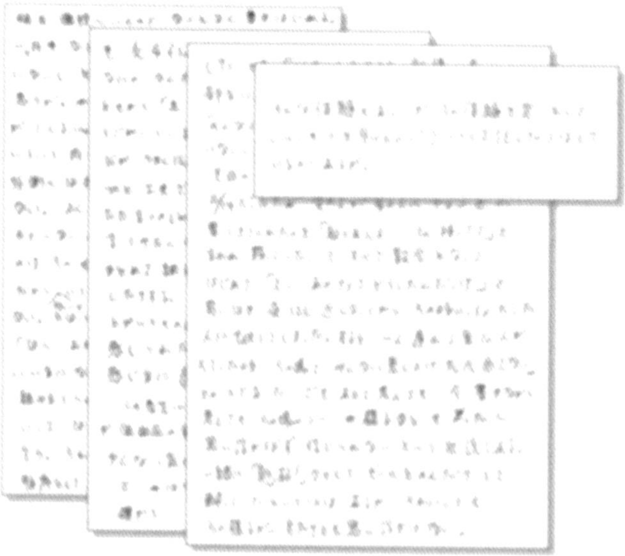

> 明日、病院へ行くので、なんとなく書きはじめる。一ヶ月中、なにもなかったかどうかと覚えてはいないし、ともかくいろんな老化かとも思うが。やっぱり、人間としての内から沸き上がってくることが、どこにも表現できないと、いろいろ内側につもりつもってくるのか、時には外側へはき出したくなるのかもしれない。よく、障害者(心の)などが意味もわからないようなことをブツブツ言っていたりするのは、そのせいかもしれないなどと思う。だから〈時には〉いろいろなことを話したくなるのかもしれない。……(中略)……いいたいことも充分伝えられるときもあるが、なにがなんだか、わからなくなってしまい、ともかく「出したいなにか」がもやもや内面にうごめいているカンジが残っていたりもする。……(以下略)。(以上、原文ママ)。

『カラマーゾフの兄弟』はハイパーグラフィアの結果か

このように病気が文字を書かせるのである。

てんかんが芸術家の創作活動に影響を与えていたと考えられる例も存在する。もっとも有名なのはドストエフスキーであろう。てんかんであった彼は、周知のように『罪と罰』や『カラマーゾフの兄弟』のように非常に長大な作品を書き上げているが、これも、ハイパーグラフィアの結果ではないかと考えられている[★16]。

おわりに

以上のように、脳の機能障害によってさまざまな活動に影響が生じることを見てきた。もし脳が単なる情報処理装置の集合体であれば、それぞれの装置が壊れてしまえば、それまで担っていた機能が失われてしまうのであるから当然のことかもしれない。しかし、これまで見てきたように、どうやら脳は単なる情報処理装置の組合せではないようである。損傷を受けることによって、機能が失われるだけではなく、障害とは関係のない機能が新たに表れることは事実である。このように、脳と芸術に関する検討からは、損傷部位＝機能障害の図式のみならず、単なる足し算では表現されない脳の各種機能の複合的な関わり合いを垣間見ることができるのである。

参考文献

★01——Kapur N. Paradoxical functional facilitation in brain-behaviour research. *A critical review. Brain*, 1996 Oct; 119(Pt 5): 1775-90.

★02——新村出編『広辞苑』第5版　岩波書店 1998.

★03——Yamadori A, Osumi Y, Masuhara S, Okubo M. Preservation of singing in Broca's aphasia. *J Neurol Neurosurg Psychiatry*, 1977 Mar; 40 (3): 221-4.

★04——河村満「失音楽（amusia）——表出面の障害について——」『音声言語医学』1996; 37 (4): 468-73.

★05——緑川晶「失音楽」『Brain and nerve ——神経研究の進歩』2007; 59(8): 865-70.

★06——Gordon HW, Bogen JE. Hemispheric lateralization of singing after intracarotid sodium amylobarbitone. *J Neurol Neurosurg Psychiatry*, 1974 Jun; 37(6): 727-38.

★07——Midorikawa A, Kawamura M, Kezuka M. Musical alexia for rhythm notation: a discrepancy between pitch and rhythm. *Neurocase*, 2003 Jun; 9(3): 232-8.

★08——Luria AR, Tsvetkova LS, Futer DS. Aphasia in a composer (V. G. Shebalin). *J Neurol Sci.*, 1965 May-Jun; 2(3): 288-92.

★09——緑川晶『楽譜表記の神経心理学的研究』風間書房 2005.

★10——Cybulska E. Bolero unravelled. A case of musical perseveration. *Psychiatric Bull.*, 1997; 21: 576-7.

★11——Amaducci L, Grassi E, Boller F. Maurice Ravel and right-hemisphere musical creativity: influence of disease on his last musical works? *Eur J Neurol.*, 2002 Jan; 9 (1): 75-82.

★12——Zaidel D. *Neuropsychology of Art: Neurological, Cognitive, and Evolutionary Perspectives* (*Brain Damage, Behaviour, and Cognition*). New York: Psychology Press 2005.

★13——Midorikawa A, Kawamura M, Fukutake T. Dementia and painting in patients from different cultural backgrounds. *Eur Neurol.*, (in press).

★14——Benson DF. The Geschwind syndrome. In: Smith D, Treiman D, Trimble M, eds. *Advances in Neurology*, Vol 55. New York: Raven Press 1991:411-21.

★15——緑川晶＋吉村菜穂子＋河村満「てんかん性健忘」『高次脳機能研究』2004 May; 24 (2): 139-46.

★16——アリス・W・フラハティ『書きたがる脳——言語と創造性の科学』吉田利子訳, ランダムハウス講談社 2006.

【癒す】

5

共感覚者のイメージ世界

中井久夫

◉

ひとつの感覚に対して、
主音に対する
倍音のようなかたちで、
すべての感覚を
ともなっているのが
本来で、多くの人は
成人になるとむしろ
それを抑制している
のではないか……。

文字を覚えたときには
色がついていた

ひとくちに共感覚といっても、音を聴いていると色がうずまくという人や、味に形がともなう人とか、さまざまあるようですが、私の場合は、文字に色がつくのか、文字の音《おん》に色がつくのかよくわかりませんが、小さいころから、文字に色を感じています。

単語や文章になると、個々の文字の色が滲み合ったような感じで色がつきますし、作品にも漠然と色を感じます。しかし、必ず文字が主です。

単語や文章になると、個々の文字の色が滲み合う

私は文字を覚えたのはひらがな、カタカナよりも漢字のほうが先なので、共感覚を自覚したのは、漢字が最初で3歳のときでした。でもそれは、私にとってとくに珍しいものでも、困ったりわずらわしいものではありません。十代のはじめの頃は友人同士が、お互いの世界を照らし合わせる時期ですが、詩を書く者もいて、「アは何色か」とか「君の名前はどんな色」とか「詩というのは色を考えるとよくわかるね」とか、自然に話し合っていたので、人は皆そういうものだと思っていました。相手を選んで話してきたのか、類は友を呼んだのかわかりませんが、少なくとも「そんな馬鹿な」という反応に出会ったことはありませんでした。また精神科医として臨床の現場にいたこともあって、人さまざまと実感しており、私が特別なものとは考えてきませんでした。

ニューロンというのはネットワークシステムですから、視覚や、聴覚、味覚、嗅覚、触覚など、当然連絡はあるはずです。個別感覚として捉えるには、むしろ消去したり抑制しているのでしょう。ひとつの感覚に対して、主音に対する倍音のようなかたちで、すべての感覚をともなっているのが本来で、多くの人は成人になるとむしろそれを抑制しているのではないかと思います。

たとえば、私たちの頭の中では、脈拍の轟音がしているはずですが、それをみんな消している。耳鳴りにはさまざまな原因がありま

すが、老人になると、抑制系がある程度ゆるんできて、音が聴こえてしまうケースもあります。

「ア」というのは温かい音で、「イ」は鋭く、「オ」はちょっとくぐもって、「ウ」と「エ」はその中間、という感じは誰でももっているでしょう。音(文字)に対する"色"を人に問うと、その答えの半分近くを「当たらずといえども遠からず」、残り半分近くを「そういえばそうかなあ」、一部を「えっ、そんな感じ方もあるか」と思うのが、私のこれまでの体験です。学校で教育して揃えなかったものに関しては、この程度の比率は、自然ではないでしょうか。

人間はほぼ1000万(10^7)の色まで識別できるといわれていますが、もどかしいのは、色の微妙な違いを言葉では表現できないことです。ひとつの言語の単語全部を挙げても数十万語ですから。共感覚が話題にのぼらない一因は、言語の絶対的貧困性によるところが少なくありません。

バリーンとケイは、横軸に虹のスペクトル40段階、縦軸に白から黒まで明るさ8段階をとって、人間に見える基本色を一目瞭然としました。[★01] 虹の色のなかにピンクや茶色はありませんが、こうすると明るいほうへいくとピンク、暗いほうへいくと赤みをおびた茶色がでてきます。線で仕切られた320の長方形の色は連続的に変わっている。彼らは、20ぐらいの民族について、それらの長方形の色の呼び名を調べたところ、もっとも少なくて3、だいたい11から13が基本的な色の名であると結論しています。あとは「何々のような」としかいえないのです。

アルファベット26文字 それぞれの色

アルファベットに感じる色も、とても精確には程遠く、動揺もありますが、悲しみをもって、言語という粗雑なもので表現してみましょう。これはあくまで1字単独の場合です。

A——明るい赤。といっても一様ではなく、ふちのほうが黄色みを帯びるような感じ。書き順、動きに反応しているように思えるし、「ア」という音に反応しているようでもある。ランボーは「A」が黒だというが、あれは詩人としての仕掛けであろう。
黒という人に逢ったことがない。

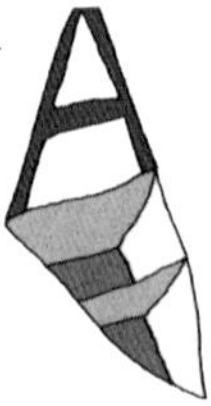

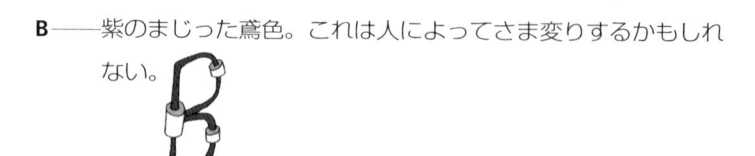

B——紫のまじった鳶色。これは人によってさま変りするかもしれない。

C——卵色っぽい白さ。オフホワイトか淡黄色。これはいろいろな人が結構一致する。

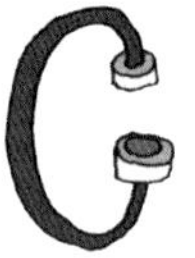

D——Bと似ている鳶色、というか焦げ茶色に近い。

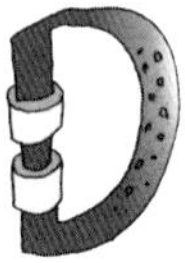

E——あざやかで青っぽい、しつこくない緑。遠くに感じる。

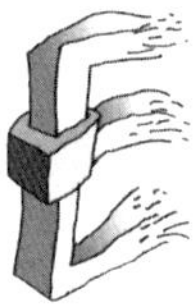

F——青空の青ではなく、もっとコバルトに近い白っぽい青。Eより近く。以下、距離の遠近があるのだが省く。

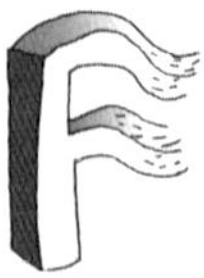

G——薄い黒い焦げ茶。

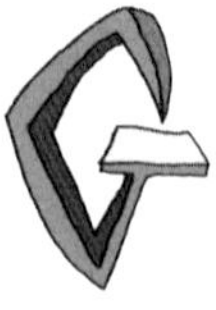

H——炒り卵のような、少し赤みのある黄色。

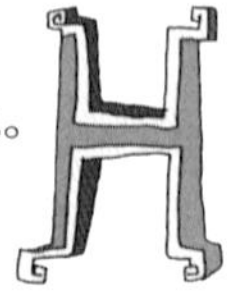

I——光沢のない白、オフホワイト。

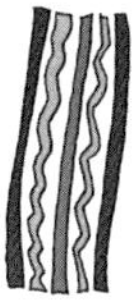

J——ちょっと薄汚れた白。JAPANとか単語となると、
またぜんぜん違ってくる。

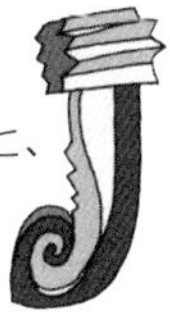

K——緑だけれど葉っぱの緑ではなく、港町の雨風にさらされて少し風化した看板の緑。

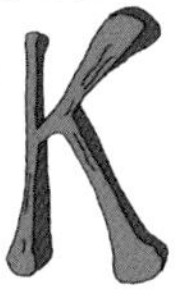

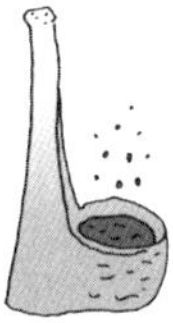

L——暖かみのある黄色。プリンの横のような色。

M——青と緑とまじった植物的な青緑。

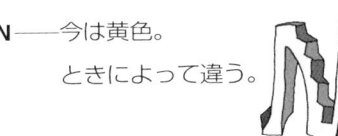

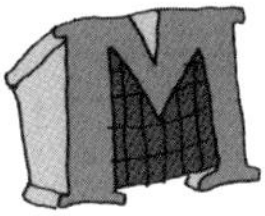

N——今は黄色。
ときによって違う。

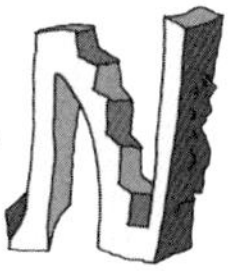

O——薄い黒。ネズミ色ではまったくない。

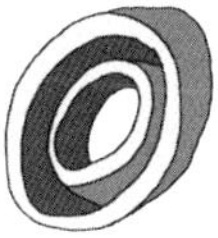

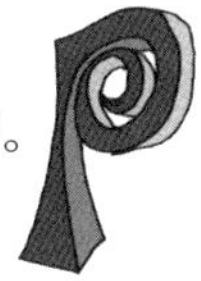

P——黄色と橙のあいだ。

Q——青紫の薄い色からネズミ色にゆれる。

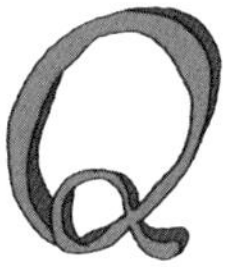

R——花蘇芳《ハナズオウ》色。藍紅《らんこう》色。

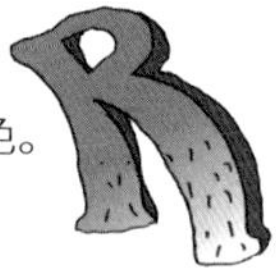

S——寒色。色としては薄い。白で薄いきざみがはいっている感じ。

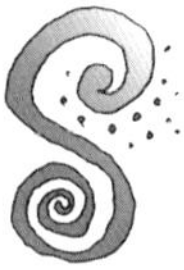

T——あまり濃くない赤。黄色と黒っぽさとが混じって赤錆に近い色。

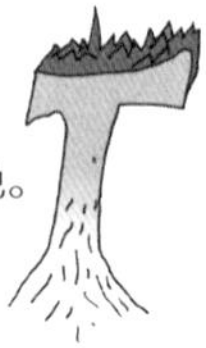

U——ある種の擬宝珠《ギボウシ》の花の色。青、紫、白の混じった色。薄い色だが淡い色というと少し違う。

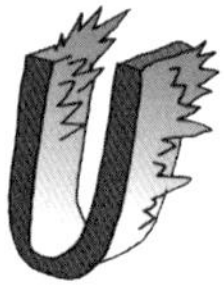

V——濃い緑に少し赤紫がまじる。モネの睡蓮の絵の水面に近いか。

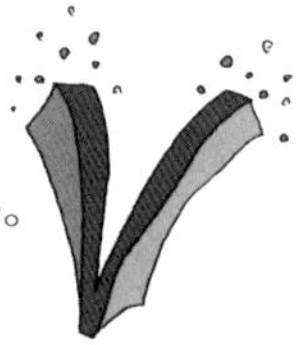

W——Vと色が争う。濃い紺色、緑、暗い夜の色になったりして、ゆれる。
疑問詞に使われることが多く、単独ででてこない。
「ワ」となると赤もはいる複雑な色。

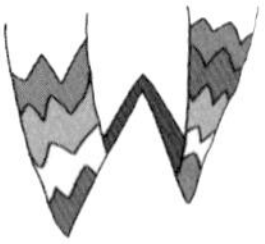

X——色がはっきりしない。少しよごれた白。
数式にでてくると黄色みをおびて純度が高くなる。

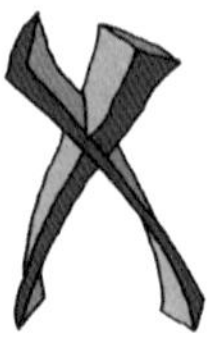

イラストレーション＝川村 易

Y——少しよごれた茶色。焦げ茶に近い。空色をもどこかで感じることがある。それはギリシャ語かギリシャ語由来の言葉の場合。

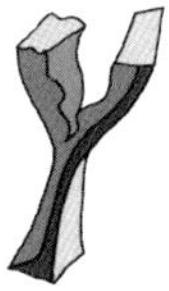

Z——太陽にむけて目をつぶったときの色。赤と茶色と卵、卵に少し醤油を入れてかきまぜた色。それは思いきり単純にすれば輝く黄土色とでもいうか。

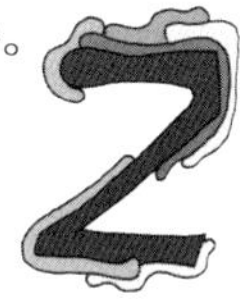

小文字をイメージしてみましょう。形が違っても、まったく違う色はでてきません。とすると音の影響が大きいのでしょうか。
ただ私の場合は漢字にも色がつくので、この場合は読みによってぶれたりはしません。英・独・仏語などの読み方の違いの影響もほとんどありません。
私の名前をローマ字で綴るとどうでしょう。それぞれの文字の色の痕跡はあっても、全体として滲み合って、ひとつの帯になっています。
私はこれまで、英語(サリヴァン、バリント)、フランス語(エランベルジェ、ヴァレリー)、現代ギリシャ語(カヴァフィス)など、精神医学の本や詩を翻訳してきましたが、どうも単語の色が記憶に関わっているようです。ロシア文字は縦線が強調されて太いためか、全体として黒っぽい印象があって、単語が覚えにくく苦手です。色彩だけでなく、明暗もあるのですね。
イタリア語は原色の集まりで明暗がはっきりしているという感じがありますが、ラテン語の詩には水晶のような鉱物的な印象があります。ギリシャ語は中間音があって、むしろ植物的です。マラルメのフランス語の詩を読んでいると、明るい色は少ない。どちらかというと透明で暗く、黒く青く、白などが見えます。彼の詩は題もだいたい夜が多くて鏡や氷のイメージです。マラルメは英語の教師でしたが、「night は“夜”なのに明るいのは変だ」といっていたそうです。詩人によっても、ひとりの人の詩によっても、そこからただよう色は違う。

また詩に色を感じるのは確かですが、文字の配置も大切で、漢字、ひらがな、カタカナ、改行、行の上げ下げ、すべて意味があります。詩の短い行はゆっくり読むか、次への行への休止が長いはずです。改行ではスピードないしリズムが変わる。朗読したときの音はもちろん大切ですが、唇の感覚、口蓋を空気が通る感覚とか、舌の感覚、口角や唇を上げ下げする筋肉の感覚などの果たす役割も見逃せません。文章としてのなめらかさ、きめ、運動感覚も大事です。少なくとも詩を読むときには、誰でも無意識のうちに複数の感覚を同時に味わっているのではないでしょうか。

私の程度では不便ということはありません。文章を書く時の導きの糸のひとつになっているでしょうか。共通感覚も含めて、イメージがまったく湧かない、意味だけの文章がありますが、これは索漠としています。イメージがまとまらなくてバラバラな文章がいちばん困ります。法律や公文書は苦痛です。数式は別の美しさです。ふつうの文章と同じ意味では無色です。

言語化しえぬ 心の世界によりそうアートセラピー

私がウィルス学から精神医学に転じた1960年代は、鉄格子窓の病棟に、当時は分裂病と呼ばれた統合失調症の患者を拘禁している時代で、精神科医であることはどこか後ろめたさがあると公言している人がたくさんいました。発病期の患者はよくしゃべるので、病状が進行していくときの陳述記録や観察はなされていたのですが、回復期の患者はほとんどしゃべらないので、研究もないにひとしい状態でした。

そんななか、私が精神科医に変わって３人目か４人目の患者２人が自然に絵を描きだしたのです。ひとりは女子大生でしたが、作業療法でタイプライターを打っていて、くしゃくしゃに丸めてあった紙に目の絵のようなものが描いてありました。「こういうものは描くの」と聞いたら「描きます」というので、その人とのアートセラピーがはじまりました。

もうひとりは、自分で粘土を買ってきて、なんとか動物の形をつくろうとしはじめました。最後に人間の形ができたときには非常に喜んで見せてくれたものです。この人はまた、手本が描いてある絵の入門書を買ってきてなんとか模写しようとしました。ネコがネズミを追いかけているような絵を描いて、ネズミが私でネコはだれだれと説明してくれるのです。

言語には圧倒的なイメージを減圧する作用があって、単純なことを順を追って関係づけていくことはできても、複雑なことを一挙に提示することはできません。この２人の絵や粘土細工を見て、これらはまさに彼らの心の状態を表していることに気づきました。私のアートセラピーは絵の完成度や上手下手をいっさい問題にしない、患者とのコミュニケーションの手段です。

言語には圧倒的なイメージを減圧する作用がある

当時、絵を自発的に描く人は2、3パーセントといわれていたので、描きやすい方法をいろいろ工夫しました。1969年には、河合隼雄さんがスイスからもってきた箱庭療法にヒントをえて、「枠どり」した紙に、「川・山・田・道・家・木・人・花・動物・石」という10の要素を順に描いてもらって全体をつくる風景構成法なども考案しました。

統合失調症の回復期の患者は、ほとんど寝ていて黙っているので、進展の具合が見えなかったのですが、絵を描くようになって、明らかに変化が見えるようになりました。もちろん何年もかかる場合もありますが、枯れていた木が緑になったりします。

回復期ほど劇的に人間が変わることはありません。このプロセスを表現できるのは、絵や粘土細工だったのです。絵はほぼ40、50枚描くと回復して、それから先はあまり変化はなくなります。
回復とはカテゴライズする能力、言語化の能力が重視されていますが、もっと前段階の回復プロセスこそ、劇的で、患者によりそう意義も大きいと実感しています。
色彩はなるべく多くの色を選べるように画材を用意しました。まっ先に減るのは、緑です。いろいろな国の画材のサンプルを試しましたが、色合いは国によってすごく違う。オランダは茶色っぽくて、まさにレンブラントの世界。緑は少ない。日本の画材は緑の種類が多く、患者にとっても使いやすかったようです。

統合失調症の回復期ほど劇的に人間が変わることはない

プロセスを継時的に観察する手法は、ウィルス学から学んだものですが、人はさまざまで、調子や状態もおりにふれて変化するという実感は、共感覚に淵源があるのかもしれません。共感覚があるから創造的とはかぎらないでしょうが、多少徴候に対する感度や記憶、芸術を彩る作用はもたらしてくれるようです。

（文責：編集部）

参考文献

★01――Berlin, B., Kay, P., *Basic Color Terms*. University of California Press. 1969 / Stanford Univ Center for the Study. 1999.

★02――中井久夫『最終講義』みすず書房 1998.

★03――中井久夫『徴候・記憶・外傷』みすず書房 2004.

【癒す】———

6

音楽の起源——福祉工学の前線から

伊福部 達

◉

音の福祉工学と、
幼い時から
聞かされていた
叔父[伊福部昭]の音楽を
重ねながら
「音の起源」についても
「個体発生は系統発生を
繰り返す」というルールが
成り立つという仮説を
立ててみた。

はじめに

個体発生は系統発生を繰り返す

音楽は、元来、論理的・哲学的あるいは説明的なものというよりは脳の深部感覚にうったえる原始的な刺激ではないかと思われる。生物において「個体発生は系統発生を繰り返す」というように、ヒトの脳が旧皮質から新皮質へと進化する過程でも、旧皮質に刻まれた音に新しい音が蓄積され、いつしか新皮質では音楽へと結実していったのではないかと想像している。つまり、ヒトにいたる何億年という歳月にわたり、地球環境で生まれるさまざまなリズムが振動として脳の深部に刻まれ、あるときは危険を知らせる音として、あるいは喜びや安らぎを与える音として記憶され、われわれの情動や情緒が形成されてきた。さらにヒトになってからは、生活環境や暮らしぶりによって多様化した民族ごとにさまざまな歌や踊り、楽器が生み出され、美観

▶**図01**——有毛細胞の毛のたわみとヒトの有毛細胞

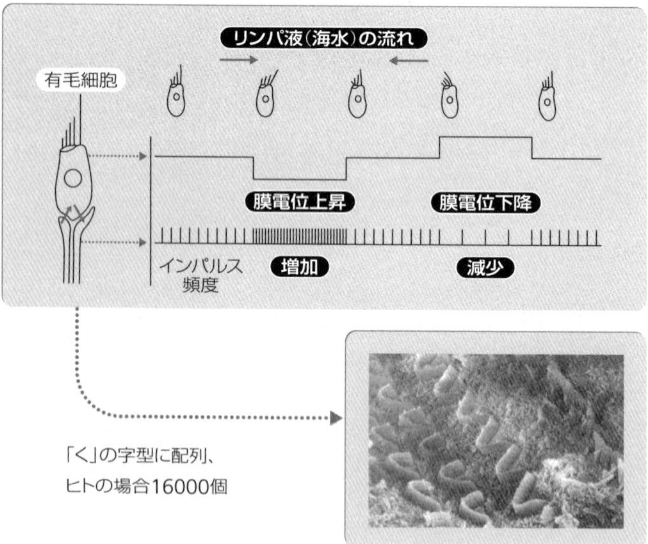

や感性に訴える総合芸術としての音楽として昇華され、新皮質に刻まれていったと想像するのである。
私が長年取り組んできた「聴覚と音声」の障害を技術で支援する福祉工学という狭い窓口を通じて、音楽の起源について独断的ではあるがひとつの仮説を立ててみたい。

聞くことの起源とタクタイルエイド

哺乳類の聴覚の起源は、魚の横腹の表面に付いている「側線器」と呼ばれる一種の「触覚センサ」である。側線器には毛の生えた細胞、すなわち「有毛細胞」という機械的センサが配列されており、海水の動きで毛がたわむと有毛細胞の膜電位が上昇する。すると、それにつながる神経が発火し、いくつかの中継所を経由して中枢で音として知覚される。魚が餌を広く求めて陸上で生活するように進化したときには、側線器を基底膜という薄い膜の上に配列し、蝸牛管の中に海水と同じ成分であるリンパ液で包み込んで、海を後にした[▶図01]。同時に空気の振動を液体の振動に変換するための中耳が発達し、微弱な空気振動でも蝸牛内のリンパ液に伝わり、有毛細胞で感知できるようになった[▶図02]。有毛細胞の毛の動きは、換算すると水素原子核の直径ほど変化すれば音として知覚されることになる。ヒトの聴覚は、生物が極限まで達して獲得した感度の良い振動センサといえる。
海で生活していた魚たちは、敵が来たときの海水の動きは荒々しく感じ、すぐに逃げよという信号、すなわち神経インパルスを全身に送っていたはずである。一方、静かにただよう海水中ではリラックスして休んでいて良いという信号が全身に送られていたことであろう。ヒトもまた、耳のなかの海水の動き、つまりリンパ液の動きは「リズム」となって有毛細胞に伝わり、そのリズムに同期して神経インパルスが発生して脳に送られ、攻撃的になったり安らぎを覚えたりするといえる。また、いち早く敵を見つけなければならなかったので、有毛細胞は海水の動き始めの瞬間を捉えるように発達してきたであろうし、海水の流れ方が変わったときにはその変化に敏感に反応していたはずである。

音の情報を指先に伝えるタクタイルエイド

筆者は40年近くにわたって「聞く」、「話す」、「見る」のを支援する福祉工学と呼ばれる分野に取り組んできている[★01·02]が、感覚や発声そして脳の起源とそれらの繋がりを追究しなければ、本当に世の中に残る支援技術は生まれないと思うようになった。大学院の修士時代に、音の情報を指先に伝える「タクタイルエイド」という装置に取り組んだことがある。この装置に興味を持ったのは、1961年にノーベル医学生理学賞を受賞したベケシー（Georg von Békésy, 1899-1972）という聴覚生理学者の生き方と彼の著書に惹かれたことによる。ベケシーは電気通信分野の技師でありながら、生理学者として感覚の研究に一生を捧げ、ヒトの5感には起源を同じくするセンサと信号処理を有することを発想豊かな実験を通して

▶**図02**——蝸牛管と基底膜

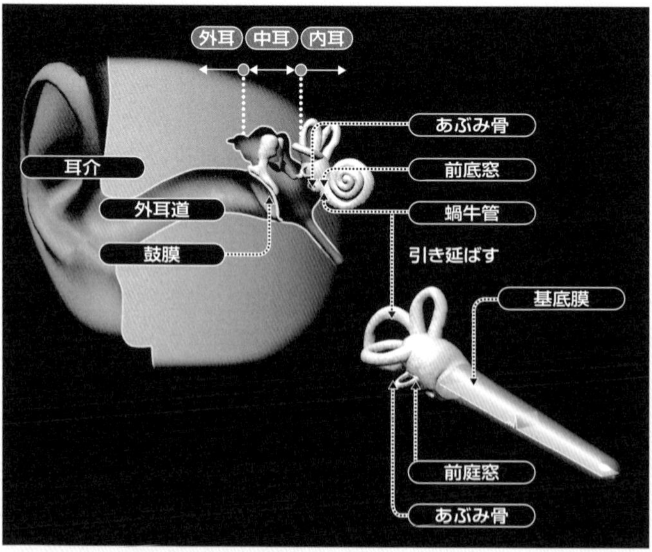

実証している。晩年、ベケシーは蝸牛を模した流体管を腕に装着する一種のタクタイルエイドを開発し、腕に伝わる振動が音の感じ方と類似することを示し、聴覚を皮膚感覚で代行することの可能性について言及している。

筆者は皮膚感覚のなかでも点字を識別する指先を選び、指先の触覚と聴覚との類似性を調べていった。最終的には、基底膜の振動様式に倣い音の高低を16段階に振り分け振動する場所に対応させ、3行×16列からなる振動子マトリクスを介して指先に伝える装置を開発した[▶図03]。振動子アレイ上で、音高に対応するところが強く振動するので、母音ならば指先でも簡単に識別できる。また、「サ行」や「ヤ行」などの子音成分は、他の子音に比べるとゆっくりしているので識別が容易である。もっとも、「オハヨウ」とか「ハイ」「イイエ」などはひとつひとつの子音はわからなくても、振動する場所の時間的な変化で識別できる。この装置は1年間にわたり札幌聾学校で試験的に使用され、そのときのようすはNHKのドキュメンタ

▶図03——蝸牛管の流体管モデルとタクタイルエイドの振動子アレイ

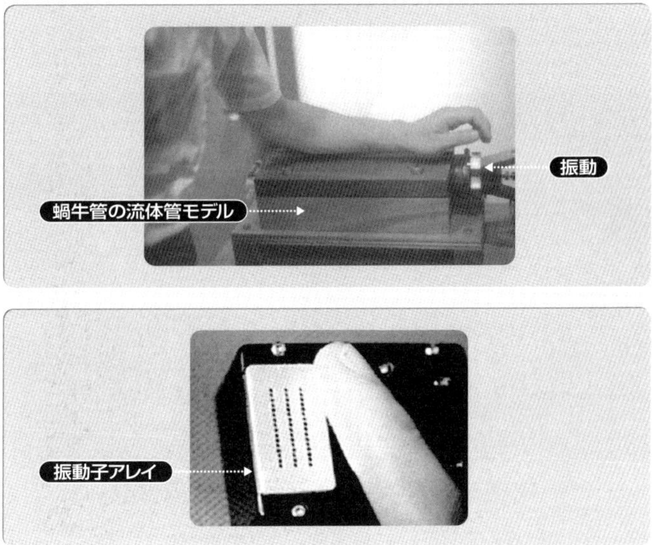

リー TV 番組「指で聞いたアイウエオ」(1975)として紹介された。番組の最後では聾児とその母親との電話によるコミュニケーションを試みたが、限定された用途ならばある程度のコミュニケーションができることを確かめた。
ただし、触覚に与えた音声パターンをいくら覚えても言葉の理解には結びつかないのではないかという現場の意見が大勢を占めたことから、この装置は聾教育に使われることがないまま、しばらく研究も途絶えてしまった。この問題は、触覚を経由して脳に入った音声情報が大脳の言語中枢に流れ込み、そこで「感覚連合」が成立するのかという問いにほかならない。さらに、どこまで連合が可能かという問題を解くには、脳の「可塑性」、すなわち学習や訓練によって脳機能そのものが変化するプロセスの究明が必要なことを意味する。しかし、その当時は、脳のなかで情報がどのように流れるのかという、感覚連合や脳の可塑性については、誰も答えることはもとより、研究の糸口さえつかめずにいた。

▶図04——振動刺激により活性化した大脳左半球の聴覚野

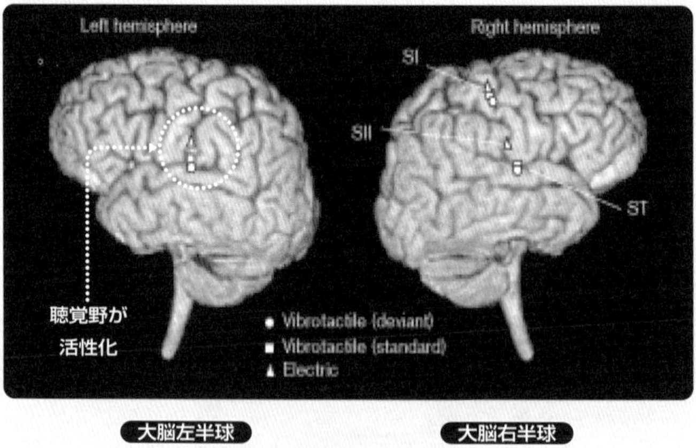

ところが23年後の1998年、その答えに結びつく発見がスウェーデンの研究者によってなされた。後天的な聴覚障害者の指先に音声を振動刺激にして与えると、大脳左半球の言語中枢に隣接する聴覚野が活性化されるという発見である★03【▶図04】。同時期に、日本の大脳生理学者(自然科学研究機構・生理学研究所・定藤則弘教授)によって、後天的な視覚障害者でふだん点字を使っている人の指先に点字刺激を与えたところ、後頭部の視覚野が活性化することが見出されている★04。このような発見は、ポジトロン・エミッション・トモグラフィ(PET)とか機能的磁気共鳴映像法(fMRI)などによる脳機能の計測とその画像化技術の急速な発展による。すべての5感は感覚毛で受け取られていたのが、進化の過程で分化し、聴覚、触覚などに特化していったと考えられている。したがって、触覚と聴覚の共通性が保存されており、触覚中枢に入った情報が聴覚中枢に流れ込むのは自然なことであろう。その共通性があるために、「硬い音」、「柔らかな音」、「重たい音」、「軽い音」、「滑らかな

触覚と聴覚の共通性

▶**図05**——指点字を使っているようすと改良型タクタイルエイド
福島智先生と指点字通訳者のみごとなコミュニケーション。右下は音の高低を指先で触知して歌も歌えるタクタイルエイド。

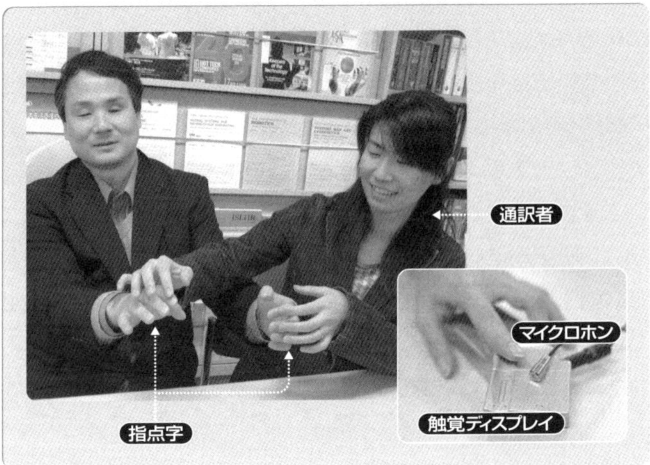

音」など触感や身体感覚を表現する形容詞が音表現にも良く使われるのかも知れない。いずれにしても、音の情報をどのような触覚の情報にして与えたらその認識に有効であるかという問題についても、裏づけが得られるようになってきている。

タクタイルエイドの研究から約30年後に、東大の先端科学技術研究センター(東大先端研)にバリアフリープロジェクトというのが発足し、そこを手伝って欲しいということで筆者は2002年から東京に移り住んだ。そのプロジェクトリーダーは自らが盲でも聾でもある東大先端研の福島智先生(1962-)であった。福島先生は、9歳のときに失明し、18歳で聴力を失ったそうであるが、彼の母親と一緒になって考案した「指点字」でコミュニケーションの手段を取り戻している。指点字は、話し手の左右3本ずつの指を聞き手の同じ指に重ね、その指の背を軽く叩いて6点法の点字を伝える方法をとる[▶図05]。実際には、通訳者が話者の声や書類の文字などの情報を指点字にして伝えるのであるが、同時に、周囲がどのような環境なのか、誰がいるのか、さらにその場の雰囲気はどうなのかなどまで、指点字のタッチのリズムや撫で方の違いで伝えている。指点字で取り戻した驚くべきコミュニケーション能力には、いつも深い感銘を覚える。

音の情報が触覚を経由しても聴覚野へ流れるという発見と指点字との出会いに触発され、2006年に再度タクタイルエイドに挑戦した。30年前と違ってコンピュータが小さく安くなったことから、一台を手のひらに乗る大きさにすることができた。まずは、盲聾者が歌を歌えるようにと、声の高さを抽出し、その高低に応じて振動する位置も上下するようにした。実際には、ある歌の音程を指先につぎつぎに提示して覚えてもらい、その後、覚えた音程に従って自己の声の高さを制御するようにして、歌も歌えるようにした。これを、67歳の盲聾の女性に使ってもらったところ、わずか30分程度の訓練で「夕焼け小焼け」や「お馬の親子」などの童謡を歌えるようになった。もっともその人

歌も歌える タクタイルエイド

は盲聾になる前の40歳まで三味線と唄の先生をしていたとのことで、指先への刺激で記憶していた歌がよみがえったのであろう。彼女は、自己の声の高さを指先で確認しながら発声して、触覚-脳-発声というフィードバックループを取り戻したのであり、このことからも、身体感覚と音楽の深い結びつきが窺える。聴覚の起源は触覚、つまり海の流れを捉える感覚毛にあり、その海の流れのリズムと感覚毛をなでるときに生まれるメロディが音楽の感性と切り離せないような気がする。

歌う起源と人工喉頭の開発

歌うという行為には声帯が必要であり、歌詞をつけるには音声情報も付加しながら声帯を振るわせなければならない。再び、魚の話に戻るが、先に述べたように、魚はより広く餌を求めて陸に上がってきた。魚は、もともと口から水を取り入れ、それを排出する過程で鰓《えら》から酸素を吸収し、そのまま食道へ導くというように、鰓と食道は1本の管でつながっていた。しかし、陸上生活をするようになり、鰓呼吸から肺呼吸に転換するには、水と空気を分ける必要がでてきて、「弁」の役割をする喉頭が生まれた[▶図06]。魚と同じ構造では、水を飲むたびにその水が肺に流れ込んで溜まってしまう。そこで、呼吸をするときには弁を気管支側に開き、物を食べているときには弁を食道側に開く構造になった。ややこしい構造にはなったものの、結果的に弁の開閉をするための筋肉の一部が、「声帯」という音源を作る重要な器官を生み出すことになったのである。さらに、頭を脊髄で支え2足歩行できるようになってから、口の中の空間が広くなり、舌の形を変えることにより声帯で作られた音源が口の中で共鳴し、さまざまな音色を作り出せるようになった。

舌や口の開き具合で、口の中ではさまざまな共鳴が起きるが、そのうちの低音部に現れる2個の共鳴音の高さの違いで聞こえる母音が異なる。逆に、この2個の共鳴音の高さが分かれば「舌の位置」が分かるというように、共鳴音と舌の位置は一対一で対応している。いずれにしても、声帯を失ったり、舌や口をうまく動かせなくなったりすると、「話す」のに障害が生じる。次に、話すのを支援する機器の開発に、物まね鳥の声の抑揚や腹話術師の舌の動きがヒントになったこと、そしてその支援技術が必然的に楽器などの歌う道具に結びついてきたことを述べたい。

動物の進化の過程で、鳥も声帯に相当する音源ができて、比較的多様な音色、すなわち「さえずり」を出せるようになった。鳥同士のコミュニケーションとして、さえずりが利用されているのは分かるが、なぜ、九官鳥やインコがヒトと同じように喋る必要があるかは不思議なことである。30年以上も前になるであろうか、ヒトとまったく音声器官の構造が異なる鳥でも言葉を巧みにまねることができるのだから、音声器官に障害がある人たちのための代用発声法を考える上で何かヒントが得られるのではないかと考え、物まね鳥の代

▶図06——魚とヒトにおける鰓、肺と食道の位置関係

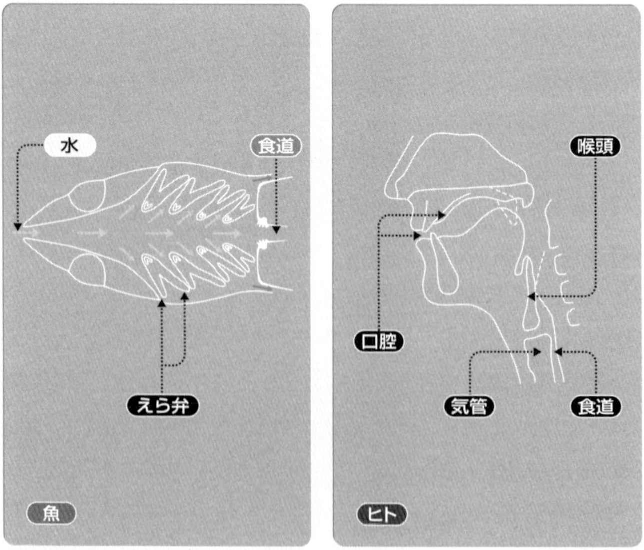

九官鳥の発声の謎解き

表格である九官鳥の発声の謎解きをしたことがある。これが、声帯を失った人たちや、神経・筋肉系の麻痺で口をうまく動かせなくなった人たちに歌を歌えるようにする装置の開発につながった。

空気中の窒素をそれよりはるかに軽いヘリウムに置き換えたヘリウム酸素気体の中では、通常の空気中よりも音速が速くなる。したがって、その気体を吸ってから声を出すと口のなかで作られる共鳴の周波数が高くなり、ディズニー映画のドナルドダックが喋るような甲高い声になる。ところが九官鳥の場合はヘリウム酸素中でも普通の空気中での声と何も変わらなかった。このことからヒトと九官鳥の発声の仕方は根本的なところで違うということが分かった。実験や計算を重ねていくうちに、九官鳥は音源を2個持っており、それらを組み合わせてヒトらしい声を作っていると推論された。この仮説を裏づけたのは九官鳥の気管支のところにある声帯、すなわち「鳴管」が2個あるということであった[▶図07]。発声の仕方が大きく

▶図07——九官鳥と気管支のところにある2個の鳴管

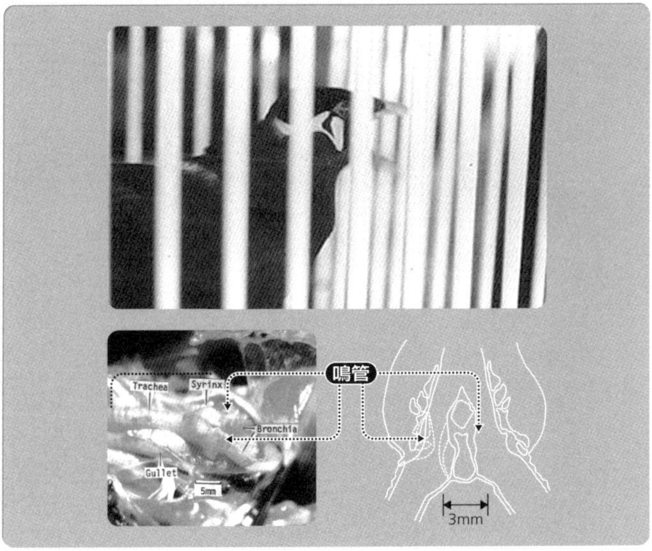

違うのだから、当然、その音声の波形もヒトとは大きく違った。それで音声の波形が違うのになぜヒトの耳には同じように聞こえるのかという新しい謎が生まれた。もう一度、いろいろな角度から九官鳥音声を分析したところ、「抑揚」が驚くほどヒトと似ていることが判明し、九官鳥は抑揚を忠実に真似しているので、その声はヒトらしく聞こえるのであろうという仮説が導かれた。

この仮説を拠りどころとして、抑揚を出せる人工喉頭を開発した。喉頭という弁が何らかの病気で切除されると、肺と食道が分断されてしまう。食事は生きていく上で最も大事なことであるので、口から入ったものはすべて食道へ行くようにして、肺につながる気管に穴を開けて、そこで呼吸ができるような処置を行う[▶図08]。このような喉頭摘出者の代用発声法として、さまざまなものが提案され実用化されているが、中でも喉に振動を与えて口の中に音源を送り込む「電気式人工喉頭」が使われることが多い。しかし、旧来の人工喉頭はうまく抑揚を出せず、ブザーのような声になってしまうという

▶図08——喉頭摘出者の気管孔と発声器官

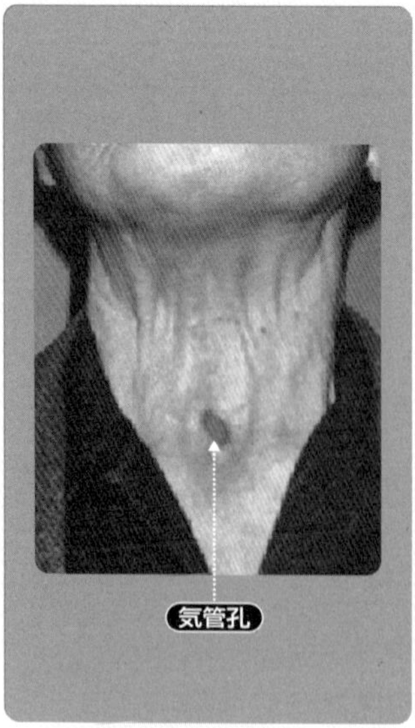

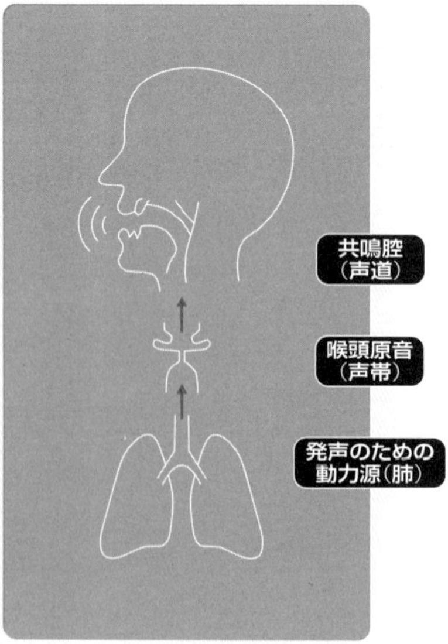

欠点があった。

先に述べたように、声帯は弁を動かす筋肉の一部が進化したものであるが、その筋肉を緊張させて声帯を狭めて息を吐くと高音になり、弛緩させて声帯を広げて吐くと低音になる。そこで、ヒトの喉に開けた気管孔に呼気センサを付けて呼気圧を検出し、強く息を吐くと振動子の周波数が高くなり、軽く吐くと低くなるという方法で、喉頭を摘出する前と同じ要領で抑揚を制御する人工喉頭を開発した[▶図09]。これを使って呼気を自由に制御して歌も上手に歌える人たちも出てきた。抑揚は声の声帯音源の高さ、すなわち「ピッチ」を変化させて作り出すものであり、メロディのある「歌」に繋がる。このように、ヒトらしい声を作る上で、抑揚やメロディとなる周波数変化音、言い換えれば有毛細胞の毛をつぎつぎになでる刺激がいかに重要であるかがわかる。

抑揚のある声の出せる人工喉頭

この抑揚制御型人工喉頭を製品化したところ、またたく間にわが国では最大のシェアになり、外国への輸出の道も拓かれた。ただし、

▶図09――抑揚のある声を出せる人工喉頭を使っているようすと原理図

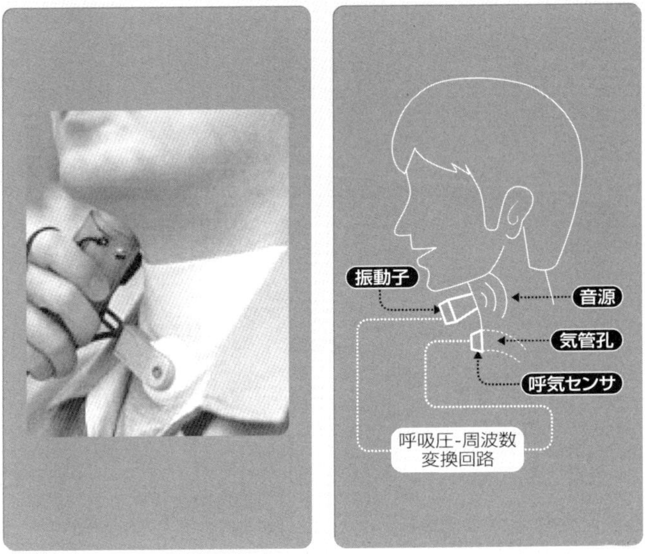

手術痕の大きさによっては抑揚センサが役に立たないとか、装置を手で持つので仕事をしながら使えないなど、残された問題も多い。現在、装置を首に巻いたバンド内に固定し、手に持たずに使えるウェアラブル型人工喉頭を開発しているところである。

九官鳥から、インコ、そして腹話術まで、超発声機能の研究がしばらく続いた。結果の要点を整理すると、インコの場合は鳴管は1個しかないが、くちばしが大きく舌がその中で形を自由に変形できることから、ヒトと同様に共鳴を使っていること、少なくともインコと九官鳥はまったく違った発声をしていることなどが明らかにされた。これで、一応、物まね鳥については決着がついたように思われたが、その後もどうしても解けない問題があり、それが頭の隅から離れないままであった。それは、物まね鳥たちは、くちばしを開けたままでどのようにして「パ」「バ」「マ」を発声できるのかということであった。この謎解きに再び挑戦するときがくるのに15年かかった。それは腹話術発声の研究がきっかけであった。ある有名な腹話

▶**図10**――音声楽器を使って歌を歌っている様子とタッチパッドに表示された舌の位置

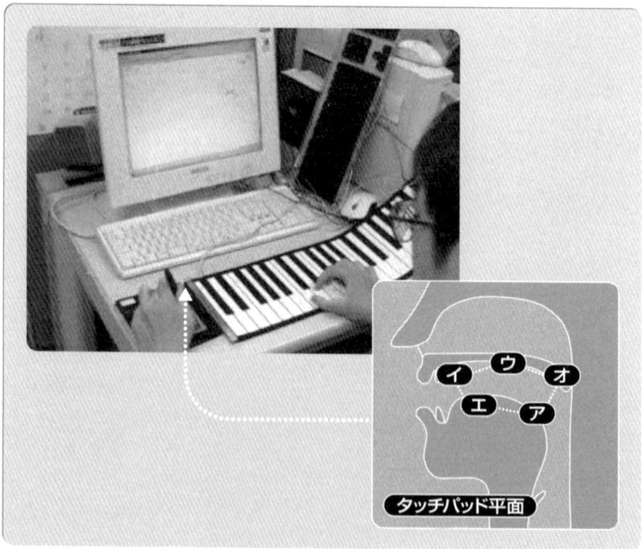

術師(いっこく堂)に協力してもらい、「パ」「バ」「マ」の謎解きの研究を行った。この結果も要点だけを述べるが、腹話術では口の形を変えないで舌の動きだけで子音から母音に至る音を作り出していることが明らかになった。ヒトの耳はその舌の動きでできる音で、聞こえないはずの子音が聞こえているように錯覚するのである。

腹話術師からヒントをえた音声生成器

筆者の研究室には、筋神経系に障害があって口や舌を自由に動かせない大学院生が、指の動きで舌の動きを再現する方法で、ヒトの耳には子音として知覚されるような音声合成インタフェースの研究を行っている。最近、その努力が結実し、楽器のように扱いながら、どの声でも出せるようなウェアラブル型の音声生成器に発展させている。原理は簡単で、コンピュータインタフェースのひとつであるタッチパッドを指で触ることで、舌の位置を指定することができ、指の動きで腹話術と同じように子音から母音の変化を作り出せるのである[▶図10]。例えば、タッチパッド上の「イ」の部分を触れながら「ア」に指を移すと「ヤ」の音を出すことができる。これを使うと指の動きでマジックのように「おはよう」「こんにちは」……「ありがとう」と声を出せるのである。さらに、楽器インタフェースのMIDIと接続することにより歌を歌えるし、タッチパッドをポンポンと叩くと、「あはは」とか「いひひ」という笑い声になる楽しい「音声楽器」ができている。

人工喉頭や音声楽器の研究をしていると、声や歌は呼吸や手指による身体運動と切り離せないことを実感する。

声は魚が陸に上がったことから獲得した副産物であることから、構造がややこしくさまざまな限界があり、また、壊れやすくなった。楽器は、音声器官の障害や限界を補助したり拡張したりする道具として生まれた一面もある。歌や楽器の起源に遡ると、魚や鳥たちがその原点として見えてくる。

民族の響きから、それを超えた普遍的な響きをもとめて——

個人的な話になって恐縮であるが、私の叔父のひとりに映画「ゴジラ」の音楽を作って有名になった作曲家(伊福部昭、1914-2006)がいる。彼は、「優れた音楽は、民族の特殊性を通過してはじめて、普遍性に到達する」という言葉を信条とし、日本人の感性や民族性に基づく曲を70年にわたって書きつづけた。日本人が長い時間をかけて獲得した民族性には他の民族では見られない特殊性があり、それを見つめて洗練し、音楽として昇華したときに普遍的な芸術が生み出される[★05]と繰り返し聞かされた。

普遍的なものに到達するには、脳の深部で響く民族的な音に耳を傾ける必要がある。そのもっと深部には民族を超えた人類あるいは生命が共有する感性が息づいていると信じ、そこに到達したいという思いが彼の音楽を通じて伝わってくる。恐竜が闊歩していた太古

▶図11——伊福部昭による書「大楽必易(たいがくひつい)」
司馬遷「楽書」にある「大礼必簡大楽必易(優れた礼節は必ず簡略なものであり、優れた音楽は必ず平明で理解しやすいものである)」より。

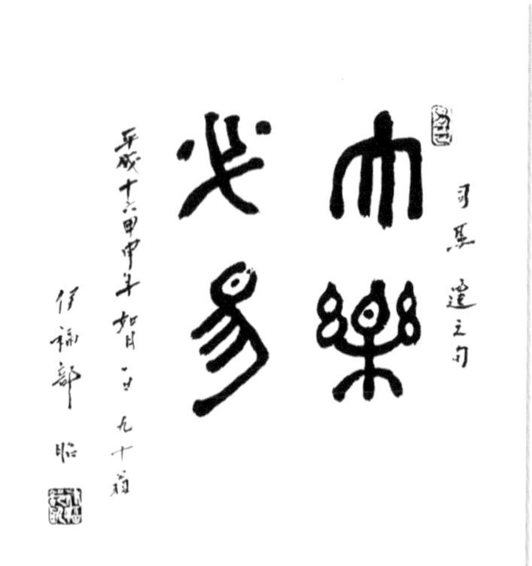

の時代に身を置き、恐竜たちの叫び声に素直に耳を傾けることができたからこそ、われわれの魂をゆさぶるゴジラの歌が生み出されたのであろう。その結果生まれるものは、「大楽必易《たいがくひつい》」すなわち「優れた音楽は必ず聴く者に分かりやすいものだ」と説いている[▶図11]。恐らく、脳の深部には生命に共通する原始的な最も美しい「大楽必易」な音が鳴り響いていて、それを蘇らせようとするのが音楽という感覚刺激であり、また、その起源に到達したいという欲望が作曲という行為になっているのかも知れない。

脳の深部には「大楽必易」な音が鳴り響く

筆者が取り組んできた音の福祉工学と、幼い時から聞かされていた叔父の音楽を重ねながら「音楽の起源」についても「個体発生は系統発生を繰り返す」というルールが成り立つという仮説を立ててみた。脳の起源と音楽との関わりあいを考えるきっかけになれば、幸いである。

参考文献

★01——伊福部達『音の福祉工学』コロナ社 1997.

★02——伊福部達『福祉工学の挑戦』中公新書 2004.

★03——S. Levanen, V. Jousmaki, R. Hari, Vibration-induced auditory-cortex activationin a congenitally deaf adult, *Current Biology,* vol.8, no.15, pp.869-872, 1998.

★04——N. Sadato, et al., Activation of the primary visual cortex by Braille reading in blind subjects, *Nature,* 380, 526-528, 1996.

★05——伊福部昭『音楽入門』要書房 1951; 全音楽譜出版 2003.

intermezzo——#05

料理するサルと脳の進化

檀 一平太

生物学的に見れば、ヒトは雑食性のサルの一種である。雑食性のサルは、五感を駆使して、摂食可能な食物を探索する。仮にここで、食物を求めて森をさまよう一頭のサルを想像してみよう。まず、サルは視覚的探索によって、木の上にほの赤く色づく物体を見つける。サルは手触りによって、弾力を確かめる。さらに、匂いを嗅いで、この物体が果物であることを確信する。最後に、その果物を軽くかじり、味を確認する。苦味はない。毒ではないらしい。あやしい酸味もない。まだ腐ってはいないらしい。そして、ほのかな甘味がある。どうやら食べても良さそうだ……。かくして、サルはその果物を口にする。

しかし、ヒトはただの雑食ザルではない。この異端のサルは進化の過程の中で、巨大な脳を手に入れた。脳の発達によってもたらされた恩恵といえば、言語、そして、道具であろう。しかし、もうひとつ忘れてはならないのが、食品を調理、加工する知恵である。ある意味、ヒトは料理するサル、"Homo cocturaris" でもある。

通常、料理と道具はあまりにも密接に結びついているため、道具があってこその料理、と考えがちであるが、実際には、両者は独立である。たとえば、干し柿を作るのに道具は要らない。柿をとって、天日で干せば、柿の甘味を濃縮できるだけでなく、紫外線によって柿の蛋白質や核酸が分解され、生の柿にはない新たなうま味が生まれる。さらには、長期保存も可能となる。

ここで、先ほどの森に戻ろう。サルは、別の木に生《な》るほの赤い果実を口にした。

「渋い」。

サルはその果実を捨てた。そこへ通りかかったわれわれの祖先は、それを拾って口にした。

「渋い。でも干せば食べられる」。

このように、食品調理・加工技術の誕生によって、雑食性生物としてのヒトのポテンシャルは飛躍的に高められた。生では食べられない食材でも、調理すれば食べられるようになる。これによって、ヒトが利用できる食品の範囲は広がった。ヒトは生態学的なニッチをつかみ、進化的に有利な立場に立つに至った。

かくして脳の発達は、ヒトをして、雑食性生物の頂点に至らしめたわけであるが、よく考えてみるとヒトの脳が発達したという事象と、ヒトが雑食性であったという事象は、互いに独立である。イルカは肉食であり、ゾウは草食であるが、いずれも高い知能を持っている。もし、ヒトがもともと肉食であったならば、脳の進化の結果、言語を話し、道具を使うが、料理はしないという展開も当然ありえただろう。進化に「もし」は実際にはありえないが、ここで、仮に、「肉食人」の進化というものを想像してみよう。肉食人は言語を操り、群れの仲間とコミュニケーションをとりながら、武器を駆使して、動物を狩る。そして、生肉を食べる。やがて、肉食人は、牧畜を発明するかもしれない。これによって、草食動物を飼い、食料供給を安定させることに成功する。その結果、わざわざ狩に行かなくても、いつでも生肉が食べられるようになる。さらに、肉食人は、冷蔵庫を発明するに至るかもしれない。冷蔵庫から取り出して、解凍するだけで、いつでも新鮮な生肉が入手可能となる。このように、肉食人の文明には、いつまで経っても料理が介在する余地はない。しかし、たまたま、ヒトの祖先は雑食であった。雑食であったという進化的な偶然の上に、脳の発達という偶然が重なって、その結果、ヒトの社会には、多様な食文化がもたらされたわけである。

前頭前野とゴール志向性

では、どのような脳の発達がヒトを「料理するサル」たらしめているのだろうか。食品の味は舌で検知された後、延髄、視床を経て、大脳シルビウス溝の奥、島〜弁蓋部という領域にある第1次味覚野で処理される。味覚情報はさらに目の裏側、大脳の底に広がる前頭眼窩野に送られる。この領域は、第2次味覚野とも呼ばれ、味と匂い、食感が統合されて「フレーバー」が生み出される。さらに、この領域は満腹感など体内の状態をモニターする視床外側部や、情動の処理を行う扁桃体とも連絡があり、食品のフレーバー情報と、生体にとっての食品の価値とが統合される場、いわば、「おいしさ」の中枢でもある。第2次味覚野までの脳処理は、ヒトだけではなく、サルやネズミでも大筋では相違はない[★01]。おそらく、決定的な違いは、この先の前頭前野における情報処理過程である［▶**図01**］。

前頭前野の機能は、多岐にわたっているが、一言で言えば、「ゴール志向性の機能」、すなわち、目的を遂行するために、刻一刻と変化する外界の状況に合わせて、適切な脳のプログラムを取捨選択していく機能である[★02]。この前頭前野の機能は、料理をするという、超雑食性サルとしてのヒトの能力と無関係ではない。まず、素材を選択する。そして、素材の処理方法を計画する。さらに、調味料との組み合わせを考える。調理の過程で、刻一刻と変化する状況をモニターしながら、頭の中にある完成品のイメージへと近づけていく。時には味見をしながら、完成品のイメージと現状のギャップを修正していく。このようなゴール志向性の作業が、料理の木質であり、大筋では前頭前野の機能と合致している。実際、脳内ホムンクルスの研究で有名な神経外科医ペンフィールドは、食事の準備に困難を生じるようになった前頭前野切除患者の症例を紹介している。[★03]

前頭前野に関する味覚の高次情報処理の研究は、まだ始まったばかりであるが、ヒトの食文化を考える上で、面白い結果が出つつある。たとえば、筆者のグループは、味を記銘するさいの前頭外側部の脳活動を光トポグラフィで検討した結果、味覚の場合でも、視覚、聴覚、触覚の記銘と同様に前頭前野が関与することを見出した。しかし、味を記銘するさいの脳活動パターンは、味覚という感覚に特異的なものと言うよりは、むしろ言語化しにくい情報一般に典型的なものであった。[★04] どうやら、味を意図的に記銘するときに前頭前野が働いているが、前頭前野で処理されている情報は、味覚情報そのものではない。おそらく、それは、味覚由来の情報であろう。いわば、「消えゆく味の後ろ姿」といった感覚である。人によっては、言語的な処理を介してこの感覚を表現する場合もあるだ

▶**図01**——ヒトの大脳の味覚情報処理

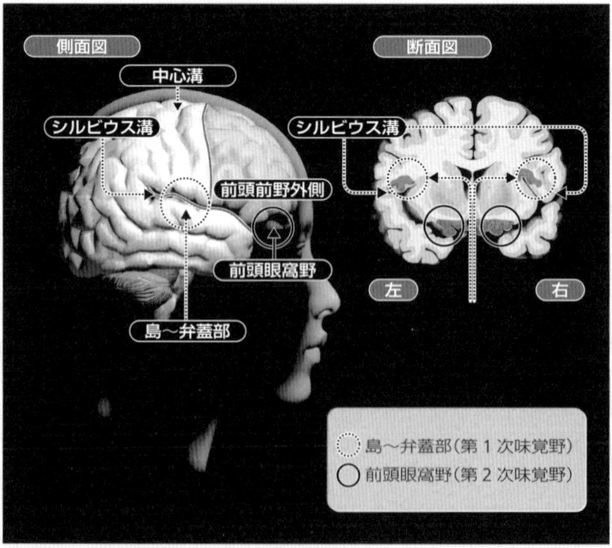

ろう。実際に、筆者のグループによる別の実験では、味刺激として緑茶を用いたが、この場合は、言語の使用を示唆する左側前頭前野の活動が顕著であった[★05]。日常的になじみの深い刺激に対しては、言語情報との結びつきが強いのかもしれない。一方、前掲の実験では、言語化の極めて困難な味刺激を用いることによって、言語の影響は極力排除した。その結果得られた脳活性は、言語化はできずとも、感覚的にはとらえることのできる、味由来の情報、言わば、「味のあんな感じ」の処理を表したものかもしれない。

本来味覚とは、生物が、食物を摂食可能かどうか判断するための最後の関門である。このような外界からの重要なシグナルが、味の想像によって恣意的に変化してしまうのは危険だ。「この果物は渋いけど、甘いと想像しよう」とするような特殊能力の持ち主が現れたら、進化の過程で淘汰されたはずである。想像によって鮮明な味を脳内に再現することは、進化的には禁断の能力なのかもしれない。

だが、ヒトの祖先は、進化の過程で、前頭前野という汎用性の高い情報処理機を獲得した。ここでは、言語系であれ、非言語系であれ、視覚、聴覚、触覚から得られた情報を、操作することが可能である。もし、味覚情報を、抽象的な表現に変換することができれば、他の感覚情報を処理する前頭前野の情報処理システムを、味覚情報の処理に流用することが可能となる。

ただし、前頭前野の操作で意図的に記銘された味覚情報は、「味」が持つ鮮やかな質感を保持できるわけではない。それが鮮やかに蘇るのは、再び、同じ「味」に出会うときのみである。しかし、ヒトは、進化の過程で、「味の後ろ姿」を用いて、脳の中にさまざまな「味」を組み立てる能力を身につけた。おそらく、この前頭前野における味覚情報の間接的な処理こそが、料理の脳内基盤である。それは、曖昧さに満ちた、不確かな作業かもしれない。だが、このあやふやな情報処理過程を磨き上げることによって、確かな味の世界を、舌の上に——言い換えれば脳の中に——構築したいと、ヒトは願った。

雑食性のサルが、前頭前野という汎用的情報処理システムを獲得する——この進化の偶然によって、われわれヒトは、料理という表現手段を見出し、摂食という行為を、コミュニケーションの媒体へと発展させた。さらには芸術の域に達するまでの料理の達人を輩出し、食文化の繁栄を実現し得たのかもしれない。

参考文献

★01——Rolls E T: Taste, olfactory, and food texture processing in the brain, and the control of food intake. *Physiol. Behav.,* 85: 45-56, 2005.

★02——Miller EK, Cohen JD: An integrative theory of prefrontal cortex function. *Annu. Rev. Neurosci.,* 24:167-202, 2001.

★03——Penfield W, Evans J: The frontal lobe in man: a clinical study of maximum removals. *Brain,* 58: 115-133, 1935.

★04——Okamoto M et al.: Prefrontal activity during taste encoding: An fNIRS study. *NeuroImage,* 31: 796-806, 2006.

★05——Okamoto M et al.: Prefrontal activity during flavor difference test: Application of functional near-infrared spectroscopy to sensory evaluation studies. *Appetite,* 47: 220-32, 2006.

【第3部】

究める

遊びから至高体験へ

ただ、誠の花は、
咲く道理も、散る道理も、
心のままなるべし。
されば、久しかるべし。

◉――世阿弥『風姿花伝』

【究める】——

1

至福の音体験と脳——全方位非分化型アプローチの射程から

大橋 力

◉

人間の心の座である脳において「単なる音」と「音楽」とは同一とはいえず、両者を区別するのは、美しさの発生——〈報酬系0の活性化〉——に他なりません。

プロローグ
――遮眼革《めかくし》をはずした馬

「脳科学と芸術」という枠組の中では、専門家としての軸足が脳科学または芸術のどちらかに置かれた上で、脳科学者であれば芸術への、芸術家であれば脳科学への造詣や識見を研究や創造に活かす姿が一般的です。高度専門化社会に標準的なそうした姿に較べると、私の活性の形状は、より原始的な、現文明に逆行するごとき構造をとっています。そのため、例えば私の中での脳科学と芸術との主従関係が判然としません。全体がはっきりした縦割り構造をもたないまま、渾然とひとかたまりになっているようであるのです。

私自身の自覚に基づく少し思い切った「たとえ」をお許しいただき、単一の専門分野に対してだけ結像しそれ以外は視えないといった奇妙な性質をもついろいろな顕微鏡を想定して、それらでこの小さな私を観察したとしましょう。そうすると、例えば電子顕微鏡で視ると脳科学者としての全体像が結ばれる一方、蛍光顕微鏡だと全体が音楽家として視えてくる、といった現象が起こるようなのです。さらに、位相差顕微鏡で視ると文化生態学のフィールドワーカーの姿が浮かぶかと思えば、普通の光学顕微鏡下では徒党集団のボス像が結像するかもしれません。それぞれの像は、甚《はなは》だ矮小ではありますが自己完結性をもち、曲りなりに一人歩きしているはずです。そうした一面だけを切り出すと、その道の専門家とあまり変わらない姿に観える可能性があります。この状態は、近現代文明の第一線に立つ人びとが、特定専門分野に限って傑出した活性像を示す半面それ以外の領域ではほとんど活性像を結ばず、一個の人格の中の専門活性と非専門活性との間に歴然たる落差を示すのが標準となっている状態と、かなりかけ離れています。

20世紀を通じて西欧近現代文明を科学技術文明として完成させ、空前の「繁栄」をもたらした決定的な基盤のひとつが、対象領域を特定し、力を集中する高度な専門分化方式であることはいうまでもありません。学術、技術そして芸術を目的・対象・方法などの切口で細分化し、限定的に構成された個々の分野において、単機能性に磨き上げられたプロフェッショナルたちが神々のごとく業《わざ》を振るう——。このことによって現文明は人類史の極みに達し、地球を制覇してきました。とりわけ20世紀の科学技術の成功は、この方式への評価と信頼をいやが上にも高め、それを人類究極の、そして以後標準とすべき「知の作法」の座に就けるに至っています。

とはいえ、現在の私たちになじみ深い〈限定的単機能専門分化方式〉および〈専門家〉が登場したのは、それほど古いことではありません。それは、たかだか19世紀後半の西欧固有の出来事なのです。それ以前の、例えば17世紀初めのガリレオ・ガリレイやヨハネス・ケプラーが開いた天文学の曙から19世紀中葉、チャールズ・ダーウィンやグレゴール・メンデルの生物学上の稔りを見るくらいまでの期間は、縦割りに限定され単機能化された専門分野というものが判然とした状態で存在していなかったことは注目に値します。例えば、17世紀にアイザック・ニュートンがかの力学の体系を公にした時点では、まだ〈物理学〉という専門分野が存在していたわけではなく、18世紀、ジョン・ドルトンが原子論を提唱した時点で、〈化学〉という専門分野が確立していたわけでもありません。いま私たちが物理学、化学、数学などと呼んでいるものはおしなべて、〈哲学〉——いいかえれば「学問」——という大きなただひとつの枠組の中にその「成分」として納まっていました。事実、ニュートンの『プリンキピア』の正式表題は、*Philosophiae Naturalis Principia Mathematica*（自然哲学の数学的諸原理）であり、ドルトンのそれは*A New System of Chemical Philosophy*（化学哲学の新体系）で、どちらも哲学を標榜しています。

自然哲学という全方位的な知的システム

この時代までの西欧の学術体制の中では、物理学、化学、数学などの切口で捉えられるさまざまな事象の領域が、哲学（または自然哲学）という大きなまとまりをもった全方位的な知的システムのなかのサブシステム――「部分」――として存在します。したがって、それぞれの部分は、哲学の全体像およびそれを構成する他のもろもろの部分との間の〈相互作用性〉や〈相互依存性〉そしてそれらの上に立つ〈全体性〉との連関を、ア・プリオリに伴っています。つまりそこでは、哲学がもともと包摂している森羅万象がおしなべて相手となるため、いかなる目的も対象も方法も全く限定されることなく射程に捉えることが可能であり、可能でなければならないのです。そのため、ニュートンが『プリンキピア』の中で「神」について言及していてもとりたてて不自然ではなく、不適切として退けうるものでもありません。

このような学問の一体性が解体され、目的・対象・方法などによる限定が介入して縦割りの専門分化が合理化された思想的な背景は、〈意識〉と〈延長〉だけを疑いようのない実体として認めると同時に、両者を切り離し独立して操作する道を開いた、ルネ・デカルトの二元論に求められるでしょう。その流れのもとに、19世紀半ば頃から、今日私たちの通念になっている、対象領域を限定した単機能性の高度専門分化という非常に操作性よく洗練された高性能高効率性の学問形式が育ってきたわけです。[★01]

現代の学術の専門化が限定的単機能化に他ならないものであることをきわめて明示的に謳いあげた歴史的宣言として、20世紀初頭におけるマックス・ヴェーバーの講演『職業としての学問』(1917)が注目されます。その中では、「凡そ隣接領域の縄張を侵すような仕事には一種の諦めが必要である。……実際に価値あり且つ完璧の域に達しているような業績は今日皆専門家的に成し遂げられたものばかりである。だからして、謂わばみずから遮眼革《めかくし》を着けることのできない人……は、先ず学問には縁遠い人々である」[★02](省略は大橋による)といった号令が発せられています。この思想は一方で、現在の核の脅威や地球環境破壊の源流をなしていることを否定できません。しかし一方で、この方式の恩恵によって現在の私たちの生存基盤――科学技術文明――が築かれてきたことも、まぎれもない事実です。

このメカニズムを批判したりそこからの脱出をはかることは、まさに現文明を支える知的プラットフォームに対する反逆に他ならず、単純に考えてその首尾がよかろうはずはありません。

ところが、そうした超高性能の限定的単機能専門分化が絶頂期を迎えていた1970年代に、こともあろうに私は、洗練を尽くし成功の極みにあるこの方式を離れて、より原始的な未(非)分化性の「学問のかたち」に先祖還りを図ろうと想い立ってしまったのです。それは、西欧の学術史の切口で観ると、ダーウィンやメンデル以前の姿に還ろうとするものに他なりません。視点をかえて芸術、技術をも包摂した比較文明の切口で観ると、ひとりの人格の中に全方位性と高機能性とを両立させているバリ島文明型の奇蹟の活性像[★03]を夢見ることでもありました。まことに愚かしく、しかも危うい選択といわなければなりません。

バリ島文明型の奇蹟の活性像を夢見る

ダーウィンやメンデルの時代とは異なり、現代では、すでに蓄積されている高度に専門的な科学の知識を前提にしなければ、新しい成果を挙げることは困難です。現時点で自然哲学時代の原始的やり方をとるとなると、理想的には全方位性に向かって、現実的には少なくとも相互作用や依存性が存在しまたは想定される全ての事象領域について、単機能のプロフェッショナルと同等の能力を発揮することが求められます。その上に、縦割り型に限定された専門分化体制内では無視できるとされ、事実上切り捨てられている、異なる専門分野間の相互作用や依存性が、自然哲学型の非分化性の学問では、サブシステム間の連関として、見逃しえないものになります。「専門外」といった逃げ口上や「分野間の空白」といった抜け穴が概念としてありえなくなることも、いうまでもありません。

さらに、この全方位非分化性のやり方では、領域を限定することがないので、しばしば主題に合わせたいくつもの分野を動員して対応させることになり、力の分散を招きます。それでも個々の分野の水準を単機能専門レベルに置こうとすると、絶大なエネルギーと時間と能力の注入を避けられません。そのうえ、どこに潜んでいるかわからない分野間の相互作用や依存性を発見する論理的方法論は原理的に存在しえないので、直観や洞察に類する「道なき道」を模索しなければなりません。加えて、こうした営みを理解し受容し支持する社会的枠組がいまや空白に近いことなどが、非常に深刻な障害となります[★04]。

こうしたデメリットを十分承知の上で、私は、あえて遮眼革《めかくし》をはずした愚かな馬となって走り出したのです。当然の成行きとして、科学、芸術その他のもろもろの面で私はドロップアウト状態に陥り、その応報たるや、惨憺《さんたん》たるものでした。特に科学者としては、研究の効率が劇的に低下し、通常であれば1年に複数完成できる研究論文が、5年に一編、10年に一編といった状況に落ち込んでしまいました。そのうえ、こうした私の姿勢や生き方それ自体を「叛乱」のごとく識別する人びとが群れをなして現れ、学術・技術・芸術すべての面で追捕《ついぶ》される事態を招きました。共同謀議を背景にした「無視」に始まり、誹謗、中傷から差別、虐待まで、異端に鞭打つ一通りのメニューで入念にもてなされることになったのです。

全方位非分化型プロフェッショナル活性の構築

ところが、時間を経るにしたがって、状況は驚くべき変化を遂げていきました。迫害の激しさに比例するように極上の支持者、協力者たちが増殖した上に、研究チームを挙げて取り組んだ全方位非分化型プロフェッショナル活性の構築が、約20年間の持続的追求によって、人(個人能力)、群れ(研究組織)、物《もの》(設備装置)、業《わざ》(手法技術)の面で実用水準に達したからです。新しい方式の研究が軌道に乗るにつれて、「分化を排したこと」を始めとする先祖還りが特別な有効性を示す場面も現れ、かつて例を見ない果実をも結び始める状況を迎えました。そうしたいくつかの体験の中から、「脳科学と芸術」という主題に直結し、全方位非分化型アプローチの活性をわかりやすく示すことができそうなひとつの事例、〈ハイパーソニック・エフェクトの発見[★05]〉について述べます。

主観的な音楽体験の
内観的検証と客観的な脳機能解析とを
結ぼうという冒険

宗教と科学とを架橋する卓抜な取組を進めているチベット仏教の現(第14世)ダライ・ラマ法王は、名著『ダライ・ラマ　科学への旅』[★06]の中で、「経験の現象学的な側面をきちんと扱う確固たる一人称的な方法論と、客観主義的な視点に立つ脳の研究とを組み合わせる科学的な方法論は考え得るかどうか?」と、問題を提起しています。それは、デカルトの二元論以来、分化に分化を重ねてきた西欧的知識構造の本質的な限界を克服して知の全体性の復活を促す、根源的な問いかけに他なりません。確かに、主観を絶対化する一方で科学技術社会への直観知や体験知の影響力を喪失に委ねて自己閉塞に陥ったエドムント・フッサール以降の現象学の潮流と、分子生物学を背景にした物質的実証性により決定的な社会的支持を固めながら「遮眼革《めかくし》装着」の病理を深めつつある現代生命科学との間に横たわる不毛な断絶状態などは、「こころ」と「もの」との乖離を自ら招きよせた西欧近現代文明の限界を浮彫にしています。

私たちはたまたま、こうした状況にかかわるダライ・ラマ法王の問いかけに正面から四つに組んだような内容の研究を1980年代早期に開始し、現在に至っています。それは、いま高度な乖離状態にある音楽という内観的一人称的体験にかかわる主観的な芸術性のアプローチと、脳機能解析という生理的事象を対象にした客観的な科学的アプローチとを結び付け、さらに必要となる多様な専門知識・技術をそこに適切に融合しながら現代知の限界をのりこえようという、自然哲学風の全方位非分化的な枠組に基づく取組です。

音楽芸術家としての私、山城祥二と仲間たちが小泉文夫先生や中村とうようさんらの支援のもとに1974年創立した「芸能山城組」[★07]は、1976年ビクターレーベル下でレコード制作を始め、新作をリリースし続けました。当時はLPレコードの絶頂期で、録音・再生技術とも爛熟を極め、一部のコンシューマーのリスニング・ルームでは、驚異的なサウンドが展開されていました。そうした環境の中で、「芸能山城組」のLPレコードは、「音そのものの味わい」が魅力のポイントとなり、いわゆるオーディオ愛好家が先導する状態で順調に成績を挙げていきました。クリエーターとしての私の自覚は、いわば「音の料理人」でした。ちょうど食べ物を口に入れるのと同じように、響きを耳にした瞬間に「脳がとろけるような」不思議においしい音を堪能してもらい、そうした作品群を1枚のレコードの中にコース・ディナーのように繰り広げよう、という作風です。
ある種の料理人のように、音楽家としての私は、おいしい音を創るためには、権威や科学的合理性を含むなにごとよりも、己自身の感覚と経験を決定的に信頼するという態度を貫くものでした。実際、外道、邪道のそしりもものかは、理屈抜きで、やれる限りなんでも試してみるありさまでした。そこでは、論理性実証性の権化のような実験科学者、大橋力はまったく影を潜め、代わって、主観的一人称的で、まるでフッサールからモーリス・メルロー=ポンティにつながる現象学の徒のごとく、己の感覚を何よりも信じる音の料理人、山城祥二の存在が圧倒的でした。

「美」と「知」の空白地帯からの発端

山城祥二という「私」による「理屈抜き」の取組は、既存の音楽技法や音響技術、さらに音の心理学認知科学などのどこにも属していない空白地帯から、思いがけない音の味覚を掘り起こすことになりました。その中でも私にとって究極の体験となったのは、人間に音として知覚できる周波数上限を大幅に上廻る「聴こえない高周波」の効果でした。いうまでもなく、人間には20Hz(ヘルツ)から20kHz(キロヘルツ)くらいまでの振動が音として知覚されます。ところが、この地球上には、それを大きくこえて100kHzとか200kHzに及び、全く音として聴こえない上に複雑なゆらぎに満ちた広い帯域にわたる高周波成分を豊富に含む音源が存在します。バリ島のガムラン音楽や熱帯雨林の環境音などがそれです。おいしい音を狩りたてる外道と化していた私は、そうした音源を材料にして、「20kHz以上の周波数は人間に知覚できない」という音響学の鉄則を尻目に、50kHzを上廻るまったく聴こえない超高周波領域を電子的に強調するという「暴挙」に及び、それによって音の響きが妖艶に変容し、えも言われぬ玄妙な味わいを醸し出すことを見出してしまいました。まさしく、「魂を天外に翔ばす至福の音体験」です。そこで私は、己の音創りの「奥の手」としてこれを常用し、時には妖しいばかりの魅惑のサウンドを、当時絶頂期を迎えていたLPレコードに潜ませていたのです。

魂を天外に翔ばす至福の音体験

ところが、この音創りの「奥の手」は、1982年のCDプレーヤー発売に始まるLPからCDへのメディアの変遷とともに、「封印」されてしまいました。なぜなら、LPは50kHzを優に上廻り100kHzに迫る超高周波帯域まで記録再生できるのに、CDは22.05kHz以上の肝心な高周波成分を記録再生することができません。同一のアナログマスターテープから造られていても、LPのあの醍醐味の片鱗もない、索漠たる響きしかCDは聴かせてくれないのです。

「夢のレコード」と鳴り物入りで登場した新しいメディア＝CDの音の味わいの限界を指摘した私の発言は、その頃スタジオで活躍していた、いわゆる「銭のとれる」腕利きのミュージシャンやエンジニアのかなり多数から支持される一方、CDの規格を決めた音響心理学の専門家たちから猛烈な反撥を招きました。なぜなら、CDの規格策定に先立って厳密な音響心理学実験が世界規模で行われ、「16kHz以上の高周波成分をフィルターでカットした音とカットせずそのまま再生した音との間で音質の差は弁別できない」という実験結果が、国際的に一致して得られていたからです[★08]。しかも、超高周波が有効という私の見解に同調するミキサーの方などを実験対象者にしても、同じ実験結果が導かれていました[★09]。このように磐石に築かれた知見に基づいて、サンプリング周波数44.1kHz、再生周波数上限22.05kHzというCDの規格が決められたのです。

音の料理人、山城祥二の主観的内観的認識

ところが、この「磐石の知見」を背景にした「世界の学会の定説」を突きつけられても、音の料理人としての私、山城祥二の主観的一人称的体験に基づく「超高周波の共存は音の味わいを玄妙に高める」という内観的認識は、微動だにしません。ここに、科学技術文明下ではおそらく例が少ないであろう、「実践的な現象学的スタンスから実証的な科学への異議申し立て」というユニークな挑戦の契機が訪れたのです。私はためらうことなく、この主題に身を投じることにしました。

脳の実体と限定的専門分化方式とは適合しない

主観的内観的認識と客観的実証的認識との矛盾と対峙し、その調和と融合を志向する私の挑戦に、絶好の手段と場面とを提供してくれたのが〈脳科学〉です。振動という物理現象を音の知覚という生命現象に変換し処理している装置〈脳〉への問いかけこそ、真実を明らかにする最善の道に違いありません。

ここで注目されるのは、脳へのアプローチにとって、M・ヴェーバーが勧めた限定的専門分化方式がすこぶる適合性に欠けている、という問題です。確かに、脳は多様な臓器や部位を単位とする空間的な機能局在によって高度に細分化されています。この点からみると、脳内臓器ごとに的を絞った限定的専門分化方式は有効性を発揮します。ところが、その実際の働きに目を向けると、状況が一変します。脳を構成する臓器や部位相互間の連関が、徹底して高次元かつ濃密だからです。ひとつの部分が、他の全ての部分および脳の全体と直接間接に何らかのつながりをもっているであろうことを、否定できません。それらによって脳は相互作用性、相互依存性、そして全体性の極致に達しています。さらに、脳というシステムそれ自体が自律的に回路構成を組換え続けている動的存在でもあり、いつ、どこに新局面が発現するかわかりません。つまり、脳というものは、全方位に向かって開かれた究極の〈非限定非分化流動性機能体〉に他ならないのです。こうした脳に立ち向かうとき、現在標準的な限定的専門分化方式の限界は著しく、自然哲学のような非限定的全方位非分化方式がより原理的な適合性を宿している可能性は、濃厚です。

聴こえない超高周波と人間とのかかわりを究めようとする私の取組は、このような背景のもと、全方位非分化型の自然哲学風アプローチを採ることになりました。同時に、音楽家としての「私の感覚」という一人称の事象から出発する主観的内観的過程——現象学的スタンス——と、脳機能解析という客観的実証的過程——科学的スタンス——とを分離せずかみ合わせる、という、先祖還りも甚だしい「原始的」な、しかし見方によっては「新しい」手創りの歩みを始めることとなったのです。この私の態度には、「16kHz以上の高周波成分の有無は音質の弁別に影響を及ぼさない」という結論を「厳密な実証実験」から導き出した当時の音響心理学の姿勢とかなり対立的なところがあります。そしてこの両者の対峙の中から、脳研究の本質にかかわる興味深い果実が実ってくることになりました。

原始的アプローチからの〈ハイパーソニック・エフェクト〉発見

これまでの音響心理学では、現代の標準というべき限定的専門分化方式にのっとり、「問題を構成する枠組」を音(振動)と人間の聴覚という2つの要因に限って閉鎖的に設定し、それ以外の要因を捨象しています。そして、音響構造の違いが人間に及ぼす影響の差を調べる実験の手続きは、2つの音を聴き較べて同じか違うか、どう違うかなどを答えてもらう、つまり「心に問う」方式一本槍でした。

この段階ですでに、私たちとの不一致が生じています。大きな別れ道として、まず「心に問う」だけで「躰に問う」ことをしない点が、私たちの心身ともに視野に入れた非限定的スタンスと違っています。一歩踏み込むと、私たちは初めから、単なる「音」ではなく、「音」であると同時に「音楽」でもある空気振動という枠組で対象を捉えていたという事実経過に出会います。人間の心の座である脳において「単なる音」と「音楽」とは同一とはいえず、両者を区別するのは、美しさ快さそして感動の発生——〈報酬系〉の活性化——に他なりません。これに注目した私たちの研究の「問題を構成する枠組」の中には、音響心理学でこれまで唯一、対象とされてきた脳内機構である聴覚系以外に、報酬系というものが不可欠の一側面として組込まれることになりました。

報酬系に注目するかそれを見過ごすか、というこのわずか一点の枠組の差から、大きな違いが導かれてきます。報酬系を念頭に置くとき、例えば「実験に使う音源が普遍的（統計的有意）に美や快や感動を喚起するか」が問われ、その可能性に欠けるホワイトノイズのような合成音の使用が批判の対象になります。また、実験協力者（いわゆる被験者）に不安感、不快感などを与えて報酬系の活性化を妨げる可能性をもった擾乱要因、例えば実験室のしつらえや研究者の容貌態度も、吟味の対象になるわけです。これらの問題点には、芸術的現象学的アプローチの参画を要請する契機が宿されています。

さらに、分子生物学的視点の導入が効果を発揮します。聴覚系など感覚神経系の神経伝達物質、例えばグルタミン酸の関与する系では、シナプスでの神経興奮時間はミリ秒単位に抑えられ、遅延も残留も事実上、無視できます。それに対し、報酬系の神経伝達物質モノアミンやオピオイド・ペプチド類は、シナプスに長時間滞留する上に〈後シナプスニューロン〉内での２次伝達物質合成というカスケード増幅を経て効果が発現するため、その作用はしばしば分単位ないしそれ以上に及ぶ大きな遅延や残留を伴います。これにより、超高周波の共存が音を美しく快く感じさせる場合、その効果は無視できない長時間にわたって遅延や残留——いわば残像——を伴うという時間的非対称性をもつはずです。
非分化全方位的アプローチが導いた報酬系への着眼は、大きなブレイクスルーをもたらしました。前述の「残像」現象に注目し、その影響を排除した私たちの実験によって、これまでの音響心理学がこの現象の惹き起こす撹乱に対して無防備な実験から築き上げた「定説」はあっさりと覆り、「超高周波の存在が音楽をより美しく快く感じさせる」という事実を、高い統計的有意性と再現性をもって明らかにできたのです[★10]。
並行して、同じく全方位性のスタンスに基づき躰の一部としての脳に生理学的に問いかけるポジトロン断層撮像法（PET）を使った脳機能イメージングが大きな果実を結びました。まず、超高周波単独でも可聴音単独でも効果は現れず、両者が存在し相互作用しうるときにだけ効果が発現することを見出しました。あわせて、超高周波の共存が脳幹、視床、視床下部を含む基幹脳——脳内麻薬様物質を造りだし美と快と感動を司る報酬系の拠点となるとともに人体の恒常性や防御体制を司る自律神経系、免疫系、内分泌系などの最高中枢をなす——を活性化することを明らかにできたのです[★11]［▶図01］。それは、「美しいものは躰に良く、躰に良いものは美しい」という芸術の根源にかかわる原理的知見を導くとともに、基幹脳の活性低下に関連し薬品による治療が限界を見せている〈生活習慣病〉、〈発達障害〉、〈精神・行動の異常〉などの防御に貢献することが期待されています。現代病に対する絶大強力な癒し効果の発見といえます（観方を換えると、CD、携帯用デジタルプレイヤー、デジタルTV放送の音声など可聴域をこえる高周波成分を不適切にカットしたデジタル音が、この点で負の効果を導く可能性を否定できないことにも注意が必要です）。私たちが見出したこれらの効果を総称して、〈ハイパーソニック・エフェクト〉と名付けました。

美しいものは躰に良く、躰に良いものは美しい

さらに私たちは、全方位非分化性に徹した切口から実験モデルを組み、魂を天外に翔ばす超高周波の受容部位は「聴覚系にあるのではなく体表面に所在する」、という意表を突くような事実を見出しま

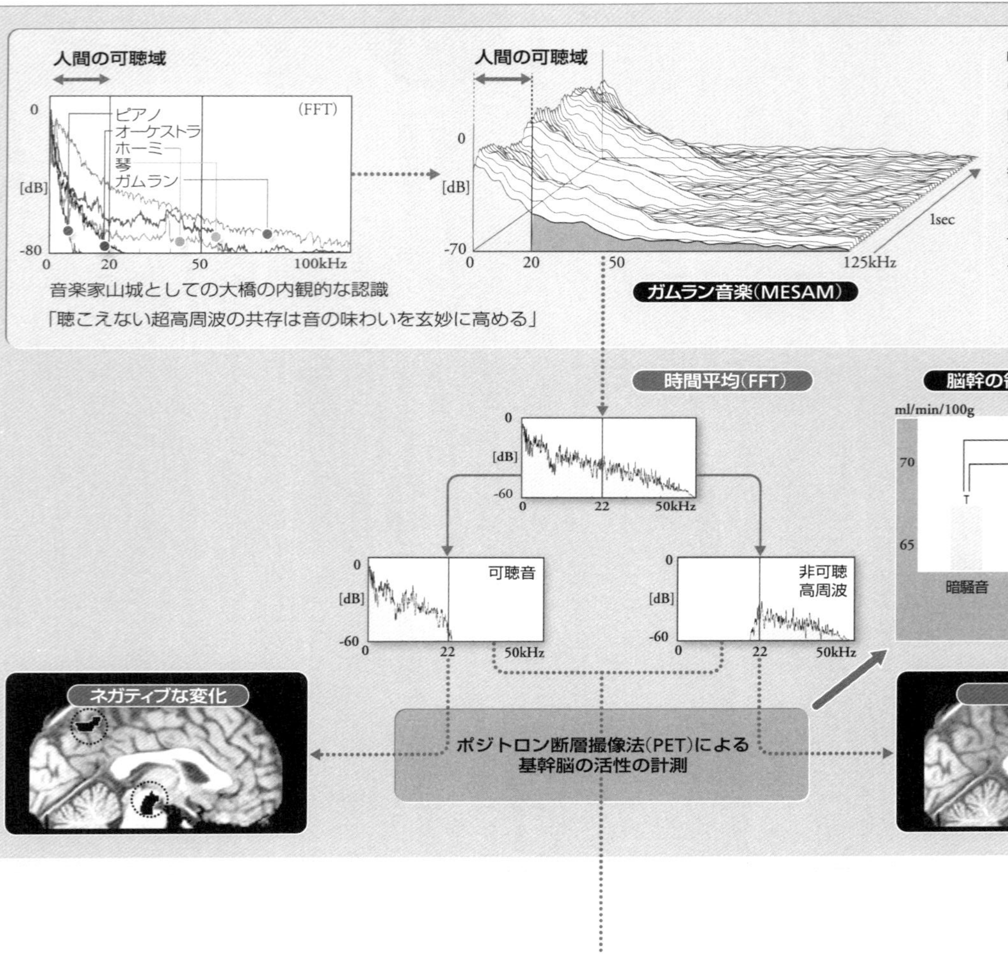

▶**図01**——音楽体験の内観的検証(主観的現象学的アプローチ)と脳機能解析(客観的科学的アプローチ)との融合から発見されたハイパーソニック・エフェクト

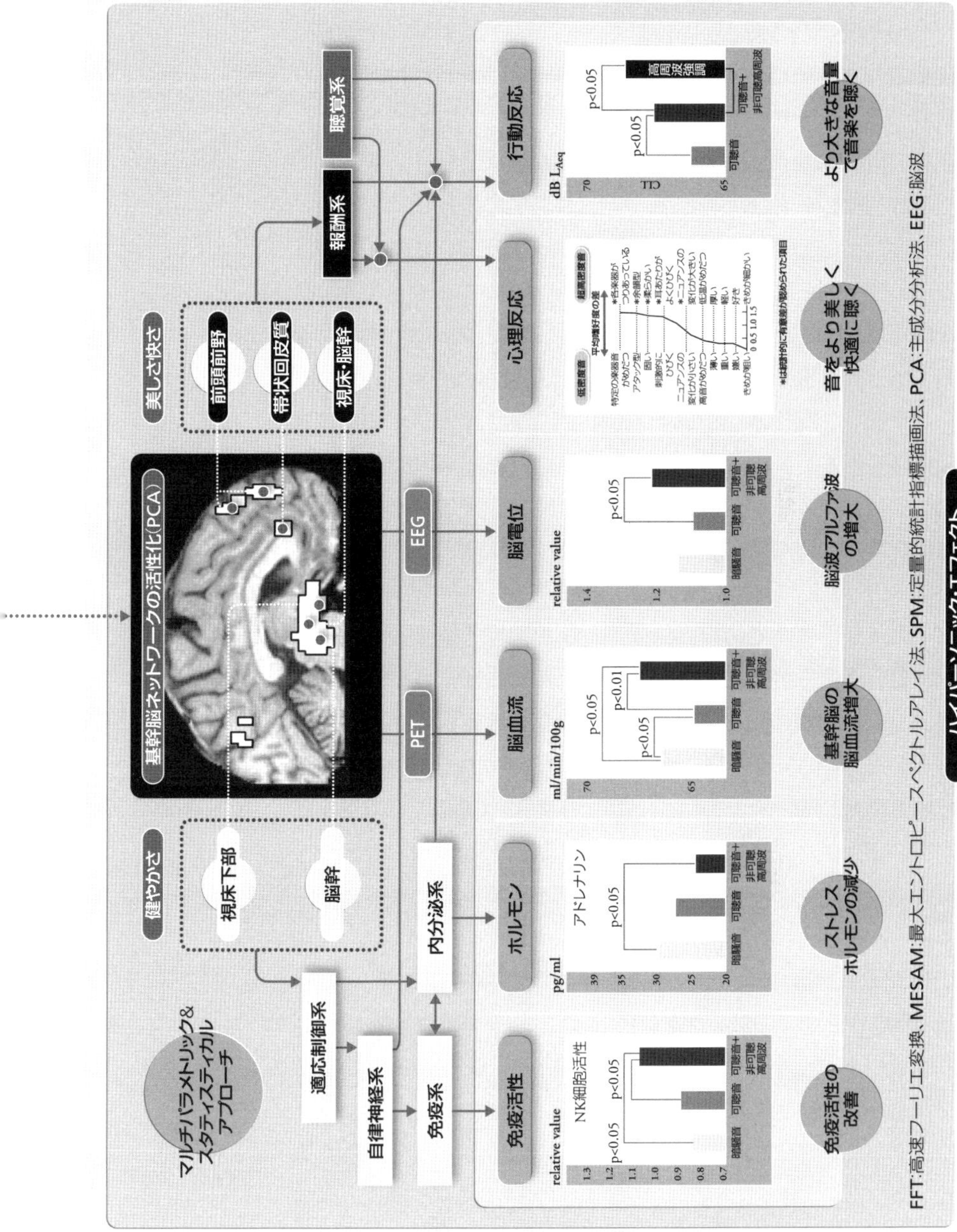

ハイパーソニック・エフェクト

FFT:高速フーリエ変換、MESAM:最大エントロピースペクトルアレイ法、SPM:定量的統計指標描画法、PCA:主成分分析法、EEG:脳波した。[★12]この発見は、それ自体科学的知見として衝撃的であるだけでなく、超高周波の影響にかかわる問題を「可聴音に対する聴覚系の心理反応」という限定的枠組に封じ込めようと謀った〈非線形歪説[★13]〉を蹉跌《さてつ》に導いた点でも重要な意義をもちます。この非線形歪説は、科学史・科学思想上の話題としても興味深いので、一歩踏み込んで述べることにします。

1999年に学会誌に発表された非線形歪説の骨子は、まず、生理反応から心理反応に及ぶ高度に複合的なハイパーソニック・エフェクト[★10]を「音質の差」という一点に限定して捉えることに始まります。次いで、「単独では聴こえない超高周波成分と可聴音とを共存させたとき、可聴音だけのときと音が違って聴こえたとしても、それを超高周波自体の効果とすることはできない。なぜなら、信号通路内での両成分の相互作用により〈非線形歪〉が発生し、その可聴域内成分の差が音質差を導くからだ」と立論します。この歪の発生場所として、❶ マイクロフォンなど録音系、❷ スピーカーなど再生系、❸ スピーカーから耳までの空気伝播系、❹ 鼓膜から聴覚神経系を挙げた上で、常に一定で結果に差を導かない音源とみなせる ❶ を対象外としています。残る ❷、❸、❹ は全て非線形歪を発生させる可能性をもっていますので、それらの中で両帯域成分が共存せざるをえない現実の実験条件下では、この説を否定することができません。この理論は、従来の正統的な音響心理学の知識だけを使って、音質差の発生という事象を矛盾無く説明できる大変効果的なものです。

私たちの「超高周波自体の存在が音の味わいを玄妙に高める」という内観的現象学的認識の真実性を裏付けるには、非線形歪説を退けなければなりません。それには、上記の ❷、❸、❹ の全てについて両帯域成分が接触せず非線形歪の発生する余地のない系をつくった上で、その系を使ってハイパーソニック・エフェクトを発現させる必要があります。❷ について私たちは、1984年にいち早く、両成分を完全に分離した〈バイ・チャンネル再生系〉を開発して問題をクリアしていました[★14]。一方、❸ の空気伝播系、❹ の聴覚系で非線形歪説を反証することは考えるだに困難であり、当初は絶望的な課題にみえました。しかし、超高周波の受容部位を探索するために開発した信号通路中での超高周波と可聴音との接触を❸、❹ ともに完全に遮断できる特別な実験系を使い、その条件下でもハイパーソニック・エフェクトが発現することを明証することによって[★12]、非線形歪説の成立する余地を最終的に断ち切りました。

フロギストン説さながらの非線形歪説

ふりかえってみると、非線形歪説は、実際には在来の音響心理学の枠組に収まりきらない事象を、限定的な音響心理学のパラダイムのもとで、見かけ上すぐれて合理的に説明したものといえます。この点において、ヨハン・ベッヒャーとゲオルク・シュタールによる、かのフロギストン説を彷彿とさせます。1990年以降本格化した私たちの生理学的実験によって実質的にはすでに行き詰りを迎えていたものの、決定的な実験によってその限界が明らかになる2004年頃まで、この非線形歪説は、フロギストン説さながらに「正統性」をほしいままにしていました。実態と乖離したこの説が、私たちの研究に対する批判として名実ともに高い効果を発揮する時期が存在したことは、歴史的事実でもあります。

こうした私たちの研究を成就に導く陰の力として見逃すことのできない、もうひとつの要因があります。非線形歪説に象徴される音響心理学陣営からの強力な「否定」「攻撃」にもかかわらず、粛々と研究を遂行し決着へと辿りつくことを可能にした支持材料の存在です。それは、音楽家、山城祥二のもつ「私の感覚」という内観的一人称的な活性の所産としての「確信と展望」でした。科学哲学者ヴィラード・ヴァン・クワインは、「知識から信念に及ぶ〈知のネットワーク〉の中で《科学》と《非科学》との間に境界を設けることはできず、知識はそれを含む全体とのかかわりでしか確かめられない」という〈知識の全体論〉を提唱しています。ここで、これまで自然科学と分断されていた主観的内観的世界独自のいわば現象学的活性が、重要な役割を果たしうることになります。そうした活性の特異的な錬成——それは、ダライ・ラマ法王が指摘する「経験の現象学的側面をきちんと扱う確固たる一人称的な方法論」に当たるでしょう。その具体的な例として、法王は、熟達した瞑想者の鍛錬を挙げています。それは、効果の普遍性や実績に裏付けられた内観的技量を錬成するもので、客観性実証性を装《よそお》った「科学的知識」であっても、己の存在を賭してはねのけるほど確固たる信念を育《はぐく》むものとなりえます。方向性はあまりにも違うのですが、音の料理人としての山城祥二が同様の発想のもとに己の内観的活性を錬成・運用し、同一人格内に棲む科学者、大橋力と〈非分化〉の状態で連携してハイパーソニック・エフェクトを発見したことは、事実が示すとおりです。

これと対照的なものを、一部の限定的単機能的音響心理学者の態度の中にみることができます。それは、己自身どのように音を感じたかについて口をつぐみ、一人称的言及が皆無に近い状態にあることです。そうした言及を避けてデータのみで正否を論じる、という第2次大戦以前の、あるいはトーマス・クーンらの新しい科学哲学が登場する以前の素朴な論理実証主義時代の残滓のようなものが、暗黙のうちに「正しい態度」として今なお通用しているかに見えます。この構造の中では、研究者自身のもつ音に対する感受性に限界や欠陥があったとしても隠蔽され免責されることに、十二分に注意を払うべきでしょう。

自己言及性と脳科学

実はこの問題は、「脳科学と芸術」という枠組が典型的に示すように、自己言及性から完全に解放されることが原理的に困難な脳科学に携わる研究者全般にあてはまるものであることを、無視できません。研究者自身の内観的現象学的機能にかかわるこの問題も、いずれは吟味の庭に立つ星の下にあるのではないでしょうか。ちなみに、芸術にコミットしようとする脳科学者に、その科学的活性に見合った力をもつ芸術家と同レベルの芸術的活性を要請するこの問題意識は、脳機能にコミットしようとする芸術家たちに、その芸術的活性に匹敵する力をもつ脳科学者と見紛《みまが》うレベルの科学的活性を要請する対称構造を宿らせたものでもあります。これによって活性の偏りによる限定化、単機能化が抑えられ、脳の実態に調和した非限定非分化全方位型活性への接近が促されるであろうからです。

エピローグ
——予期せぬ栄光

近現代文明の誇る人類究極の知的体制に他ならない限定的単機能専門分化にあえて反逆するかの如き私の歩みは、芸術家または研究者としてのいわゆる成功を目指すようなものではありえず、「もうひとつの真実」をひとこまずつ、ひたすら、手創りの仲間たちと求める歩みの中に充実と歓びを見出すものでした。ですから、私たちの研究が正統的先端的な脳科学の切口でどう捉えられ、国際的にどのような関心——あるいは評価——につながるか、といった問題に興味をもつこともありませんでした。こうした私たちに、やがて、予想もしなかった衝撃がやってきたのです。

脳科学の領域では、他の先端的な科学領域と同様に、新しい学術論文を電子データとしていち早く講読することが一般的になってきました。こうして各論文がダウンロードされた数の集計から、世界の科学者の関心がどのような研究に集まっているかを時々刻々、定量的に知ることができます。いわゆる〈引用数〉が関連分野に限定されるのに対して、このデータは、ずっと広範囲の科学者たちの注目度を全般的に押さえうる点が評価されています。

脳神経科学分野で最も権威をもつ基礎論文誌のひとつに、アメリカ生理学会の公式論文誌*Journal of Neurophysiology*（*JNP*）があります。100年近い伝統を誇り、一流の脳科学研究機関ではほとんど常備されている実証性を重んじた硬派の論文誌で、審査が厳しく手堅いことで知られています。2000年6月、この論文誌に私たちの「聴こえない高周波音が脳の活性に影響を及ぼす＝ハイパーソニック・エ

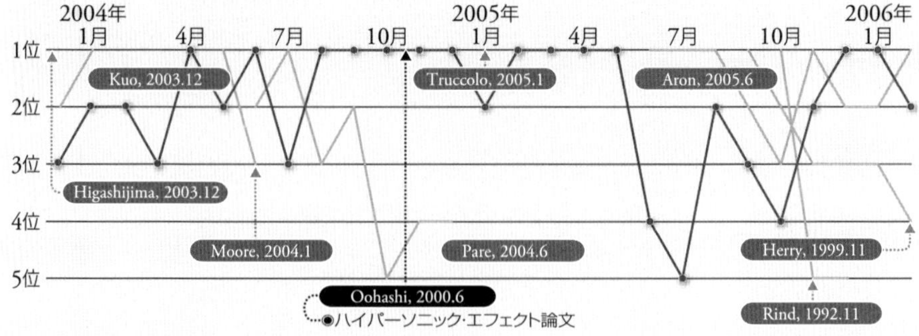

フェクト」と題した論文が公表されました。[★11]

JNP誌では、過去の1万報をこえる全掲載論文から毎月、「その前の一か月間にインターネットで講読された回数の多い論文ベスト50」を公表し、そのうち〈トップ5〉のタイトルと著者名を冒頭のページに掲げます。[★15]ここに一回でも登場することは、世界の脳科学者たちにとってひとつの到達点であり、現実的にも強力な評価の指標になっていると聞きます。

私たちの論文が公表されて3年半後の2003年12月、このトップ5の3位にそれがランクされていることを知人から教えられたとき、現文明からすると異端であるに違いない私たちの研究の契機、理念、そして実態に想いを馳せ、心から驚かずにはいられませんでした。その後、最近(2008年5月)に至るまで、この論文の月別ダウンロード数は常に5位以内をキープして、まるまる4年間以上、トップページを飾り続けてきました。順位内訳は、全54か月中、5位1回、4位3回、3位9回、2位17回、1位24回で、頂点の1位に立つ頻度が最高度に達しています[▶図02]。これは、現時点で前人未踏の記録です。

いうまでもなくこの成績は、脳科学者たちの関心という限られた指標にしか過ぎません。しかし、原始的非効率的な自然哲学風の全方位非分化方式をあえて採用し、主観的な芸術と客観的な科学とが渾然と融けあった状態で進められた私たちの奇妙な研究であっても、

▶**図02**――国際的に高まるハイパーソニック·エフェクトへの注目
*Journal of Neurophysiology*全掲載論文月別インターネット講読〈トップ5〉の4年間の推移。

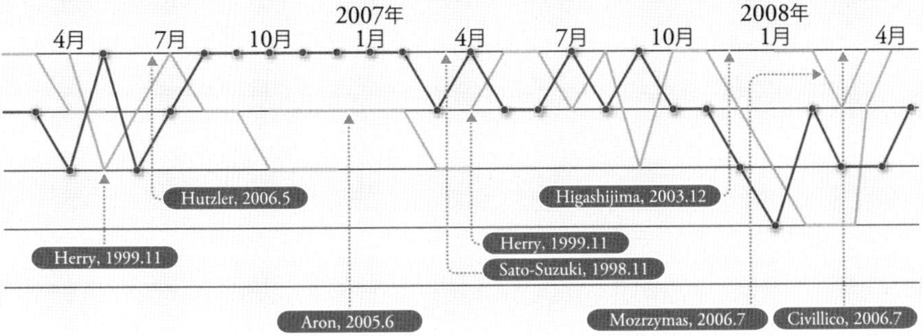

洗練を尽くした限定的専門分化方式を前提にする脳科学の最前線で、第一級の研究に劣らない関心を呼び起こしたという事実の重みは、注目に値するのではないかと思います。あまつさえ、私自身は脳科学者としてこの研究に臨んだのではなく、「この研究を通じて脳科学者へと育まれた」のです。このような思いがけない事実の集積が、限定的専門分化方式の限界の克服可能性、そして脳研究に原理的に適合する全方位非分化型アプローチの実現可能性と有効性を展望させ、それを支持するささやかな材料となるならば幸いです。私たちの取組が、主観と客観とを結びつつ脳科学と芸術との融合に新しい地平を拓く糸口となることを願ってやみません。

おわりに、いささかの謝辞を述べることをお許し下さい。今ふりかえっても戦慄を禁じえないほど危うく嶮《けわ》しかったこの未知への旅に、知を究める歓びに止まらず予期せぬ成就と栄光さえもたらされたのは、まさしく天恵であるとともに、類いない実力・実績に輝く各界の諸先達《せんだつ》のこよなき導き、そして、高い志を抱いた優秀な協力者たちの貴い献身のたまものです。まさに僥倖と呼ぶにふさわしい身にすぎた鴻恩《こうおん》に、言葉に尽くせぬ感謝を捧げます。

参考文献

★01――村上陽一郎『科学のダイナミックス』サイエンス社 1980.
★02――マックス・ウェーバー『職業としての学問』尾高邦雄訳, 岩波文庫 1936.
★03――大橋 力[連載・脳のなかの有限と無限]第3回「有限系バリ島にあふれる美の奇蹟」『科学』Vol.76, No.10, 岩波書店 2006.

★04——大橋 力『情報環境学』朝倉書店 1989.
★05——大橋 力『音と文明——音の環境学ことはじめ』岩波書店 2003
★06——ダライ・ラマ『ダライ・ラマ　科学への旅』伊藤 真訳, サンガ 2007.
★07——http://www.yamashirogumi.jp/
★08——Plenge G H, et al., Which bandwidth is necessary for optimal sound transmission?, *Audio Engineering Society 62nd Convention, Preprint*,1449, 1979. 田辺逸雄ほか「番組音伝送における上限周波数の検討」『日本音響学会講演論文集』pp.231-232, 1979. 東 邦治ほか「高品質オーディオ機器における音声信号の所要伝送帯域」『日本音響学会講演論文集』pp.323-324,1982. など.
★09——Muraoka T, Iwahara M & Yamada Y, Examination of audio-bandwidth requirements for optimum sound signal transmission, *J. of Audio Engineering Society,* 29, pp.2-9, 1981.
★10——Oohashi T, Nishina E, Kawai N, et al., High-frequency sound above the audible range affects brain electric activity and sound perception, *Audio Engineering Society 91st Convention, Preprint,* 3207, 1991.
★11——Oohashi T, Nishina E, Honda M, Yonekura Y, Kawai N, Maekawa T, Shibasaki H et al., Inaudible high-frequency sounds affect brain activity: hypersonic effect, *J. of Neurophysiology,* 83, pp.3548-3558, 2000.
★12——Oohashi T, Kawai N, Nishina E, Honda M, Yagi R, Nakamura S, Morimoto M, Maekawa T, Yonekura Y & Shibasaki H, The role of biological system other than auditory air-conduction in the emergence of the hypersonic effect, *Brain Research,* 1073-1074, pp.339-347, 2006.
★13——宮坂栄一「高周波音の知覚について」『日本音響学会誌』55, pp.569-572, 1999.
★14——大橋 力, 渡辺一成, 服部和徳「非定常音の高域制限による音質変化検知について」『日本音響学会聴覚研究会資料』H-84-42, pp.1-4, 1984.
★15——http://jn.physiology.org/reports/mfr1.dtl

【究める】

2

音楽の始源性への道

湯浅譲二

◉

音楽は、いやすべての
芸術作品は、
作る人のコスモロジーの
反映としてある。

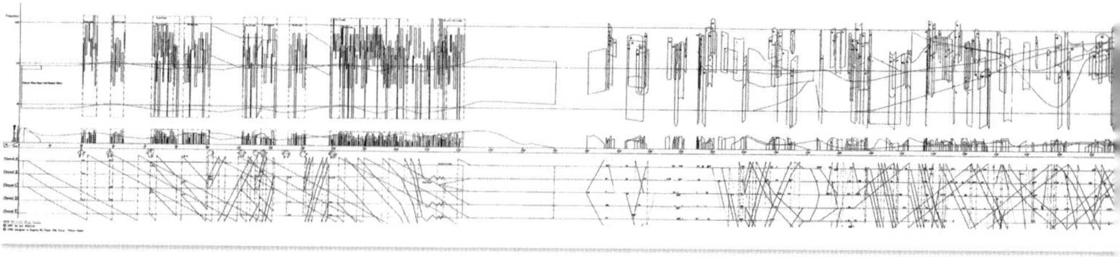

▶**図01**——湯浅譲二「ホワイト・ノイズによるイコン」(1967)グラフ楽譜

編集部からの要請のひとつは、これまで半世紀以上(55年間)にわたって作曲を続けてきた私が、いま作曲(創造活動)を志す若い人たちに言っておきたいことを忌憚なく書くようにということであった。つまり現在78歳の私が現役の作曲家として、これまでの生立ち、経験、学習、思考、そして現在の姿勢、思想、展望などを踏まえて、老いの戯言《たわごと》ではない、建設的な意見を、このさい言い残して置くように、という意味に私は受取った。

コスモロジーの 反映としての芸術

その私が先ず第1番に上げたいことは、《音楽とは、かくあるべき、と言うことはない》ということである。

つまり、批評家や学校の先生などが、作曲家や作曲をしようとする者に対して、音楽はこうでなければならない、などと言うことはできないと私は言うのである。そしてそのことが、

では〈一体、音楽とは何か〉と言う設問へと導く。「音楽」という言葉の概念や内容が時代の変遷につれて、また文化圏の差違によって異なってくるのは衆知の事実である。

日本には伝統的なさまざまな種類の音楽があり、東南アジアには、ガムラン音楽、中国、朝鮮、インド、チベット、アフリカ、それぞれの地域にはその土地特有の音楽がある。

しかも20世紀後半になると、地球は文化的には収縮してきており、エコロジーをはじめこの遊星上の営みを、グローバルな視野で見て

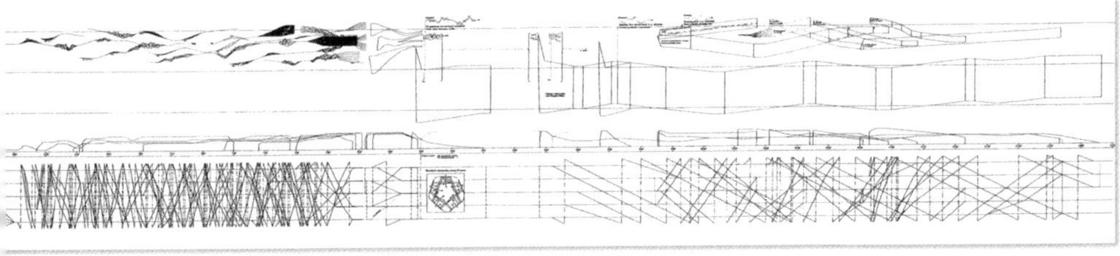

いく必然性が生じている。その中で、人類にとっての〈音楽〉という言葉が、西欧の伝統に連なる音楽のみを意味しているとすれば、もはや片手落ちと言わなければならないだろう。それが歴史的遺産、また人類のいわば財産として、如何に素晴らしいものであろうとも、である。

そうした状況の下で、いま私達は《そもそも人間にとって音楽とは何か》と、音楽本来の意味を自ら問い直すことなしに、作曲という創造的行為を営むことはできないのである。

近年になって、モーツァルト等、西洋クラシック音楽を聴かせると、乳牛やトマトの生産量が増えるなどと、新聞が伝えてきたが、音楽が牛や野菜のためにあるわけはなく、私はここで、リンカーンのゲッティスバークの演説に肖《あやか》り、「政府」を「音楽」に置き換え、〈人間のための、人間による、人間の、音楽〉と言いたいのである。何故なら私は、《音楽は、いやすべての芸術作品は、作る人のコスモロジーの反映としてある》と思うからである。

コスモロジーとは、そもそもガリレイやニュートン等の宇宙観を指している言葉だが、私はさらに広義の意味で、その人の背後を支え、その人を作り上げているすべての世界という意味で使いたいと思う。

コスモロジー、それは、〈❶ 生立ち、❷ 経験、学習そして、❸ 生の方向性〉によって形成されてくる。

❶〈生立ち〉

人がこの遊星の何処で生れ育ったか、したがって言葉は何語を話すのか、また、地理的、気候・風土的環境、歴史的、文化的背景、それに家族構成等が〈生立ち〉としていわば、インプリントされる。
言語は文化を形成する。人間が他の動物と決定的に異なる点は、記号を扱うことであり、その最大の要素が言語を持っていることであると言われる。言語によって、はじめて、人間は考えることができるし、論理を形成することが可能になる。つまり時系列的な構造や秩序等〈思考の構造〉を組上げることができる。〈始めに言葉ありき〉と言われるのはそのためであろう。

始めにイメージありき

とはいえ一方、人間は動物と同じように感覚的にも対象を把握するし、論理的な時系列に属さないイメージをも持つのである。少なくとも音楽の生成については、私は《始めにイメージありき》と言いたい。もちろん、イメージも言語に支配されるところが多い。マザー・タング(母語)の特性によって、人類共通の認識の他に、感性のいわば襞とも言うべき表現には大きな差があるのである。たとえば、太陽と月といった概念や実体そのものについては、その言葉にまつわる観念連合やイメージ連合には多少の差はあっても決定的な差異はないだろう。しかし、色彩や身体感覚の表現には大きな差がある。例えば、日本語1語で表現する「すがすがしい」などは、英語では、クール、クリーン、クリーア、クリスピイなど数語を重ねなければならない。さらに、私にはオノマトペのみを構成した合唱曲4曲があるが、「うっとり」や「いらいら」「ジワーッ」等の擬態語・擬声語、つまりオノマトペにも対応する外国語を見つけることは易くない。
要約すれば、日本語的思考や感性と他の言語による思考、感性には異なる部分があるということである。
次に〈地域的風土的な環境〉が人の生立ちに多大な影響を及ぼしている。都会、田園、海辺、山間、平野、林間のそれぞれに育った人びとにはそれ特有のイメージが形成されているだろうし、暖かい地方や寒い北国で育った人にはまた特有のイメージが培養されるだろう。その上で両親に育まれたのか、片親に育てられたのか、独りっ児で育ったか、兄弟姉妹があるのかでも生立ちにインプリントされたものが大きく異なる。

❷〈経験、学習〉

さて、次にコスモロジーを形成する重要な事項に、〈経験、学習〉があるが、これはすでにのべた「生立ち」の中で形成される受動的なものではなく、意志的な主体的選択による経験、学習を考えなければならない。
ここでの経験、学習はフィジカルなものだけではなく、メンタルなもの、たとえば、読書などを含んでいる。アフリカ紀行といった本を読んだ人は、いわば疑似体験ではあっても、脳内に集積された「知」として、より広いコスモロジーを持っていることになる。また、たとえば失恋した人は、それを経験しなかった人よりは、人生経験としてより広いコスモロジーを持っているだろう。

❸〈生の方向性〉

そして最後に、人間は、生き方を決定する重大な事柄から昼飯の種類に至るまで、ほとんど絶えず「あれか、これか」の選択肢にせまられている。私の場合は、医師の道を選ぶか、作曲家への道を選ぶかが重大な意志的選択であった。
これらすべての場合での選択は、結果として主体の〈生きる方向性〉を決定しているのである。要約すれば、人間は一方で人類が共有するコスモロジーを持つと同時に、他方では、ひとりずつ個人特有のコスモロジーをも合わせ持っていることになる。そして、多方面にわたり、ヴァーサタイル（多芸、多才）な活動を持つ人間のコスモロジーの、如何なる部分が芸術に反映してきても不思議ではないし、それを非難する理由などは全くない、と言うのが私の考えである。
冒頭で「音楽はかくあるべき」と言うことはできない、と述べたのは、《芸術は作者のコスモロジーが映し出されるものとしてある》と確信しているからである。

芸術にも発明発見が不可欠である

維新によって西洋文明が一挙に流入してきた明治期、「文明開化」することはすなわち、制度、風習、技術などさまざまな意味で西洋化することであり、日本の伝統的なものについては旧来の陋習として退けられてきたのであった。そこには必然的に、「正統性」を尊ぶ風潮が生れる。純音楽の上では、日本の伝統的な5音音階(ペンタトニック)に対して、西洋の伝統的な長調、短調の調性(ディアトニック)の音階をはじめ、ソナタやフーガ、舞曲等の形式を踏まえたものが、正統的な純音楽とされ、それらを「絶対音楽《アブソリュート・ミュージック》」と称し、音楽以外の要素、美術や文学的世界などに連なるものは、「標題音楽」とされ、絶対音楽を指向するものこそが、最も正統的とされてきたのである。

たしかに、私は、たとえばバッハのフーガ等に魅了され、脱帽、尊敬して止まないが、抽象性、構造性を骨子とする絶対音楽のみが音楽すべてを代表するものではないし、いわゆる標題音楽が、仮に絶対音楽的な堅固な構造を持っていないとしても、それは〈もうひとつ〉のリタラシイとも言えるものであって、それが音楽そのものの優劣を決定するものではないと、常づね思っている。

創造的行為とは、辞書に「人まねではなく、新しく造り出すこと」とあるように、模倣、イミテーションは言うまでもなく、昨今はやりのシミュレーションなどが、クリエーションであるはずはないのである。

そのためには、《人間にとっての音楽とは、そもそも何か》という〈始源〉に溯る考察が必要であろう。模倣ではないものを創るには、既成概念にとらわれない、自由な、対象自体を直視する眼や心が必要だからである。

創造的という意味は、「何処かで、何時か、見たり、聴いたり」したようなものを指すのではない。つまり「デ・ジャ・ヴ」と言う言葉が心理学的、視覚的に「既視感」を示すように、その意味を音楽に移せば「既聴感」、いつかどこかで聴いたようなものであり、それに対極する《未聴感》をめざして創作することが、本来の創作の意味を全うすることになるのである。

これは、大変なアンビションである。それは野望ではなく、かつてクラーク博士が言ったように、「大志」を抱かなければ到達し得ない目標なのである。

私は、当節の若い人達は、社会的にも現状に満足し、コンピュータにアクセスするにしても、既成のプログラムを操ることを創作と勘違いして、「お仕着せ」に根本的な疑問を持つことがない、という印象を、教育の場を通しても受けているが、コンピュータは、シミュレーションを最も得意とするものであり、部分的にはその助けを借りて既成のプログラムを応用するにしても、その先に新しい世界を拓くためには、自分自身のプログラムを組立てなければ創造的な結果は生まれ出ては来ないだろう。

安楽椅子から立上らなければならない

芸術の創造にも《発明・発見》が必要不可欠なのである。慣れ親しんだ居心地の良い現状に甘んずるのは創造する者の姿ではない。

私は20代初めに、ジャン・コクトオのアフォリズムを読み、「安楽椅子から立上らなければならない」という言葉に大いに刺激されたことを憶えている。

音響エネルギーの時間的推移としての音楽

さて、ここまで私は、音楽は作者のコスモロジーの反映としてある、と言ってきたが、同時にもうひとつの側面として言えることは、そもそも音楽は「音響運動」によって成立しているということである。音響現象として音楽を見れば《音楽とは、音響エネルギーの時間的推移である》とこれまで私は言ってきた。エネルギーの方向

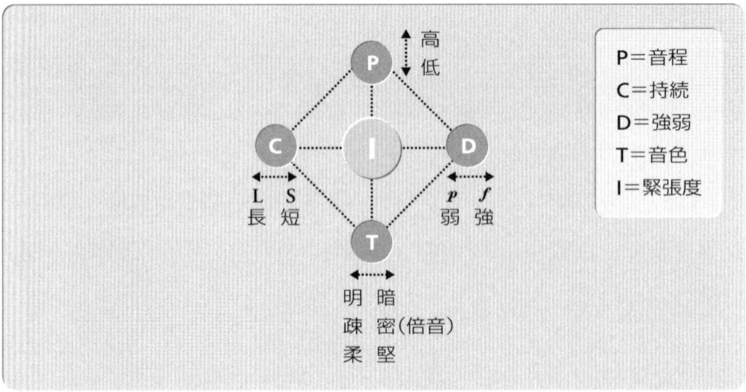

性、ベクトルが音響を音楽として成立せしめている。音響エネルギーは、音程、音強、音色、持続の4要素で成立し、それ等の統合体として音は存在する。エネルギーの推移とは、音楽を形成する音による緊張度《インテンシティ》の時間軸上の変化とも言える。

図のように、I(インテンシティ・緊張度)は4つのパラメーターで増大減少する。これらの要素は、それぞれに方向性を持っている。P(ピッチ・音程)は高←→低、D(ダイナミックス)には強←→弱、C(コンティニュイティ・持続)には長←→短、T(音色:これには音楽特有の表現はなく、他の分野での表現、明←→暗、堅い←→柔らかい音色、科学的に考えれば、倍音構造の疎←→密)の4要素が緊張度を形成する。つまり、客体的な音響現象として音楽という、時間軸上の構造物を見れば、音響エネルギーの増大、減少(自然現象として風が起こったり止んだりするように)、また総体として、増減なしの、コンスタント(恒常時)な状態、さらには無音の時空、いわば休止とされてきたものが、ゼロエネルギーなのか、あるいはそれまでのコンテクストの上で、いわば「真空のエネルギー」として、次に来る音響に影響を及ぼすのか、によって作られている。そしてさらにこれらの要素の変化の他に、音響領域(時空間)の枠の中での音の分布の濃度、デンシティ(密度)の変化によるエネルギーも含まれる。
また、「音楽は、メロディ、ハーモニー、リズムの3要素でできている」などと言われてきたのは、ヨーロッパの伝統音楽についてのみ成立する公式であって、たとえばガムランなど他の文化圏特有の音楽、日本での尺八や能楽などについては、全く用をなさないし、20世紀後半に出現したテープ音楽、具体音楽や電子音楽、また現在のコンピュータ音楽にも通用するものではないことは明らかであろう。

前述した図のように、音響エネルギーの時間的推移として音楽を考えれば、西欧伝統音楽を含め、今あげたどの音楽にも適用できるのである。

未聴感の音楽をめざす

20世紀も世紀末になってくると、音楽のみならず、芸術全般に、「時代を先取りする」などと言うスノビストたちによって、「前衛は終った」と言われはじめたが、それはモダニズムやポスト・モダニズム等と創造的な運動を、後から分析・分類しようとする、近視眼的な学者や、それを信奉・追随する者たちによる表皮的な見解なのであって、「前衛」とは、時代の流行、ファッションなどではなく、〈創造に対する姿勢〉を呼称するものではないだろうか。バッハ、モーツァルト、ベートヴェン以来、いつの時代にも前衛的な姿勢はあったし、それらは時代とともに浮かんでは消え去る傾向や、エコールとされてきたトータル・セリエリズムやクラスター、ミニマリズム、スペクトラルズなど「××楽派」と言うようなものではない。

いつの時代にも前衛的な姿勢はある

では、先に触れた「創造」の真の意味を全うする《未聴感》の音楽をめざすには何が必要なのだろうか？

私は次の命題を上げようと思う。

❶ 既成概念にとらわれない

そのためには、自身の作風が音楽史上のどの位置にあるか、その座標軸を確かめる。往々にして自分がクリエイティヴ(創造的)と思っていることが、すでに試されている場合があるからである。そのうえで、誰も疑わない常識、公理さえも疑い、創造に寄与するものかを吟味する。

❷ 正統主義(オーソドキシー)やアカデミズム、にアンティ(反対)の立場をとる

これらは既成の確立した成果を評価するための見解や立場を、その方向に向かうもののみを評価し、他の立場を評価せぬ見解を保持するものだからである。もちろん、集積されてきた知識を学びとる仕組としてのアカデミーを否定するものではない。

❸ 視座の転換をはかる

事象に対して、ユークリッド的な把握とトポロジック(位相幾何学的)な把握には、形態そのものの認識と、形態の性質の認識という、歴然とした差があるが、ひとつのものに次元の異なる光を当てて見るように、把握の方法が違えば、同一の対象が異なる性格、様相を持ってくる。

鈴木大拙師は、あるがままを認識するのに、この世に生れたばかりの新生児の眼や耳で、ものを見、音を聞くことだと言う。ただし、かりに新生児の眼が見え、耳が聞こえたとしても、そのこと自体と、大人でありながらその上で新生児の耳目で事象を把握することとは、当然異なると言う。つまりそれは、大人の既成のインプットなしに、常識や社会通念などの何にもとらわれずに、無垢の心で見聞するということなのである。これはまた、すでに600年も前に、世阿彌が唱えた〈離見の見〉でもあるのだ。

離見の見

❹ 芸術といえども、一方で科学的態度も保持する

たとえば音響現象として生起してくる音楽と、それを知覚で受け止める2つの側面を物理的・そして認知科学的な両面を考慮する必要があるだろう。

❺ 好奇心の涵養

音楽以外の、興味をもっている分野について、音楽と同等のエネルギーを割いて勉強する。これは好奇心の涵養である(隣接芸術はもちろん、数学、生物学、その他あらゆる文学、芸術、学問的分野について)。
コスモロジーが豊穣になれば、音楽のオリジナリティが明確になるからである。

❻ 音楽はもちろん、それ以外のあらゆる音響、騒音も含め、音を聴き込む訓練をする

音楽家はまず音そのものについて、専門家でなければならないからである。

私のコスモロジーの醸成と実験工房での切磋琢磨

さて、私のコスモロジーについて述べたい。江戸時代から6代続く医家の次男として郡山市に生まれた。父(湯浅大太郎)は内科医、母(音枝)は大阪から嫁いできた。
両親共に芸術を愛した人だったので、私はこの上ない音楽的環境に育った。
父は医師でありながら、戦前・戦中には文化協会会長をつとめ、西洋音楽、特にオペラを愛し、絵画の絵筆をとり、芝居の台本(二本松少年隊)を書き、俳句誌(『群峯』)を主宰し、野鳥を愛し(日本野鳥の会支部長)、映画を愛し、建築設計をするという、ほとんど万能の、しかも現在の私の10倍も広く、豊かなコスモロジーを持った人だっ

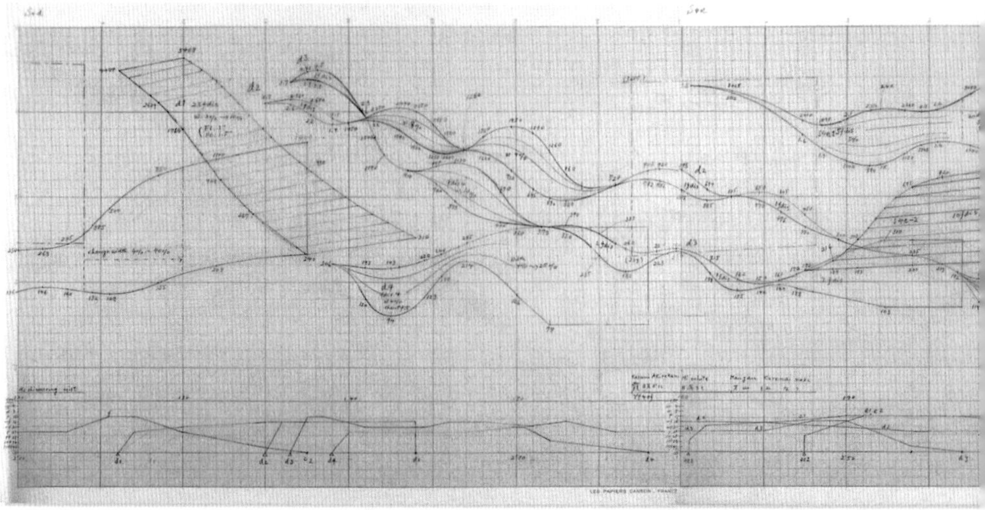

▶**図02**—湯浅譲二「世阿彌·九位」(1988)グラフ楽譜

た。その父は、阪大医学部卒業後、スエズ運河を経由して渡欧し、フライブルク大学医学部の病理学のアショフ教授の下に留学した。その地で経験したオペラやコンサートのスケッチ(舞台装置、衣装)など、ワグナー3部作をはじめ、カルメン、アイーダ等々の描写、さらに山のようなレコードを持って4年後(1928)に帰国して来た。

そして私が生れた。私は幼稚園の頃から、日中、外で遊び疲れて帰ると、夕方そうしたレコードを次から次へと聴くのが常だった。中には、ストラヴィンスキーの「火の鳥」、R・シュトラウスの「アルペン交響曲」(これは好きではなかった)、ヴェルディの「椿姫」(特に第2幕の序曲が好きだった)、ワグナー「タンホイザー」等々があった。

美しい母は大阪育ちのため、ハイフェッツやエルマン、ピアティゴルスキーなどのコンサートを経験していて彼等が如何に素敵だったかという話をしたり、また生田流の免状を持っていて、時折、六段や千鳥の曲などを弾いた。

私自身といえば、後年母から聞くと、寒い冬でも、火の気のない、リノリウム敷の子供部屋で、足踏みのオルガン、ハーモニウムをひとりで何時間も弾いているような子だったという。そこで私は、聴

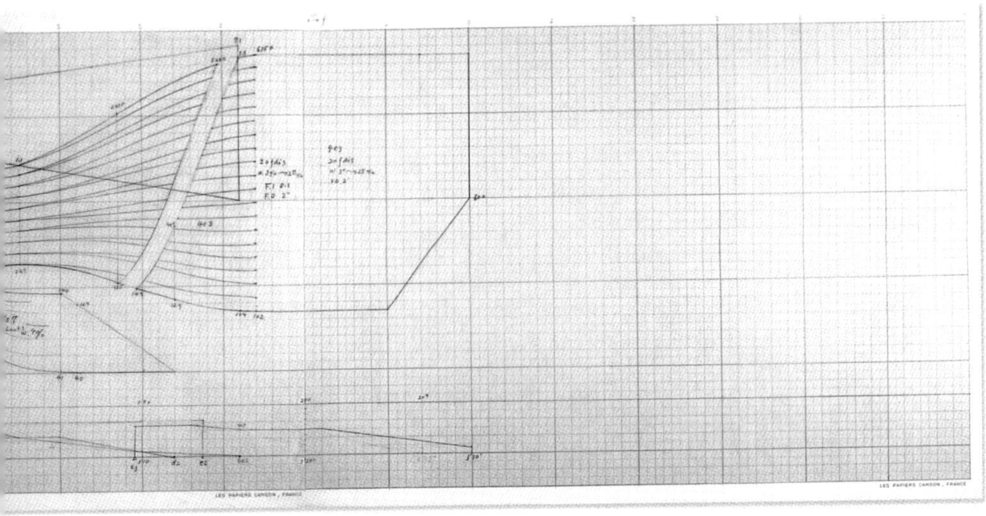

き覚えのメロディにハーモニー、トニカ・ドミナンテ等をつけては弾くのを楽しんだのだった。幼稚園の先生が弾くような曲は私にもらくにハーモニーがつけられた。

小学校3年になり、旋律喇叭鼓隊と称するブラスバンドが結成され、私はトランペットを受持った。大東亜戦争（第2次世界大戦）開始の3年前ではあったが、支那事変（中国との戦争）中でもあり、そこで演奏する曲は、軍艦マーチや愛国行進曲等という、士気を鼓舞する曲ばかりだった。しかし、戦死した遺骨が町に帰って来ると、市民が駅に出迎え、そこから、葬送の列を組んで歩く。その時に吹奏したのはショパンの葬送行進曲だった。私は子供ながらにすでに西洋音楽への好悪感を持っていたので、なんと音楽的な良い曲だろうと思った。同じ時に私は宝生流の謡を2人の友達とともに習いはじめた。

旧制の中学に進み1年をすぎると戦争が烈しさを増し、2年の後半から軍需工場への奉仕となり、学科の授業は皆無となった。私はその状況下でも家ではピアノを弾いていた。小学3年生の時、シューマンの「勇敢なる騎手」などピアノの手ほどきをしてくれたのは、母だった。
そして工場はB29による大空襲を受け、壊滅し、同期生7人を失った。その後間もなく、奥羽山脈の地中に地下工場を建設する「土方」作業を空腹をかかえながらしている中に敗戦となり、戦争は終結した。
その時私たちは、15歳でものを考えはじめる年齢だった。終戦直後の混乱した世相の下、私たちより上の世代、指導者、大人たちはすべて、全体主義から民主主義への移行の下で、生きる指針を失い挫折している。その結果として私たちの世代は、頼りにならない大人たちを当てにせず、自分自身で道を切り拓かなければ、何もできないという、教訓を体得したと言えるのである。
私は、子供時代から当然と思っていた医学を志した。代数が苦手だったため、浪人をしたあげく、慶大教養学部医学部進学課程に入学した。
戦時中も音楽を愛し、終戦後には出たらめながら自己流に作曲もしはじめていた。そして愛好する対象がしだいに近代音楽へと拡がり、シベリウスやプロコフィエフ等に及んだ。大学に入る頃には、A・コープランド等アメリカ現代作曲家も好きになった。慶大では現代音楽研究会に入り、そうした音楽を楽しんだ。少しく作曲も続けていたが、私は医師になっても趣味として作曲を続けようと思っていた。
現代音楽研究会には、当時、早稲田大学仏文だった秋山邦晴が来ていた。すぐに親しい友人となる。そして或る日、新作曲派協会のコンサートに連れ立って行き、そこで初めて発表する19歳の若い作曲家、武満徹と鈴木博義の曲に感激して楽屋を訪ね、それ以来、親しく付き合うことになった。武満の「2つのレント」、鈴木の「2つのピアノ曲」が、当時の常套的な洋楽に追随する作風とは全く異なる、あまりに新鮮なものだったからであった。
その後、ほとんど毎日のように私達は付き合った。徹夜で話し込み、誰かの家に泊まりこんだりと、若いエネルギーの切磋琢磨が始まった。私は基本的には調性音楽から出発していたが、鈴木や武満はペンタトニックの陰・陽旋法から導き出された、短2度や長2度を多く使っており、作風こそ異なっていたが、互いに自分にないものを求め合ったと言える。私は当時の邦人作曲家の発表会(新作曲派協会や地人会)などに通う中に、しだいに、この程度の作曲なら、私にもできると自信を深めていった。そして、恐る恐る父に、医学への志を作曲家への道にしたい、と申し出た。父はしばらく考えてから、自分のコスモロジーの一端を受継ぐと思ったのだろう、「よし、やれ」と言ってくれた。

私は大学を中退し、その1年前(1951)に結成された実験工房に参加した。

青春の坩堝 実験工房

実験工房は、若い美術と音楽の集団であり、作曲家5人、造形芸術家5人、詩人の秋山とピアニスト園田高弘、そして照明家が同人であり、戦前からのシュール・レアリズムの詩人、瀧口修造氏をいわばゴッド・ファーザーとして(実験工房、Experimental Workshopは瀧口さんの命名である)、新しい世界、インター・メディアをめざした、いわば青春の坩堝であった。

私たちは、東西の文化を論じ、テクノロジーを果敢に取入れ、文人風の芸術家ではなく、或る種の科学的態度を持つ技術者的マインドを持つアーティストたらんとした。

1952年には、自分たちのコンサートで、メシアンの「世の終わりのための四重奏」を日本初演、またシェーンベルクの「ピエロ・リュネール」の日本初演もするなど、自分たちが聴いておきたい曲をどんどん取り上げていった。53年にはソニーが開発した、オート・スライドを使い、全員が協力して、日本初のミュージック・コンクレート+映像の5作品を発表している。

私は実験工房が活動していた7年間に、12音を学び、E・ヴァレーズにインパクトを受け、メシアンよりもむしろ、A・ジョリヴェに親近感を持ち、またA・ウェーベルンにも強く影響を受けた。

しかし、同時に私は非西欧的、時間、空間に基づく音楽をめざして、結局、12音技法は西欧的指向の延長線上（モティーフとその変奏）にあることを悟り、4年後にそれを捨てた。少年時代に学習した能的な時空を、何とかして洋楽の器の中で表現したいと努力したのであった。根本的な問題は、時間の観念の違いであり、西欧音楽のカウンタブルな（数え得る）時間に対して、日本の伝統の洗練された芸術音楽、たとえば俗謡的なものや「踊り」に対して、「舞」と呼ばれるものにある音楽は、拍を数えない（アンカウンタブルな）「息の持続」による時間に支えられているということを悟った。

能における多層的時間

しかも、子供の頃に見た能舞台にあって、笛方の音程、テンポ共に地謡のコーラスと全く合わない、不思議な音楽とは、笛方と地謡の間に別々の時間があり、西欧音楽が〈単層的時間〉を基盤としているものに対して、いわば〈多層的時間〉といえる構造があることがわかった。そして、これは20世紀後半の西欧合理主義による時間の分割が、結果として人間による計算をこえて、非合理的な世界に近づいている現象と、表面的には合一点を持っているものと思われた。そこで私は「相即相入」など一連の作品を書いたのであった。

それから30余年、私は何とかして、西欧の伝統的時間の外にある時間、さらには、東も西も超越した《始源性》に足場を求め、その上で《未聴感》の音楽をめざして作曲を続けてきたのである。

ここで、私が学び影響を受けたもの、また人びとの名前の一部を上げたい。

能、世阿彌、J・P・サルトル、鈴木大拙、禅、芭蕉、トポロジー、ヴァザルリ、エッシャー、自然・文化人類学、言語学、記号学、C・G・ユング、シュール・レアリズム、脳科学、認知科学、宇宙物理学。

音楽では、バッハ、独墺古典、浪漫派、チャイコフスキー、ヴェルディ、グリーク、シベリウス、プロコフィエフ、ドビュッシー、ラヴェル、サティ、ミヨー、バルトーク、ウェーベルン、メシアン、ジョリヴェ、ヴァレーズ、クセナキス、リゲティ、等々多くの作曲家、作品から影響を受けている。

受容する人間の側からの科学へ

20世紀以降の科学の発展には、目を見張るものがある。芸術といえども科学の浸透は避けがたく、むしろ科学によって、電子音楽やコンピュータ音楽など、その発想や技法が支えられているものさえある。
中でも注目すべきは、造形芸術や音楽を含め外界で発生している現象や存在を、人間がどう受け止めているか、といった認知科学(脳科学)分野の探究が盛んになっていることである。
私はそうした探究が、やがて、創作の方法にも有効なデータを提供することになり、芸術の新しい一分野を開発する助けとなることをおおいに期待している。
しかし、今のところ、私のはなはだ漠然とした印象では、そうした研究や探究で主力が注がれているのは、人間の感覚を刺戟する外界の分析、音楽で言えば、音響分析や構造分析といった段階にとどまり、それを人間がどう受け止めるか、内側からの研究は、遅れているように思える。
脳の運動野、感覚野、また右脳(音楽脳)、左脳(言語脳)、さらには新しい脳(新皮質)、古い脳(辺縁系)が、そうした外界からの刺戟をどう受け止めているか、あるいはアナログ的、デジタル的な認知プロセスはどのように情報処理されるのか、精妙な仕組を知りたいのである。これはたとえば、ある曲がなぜ人間を感動させるのか、といった価値判断の基準が、受容する人間の側から解き明かされていくよすがとなるからである。
音楽の形、すなわち構造や、音響的設計がいかに論理的にできていようとも、必ずしも良い音楽とはかぎらない。
音楽の受容プロセスは、時間性に深く関係している。時間軸上におこる音響イベントのあるものは、直ちに記憶としてインプットされる。単純に考えれば、リピートされるフレーズの情報価値は低いとされるだろうが、実はすでにインプットされた音響イベントの記憶との関係により、初めて認知する情報とは異なる価値判断がなされると思われる。しかも、この〈記憶〉は、幼児期のものから数秒前のものまでが関わってくる。

また人間は純粋に数理的なものを、そのまま受容することは、まずありえないように思える。例えば、パルスをランダムに、リズムやピッチを付加して発生させたものを聞かせると、人間は、蓄積された経験則から、そこにある種の構造的な繋がりを勝手に作りそれを認知してしまうのである。

人間の外部に存在し、人間を刺戟するものに比べて、ひとりひとり個人差のある音楽の受容プロセスへの探査、探究が困難なのは察しがつくが、私としては、音楽が人間の記憶や情動の謎を解く鍵ともなりうるのでは、とも期待しているのである。

記憶や情動の
謎を解く
鍵となる音楽

最後に、科学的とは言えないしきたりが、何の疑いもなく医学的検査で行われていることについて、専門家の見解をうかがいたいと思う。

それは、聴力検査に、サイン波を使っていることの不思議である。西欧的合理主義での下で発達してきた科学は、物質に対してばかりか、音楽のような芸術にも基本単位に分解して組み立てる方法論をもちこんだ。純音として音響の基本単位とされるサイン波は、人間にとっては、エレクトロニクスが発達するまでは、この世に存在していない、まったく不自然な音響なのである。ヒトの登場以来、人間の聴覚は複合音響を受容するようにできてきており、純音は聴覚の科学的検査にはふさわしくないと思われる。たしかに可聴音域を正確なヘルツ値で測定することは可能であろう。しかし、単振動の音というものは、鼓膜といういわば皮膚の延長器官に対して、針で突くような作用なのではないかと思われる。針よりも、指でさわるといった刺戟は、サイン波よりも、むしろホワイトノイズを細かく切り出した音響(ピンクノイズとも言われている)が適しているのではないだろうか。ホワイトノイズは細い幅の音域であっても、人間の感覚に適合する中心周波数のヘルツ値を特定することはできるのである。

たとえば、人間の耳に明らかにAの音程(440Hz)として聴こえる細く切り出したホワイトノイズは440をピークとする音である。私は40年前にNHKEMSで確かめたことがあるが、その聴覚的A音は、上下の周波数(単振動の436, 437, 438, 439, 441, 442, 443Hz…)等をすべて含んでいることがわかった。440Hz近辺の音域では、人間は439、441Hzなどとの差を音高として認識不可能であり、音色的な微少な変化として感じられる程度であろう。高音になるほど1サイクルの差は微少であり(音程はヘルツ数の対数なので)、たとえば、39と40Hzのような低音域の差なら、音高として認知しうるであろう。

現在では、ファジーも科学的に取り扱われている以上、そろそろ人間の音響受容の能力を単振動の音波で判断する矛盾を解消すべきであると思うのは、私だけであろうか。

参考文献

★01——湯浅譲治『人生の半ば:音楽の開かれた地平へ』慶應義塾大学出版会 1999.

intermezzo——#06

玄に託すおもい……篠田桃紅

◉うつらうつら、と、本気とのあいだに、何ともいいがたい時間、いわば鵺的な時があると私は信じている。性のたしかでないものが、たしかでもないそのままを表現できると信じたいのである。——**鵺的時間**[★01·05]

◉筆が紙に触れてしまえば私自身も止めようもない力が動き出してしまう。書かれたものは軌跡であり、墨痕《ぼっこん》ということばそのものである。——**不安な賭け**[★05]

◉いつもうす目半眼でうつらうつらしていて、私が筆を持ったら、すこし渇いたかな、などとおもむろに硯の水辺に降りていくような鬼を棲まわせたい。——**鬼**[★01·05]

◉人が書くというしぐさには、祈りに似た孤独のかたちがあるように思う。墨は、そのための道具のように思われる。——**玄という色**[★05]

◉心の中にあたためていたものが、何かに触れて、あるきざしとなり、それとは一見かかわりのないかたちが生まれる。何の因があって、心のどこをどう通過して、きざし、果となるのか、黒土のなかにあった種は、てんねんの時を違えずに芽ぶくが、人の心に深く育っていたものは、待ちもうけている時にはなかなか出て来ない。——**きざし**[★05]

◉亀の甲羅を火で焙って出る割れ目で卜《うらな》いをしたので、そのままそのかたち「卜」はうらないという字になり、割れる時のボクボクという音が、字の音になった。
それから何十世紀もたったが、まだ人間はあしたのことがわからない。——**卜**《ぼく》[★04]

◉墨でしごとをして生きてきたので「玄」にはこだわらずにはいられないが、「玄」を知ることはできないながら、時々、ふと感じることができる。——**玄**《くろ》[★04]

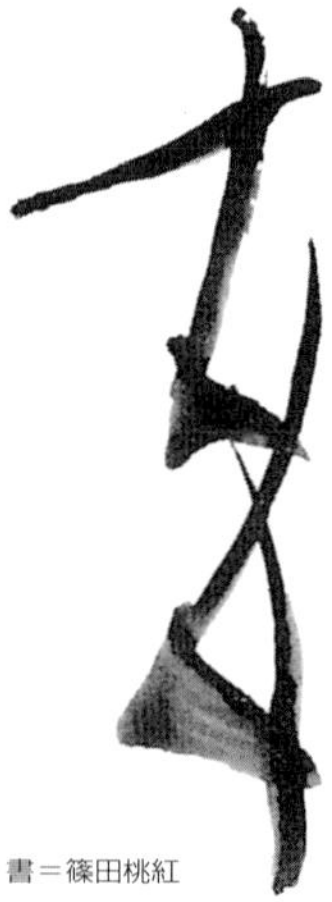

書＝篠田桃紅

◉中国の筆法記という書物に、「墨を用いて独り玄門を得」と書かれてあるそうだが、老子の「玄」というのは、人生と宇宙の根元で、真、本質、実在、余計なもののないこと、おのずからのもの、無為のもの、作為のないこと、そういう意だそうである。それを色に置き替えると、くろ、ということである。——く　玄《くろ》[★01]

◉筆の、毛の極く柔らかい穂に、淡墨をいっぱい含ませて、そっと紙に落とす時など、淡い墨いろのひろがりは、雪の滴りを集めた、やわらかい水を思わせる。紙と墨との溶け合いに、雪が水に変わる瞬間を思うこともある。——**雪と墨**[★03]

◉書は、書いたものの心の軌跡として、文字に精神が加わって「書」になるので、文字、記号、そのものは書ではない。活字は記号の文字であることが第一で、精神とか個性が「書的」になっていないものがよい。手蹟的文字はものほしげに見える。——**活字**[★03]

◉老子によると、墨いろは、墨の一歩手前の色、という。淡墨を重ねて、真の黒に至る一歩手前でとどめる色が「玄《くろ》」というものなのだそうである。玄はくろで黒ではないという。
墨には濃淡がかぎりなくあって、見るこころごころで、赤とも青とも感ずることができる。そういうことから墨は幽玄を極めることが出来ると言われてきた。——**反故供養**[★02]

◉とくに古い中国の、骨や甲羅《こうら》に彫られた、まだ文字ともいえないキズみたいなものにだんだん心ひかれ、それは古代人の初めて形を造ろうとしたはげしい精神、大げさにいえば魂の呼び声がして、後代の練達した名筆などから受けるのとは別の、シンをゆさぶられるような感じを受けた。そして今も、新しい形をつくることの混とんとした魅力がわたくしをとらえている。——**文字から形へ**[★02]

参考文献

★01——篠田桃紅『いろは四十八文字』矢来書院 1976.
★02——篠田桃紅『墨いろ』PHP研究所 1978.
★03——篠田桃紅『その日の墨』冬樹社 1983.
★04——篠田桃紅『一字ひとこと』講談社 1986; 文庫化『墨を読む』小学館文庫 1998.
★05——篠田桃紅『桃紅：私というひとり』世界文化社 2000.

【究める】

3

新しい耳をひらく鍵

高橋アキ

◉

演奏を通して向こうの世界と対話している。
こんな感覚を持つことが時々あります。

体系化された
クラシックへの反発

父（高橋均）は戦前『音楽研究』という季刊誌の編集長をしていた音楽評論家で、バルトークやコダーイといった当時の新しい音楽の作り手たちとも交流があったそうです。母（蔭山英子）も天才少女と呼ばれて演奏活動をしていたピアニストで、結婚後も父と一緒にコンサートなどもしていたようです。そういう家庭なので子供3人も、ごく自然にピアノをやるようになりました。6歳上の兄（悠治）は神童みたいな人で、早くから「作曲家になる」と宣言していましたし、2歳上の姉も私よりずっと優秀でした。 私は3番目だし、上の2人に比べてはるかにぼんやりしていたおかげで、気楽に遊びたい放題遊んでいました。

小学5年生の頃、姉がピアノをやめたいと言い出したとき、父母に「貴女はどうする？」と聞かれ、「ピアニストになる」とものの弾みで答えてしまい、それ以来、毎日さらわされるようになりました。でも練習が嫌いで逃げることばかり考えていました。

6年生のとき、ラジオでベートーヴェンの「皇帝」をやるから聴くようにと、母に楽譜を渡されたことがありました。聴いてみたら「あれ、楽譜と同じ」とショックを受けました。生意気にも、楽譜をなぞっているだけの演奏家という仕事なんて、つまらないと思ったのです。

芸大の附属高校に入学しても、周りは小さい頃からクラシック音楽ひとすじの人たちばかりで、居心地が悪い。ちょうどその頃、兄がピアニストとしてデビューし、後に夫となった秋山邦晴などと実験的演奏家集団「ニュー・ディレクション」を結成し、草月会館でさかんに活動するようになり、興味を覚えて、いろいろなコンサートやイヴェントに行くようになりました。フルクサスのメンバー、ジョージ・ブレクトの作品「ドリッピング・ミュージック」のような水を垂らすだけの詩的イヴェントにも惹かれました。

ピアノのレッスンは、古典をきちんとやることが大原則。「ドビュッシーやらせてください」と先生に申し出ても、「まだ早い」と、せいぜいブラームスくらいしか弾かせてもらえません。譜面があったので勝手にバルトークなども弾いていました。200年前のヨーロッパの音楽を、しかも日本人が何の疑問もなく演奏すること自体が疑問でした。「ニュー・ディレクション」などの活動を見て、同時代を生きているクリエイティヴな人たちといっしょに活動したいと考えるようになりました。

芸大に入ってからは作曲科の学生から「曲作ったから弾いて」と頼まれるようになって、まだ誰も耳にしていない曲を自分の指で弾くようになりました。耳になじんだ曲に比べると、確かに最初は難しいのですが、曲想の深いところまで理解しようとすると、作曲家が亡くなっている古典よりも、確認できる同時代の音楽は、恵まれている。作曲家に聴いてもらって、感想や意見を聞くことができるのは、同時代だからこその利点であることにも気づきました。

クセナキスの迸るような情熱に打たれる

大学4年(1966)5月、現代音楽祭「オーケストラル・スペース」が日生劇場で開催され、ヤニス・クセナキスやジョン・ケージ、武満徹、湯浅譲二、一柳慧、高橋悠治などの曲が3日間にわたって、演奏されました。その時、悠治がピアノで小沢征爾が指揮したクセナキスの「エオンタ」(ピアノと金管楽器5本の作品)を聴いて、私もこういう音楽を弾きたい、と突然目覚めたのです。当時どんどん複雑化していた作曲技法で頭でっかちになっていた作品が多いなか、クセナキスの古代ギリシャ以来の叡智と、迸るような情熱に打たれたのだと思います。

実験工房と私

大学院1年(1968)のとき、日独現代音楽祭で武満徹の「ピアニストのためのコロナ」という図形楽譜の作品でデビューすることになり、その後の方向が決定的になりました[▶図01]。図形の共同制作者の杉浦康平さんや、秋山と出会ったのも、このときでした。秋山と武満さん、湯浅さんは、20歳頃からの親友で、ともに実験工房のメンバーでした(→304-05頁参照)。実験工房の活動時期は1951年から57年までです。近頃は、私まで実験工房のメンバーだったと誤解する人もいるようですが、私は完全に遅れてきた世代です。まだ小学生でしたからリアルタイムでは、その存在すら知りませんでした。実験工房は解散宣言もしていませんし、58年以降もメンバー同士の友情と協力はずっと続いていたので、メンバーの人たちと知り合ってその雰囲気は感じとることができました。実験工房のように、ジャンルを越えてお互い刺激し合うムーヴメントは、私の世代では稀薄になりつつあって、夫の秋山を始めとしてメンバーの方たちとの交流は、かけがえのないものでした。

実験工房のメンバーとの交流

造形作家・写真家の北代省三さんは、瀧口修造さんを別にしてはいちばん年上でしたが、何をやっても夢中になる少年のような方で、手紙もたくさん頂いたし、ピアノの内部を演奏するための特製の美しいマレット(撥)を私のためにたくさん作ってくださったりしました。やはりメンバーだった、メディア・アートの先駆者の山口勝弘さんが、1994年、淡路島に山勝工場というアトリエをオープンして、そこで私がリサイタルを頼まれたとき、北代さんの絵を楽譜に見立てて、秋山と北代さんと私の3人でピアノの内部を使って即興演奏をしたのも懐かしい素敵な思い出です。

クセナキスへの挑戦

フルクサスの詩的極致のような水を垂らすだけのイヴェントと、クセナキスのように現代数学を駆使してめいっぱい音の詰まった音楽、その両極端に若い頃出会ったことが、私の音楽の原点になっていると思います。普通に学校システムの中だけで勉強して、その両極端の中間で収まっている人たちにとっては、たとえば1秒間に30音も密集しているクセナキスの音楽など論外でしょうし、反対に、佐藤聰明作品のようにある箇所では20秒に1音しか音がないような静かで極端に動きの少ない曲は、演奏するには退屈で間が持たないかもしれませんが……。

大学時代、いつか挑戦しようと心に決めたクセナキスの難曲「エオンタ」も、1974年、日生劇場でリサイタルができることになり、そのなかで尾高忠明指揮で実現しました。

クセナキスの楽譜を読み解くのはたいへんです。従来の作曲技法とか理屈で把握できれば楽ですが、彼は現代数学や、たとえばブラウン運動や、樹木の形から音を導いていて複雑きわまりない動きを作り出します。1秒間に30ほどの、音程も強弱も1音1音違う音を、電車に乗っているときにも頭の中で転がして、4か月くらいで全部暗譜しました。

演奏もまさに体力勝負で、20分ぐらい弾きっぱなしです。脳に叩き込んだ音を転がすそばから、手が動いていく。脳で展開していることが、一瞬遅れて手のほうに出てくる。脳が先に展開しないかぎり手は止まってしまう。脳は一瞬先を行きながら同時に、手からの情報、発した音の情報を確認し処理していく。クセナキスのような密度の高い音楽を弾いているときは、その多重感覚が面白く、しだいに快感になります。

人間的な感情を音にのせる

でも最近少しずつロマン派の音楽を弾くのが楽しくなってきました。特にシューベルトには共感できることが多く、演奏する喜びを感じます。これからもできるだけ取り組んでいきたい音楽です。

数学的に作られているクセナキスの「エオンタ」でも、熱い血潮が沸

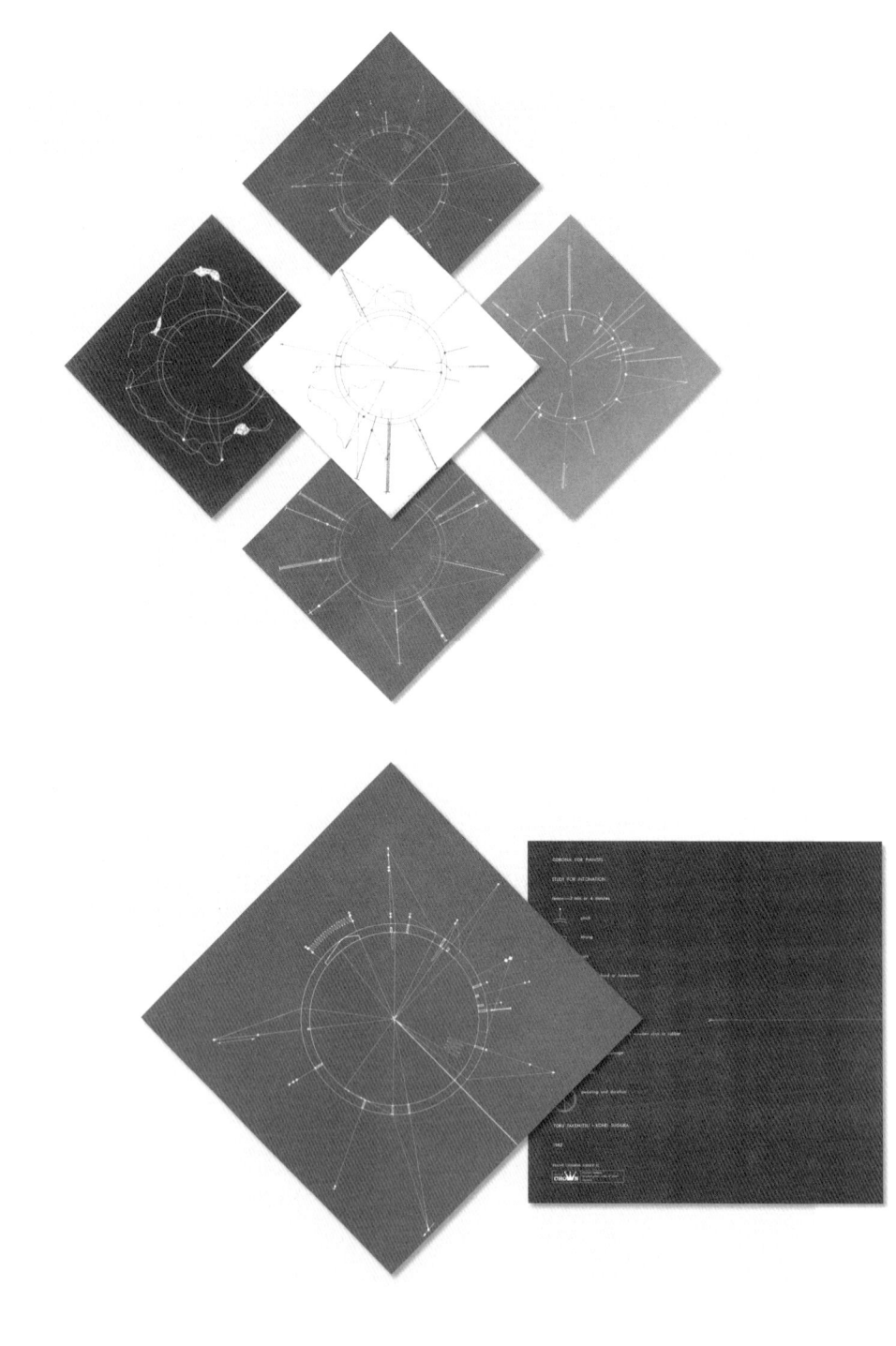

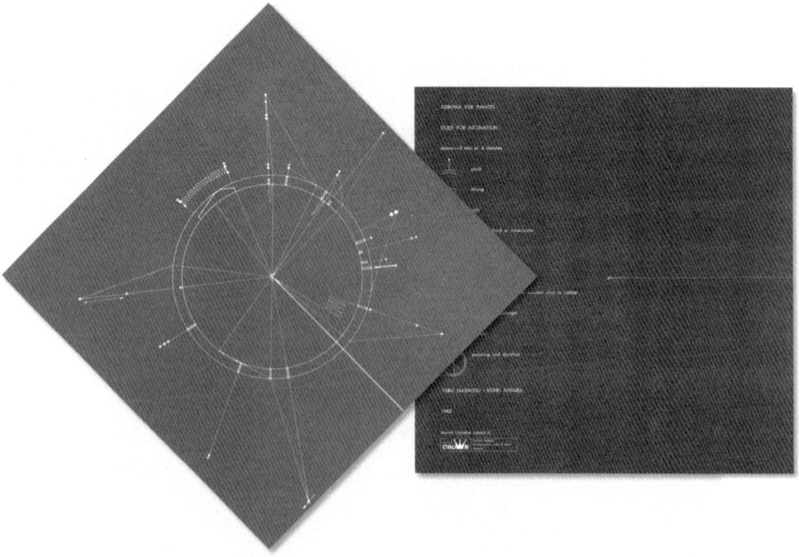
CORONA FOR PIANISTS
STUDY FOR INTONATION
pitch
strong
TORU TAKEMITSU + KOHEI SUGIURA
1962

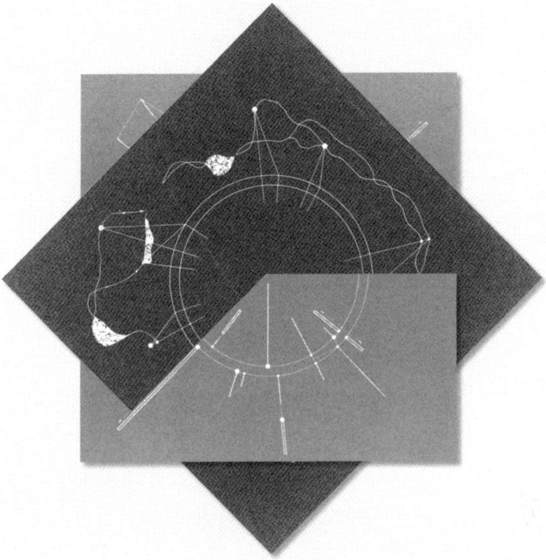

▶**図01**——武満徹＋杉浦康平「ピアニストのためのコロナ」図形楽譜

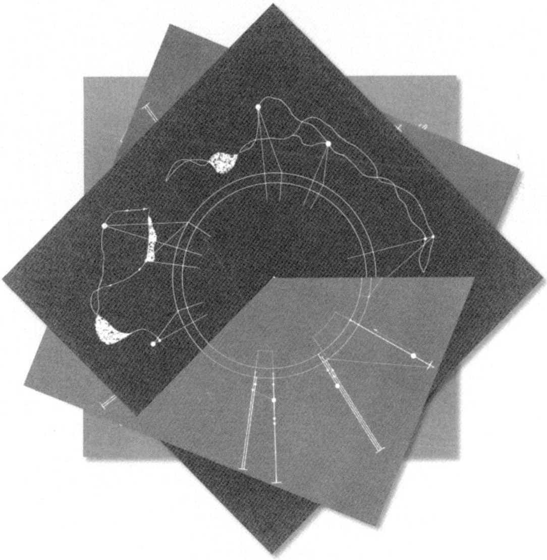

き立っているようなところに感動したわけですから、音楽であるかぎり、感情とは無縁ではいられません。

オランダのクセナキス・アンサンブルに入っていた頃、「エヴリアリ」というピアノ曲をそこで演奏したことがあります。ちょっと心が乱れていて思うようにきちんと弾けなくて、私自身は失敗したと思ったのですが、クセナキスが「すばらしい演奏だった、ロマンティックでよかった」と褒めてくれました。

いかにメカニックに書かれている作品でも、人間の演奏に託されている。人間的であるということは表面的な安っぽいことじゃなくて、もっと大きくて深い。クセナキスは「コンピュータでなくては完全に正確な演奏ができないような曲を、どうして人間に無理に弾かせるのか」と質問されて、「いや、人間がチャレンジする姿勢、そして不完全であろうとそれが人間であるということが自分にとって大事なんだ」と答えていました。

ジョン・ケージも禅に惹かれて、いつもニコニコしていましたが、チャンス・オペレーションなら、でたらめでいいと表面的な解釈をする演奏家に、内心大きな不満を抱いていました。彼は詩的演奏をとても大事にしていて、私が「アモーレス」を弾いていると、そばに来て静かに微笑みながら「これはね、夜の音楽だよ」と教えてくれました。曲には作曲家の内面的なものが反映されているのです。

音楽で「向こうの世界」と交感する

現代音楽からロマン派や古典を見直しはじめた今、演奏ということをもっと突き詰めてみたいと思っています。子供のとき、ラジオで「皇帝」を聴いてつまらないと思ったのは皮相なことで、その作品から、普通には行けない遠いところに連れていくような、そういう力を喚起する演奏をしたいと願うようになりました。

若い頃は脳を無駄に使ってきたというか、あまり使ってこなかったのではないかと反省しています。今は毎日同じことをやっているようでも毎日違ってくることを楽しんでいます。新しい楽譜を覚えなくては、とあせって脳が煮詰まっている状態では降りてこない霊感が、余裕のある脳には、ある日突然降りてきます。今朝も、過去十何年弾いてきた短い曲を弾いていたら、「あ、こう弾けばいい」と突然見えてきて嬉しくなりました。無理に脳を活性化しなくても、インスピレーションは思わぬときに訪れるようです。

インスピレーションというのは、まさに霊との交感です。生と死の世界があって、たまたま今はここに生きていますが、同時代のつもりで弾いてきた作曲家も、大勢向こうに行ってしまいました。演奏を通して向こうの世界と対話している、こんな感覚を持つことが時々あります。

秋山が他界したばかりの頃、突然、部屋のテレビがパッとついて、ベルンのクレー美術館が映ったことがあります。

秋山はいろいろなことに興味を持っていた人で、入院中もパウル・クレーの絵と音楽の関係についてもっと詳しく調べようとしていました。スイスのベルンにあるクレー美術館に行きたいと願っていたので、「良くなったらいっしょにクレー美術館に行こうね」というのが、私たちの間の、希望への合言葉でした。

生死の境界にいると不思議なことが起こる

テレビの番組も知らなかったし、リモコンもさわってないのに、いきなりクレー美術館が映し出されて、しかもキュレーターがクレーと音楽について話している。秋山が「僕はここにいるよ！」と知らせてくれたのかと思えて本当にうれしかった。生死の境界にいると、こんな不思議なことが起こるのでしょうか。

このような話を言葉で伝えようとしても、誤解されそうで躊躇します。でも、演奏を通してなら伝えられるのではないか、と最近思うようになりました。

作曲家との出会い

現代音楽を中心に弾き続けて40年、献呈していただく作品のほうが圧倒的に多いのですが、場合によって、私のほうから頼むこともあります。

モートン・フェルドマンとの音楽活動

特に印象深いのは、モートン・フェルドマンです。彼の1時間半もかかる「弦楽四重奏曲」を聴いて、まさに「新しい耳」をひらかれる思いがして、すぐに同じように長いピアノ曲を書いてくださいと頼みました。それが発端で、1987年に彼が亡くなるまでの7年間、音楽活動をいっしょにすることになりました。フェルドマンは巨人で、ドから1オクターブ上のソまで楽々届く大きな手をしていました。だから普通の人には弾きづらい音程の曲もあったりして、弾く人もあまりいなかったのです。あるとき私がけっこう苦労して弾いているのに気づいて、「これからはアキのために9度以上は書かないようにする」と言ってくれました。その後、彼の曲は少し弾きやすくなりましたが、創造する力を少し殺《そ》いだのではないかと、申し訳ない気もします。でもそのために、より多くの人が弾けるようになったのだとも思い直しています。

2007年末、ダブリンで「ライフ・アフター・フェルドマン」というフェスティバルがありました。そのプログラムのトップページに、フェルドマンが、私のために作曲してくれた曲のアメリカ初演コンサートの前のトークにさいしてメモしたコメントが載っていて、胸がいっぱいになりました。[☆01]

逆に、ひょんなことで曲を書いてもらったのは、フィリピンの作曲家、ホセ・マセダです。天才ピアニストとして17歳でパリに留学してコルトーについて勉強したのですが、フィリピンに帰国してもピアニストとして活動する場がない。そこで民族音楽をフィールドワークして音楽学者になり、さらに50歳すぎて作曲家になった人です。

私は、彼のオーケストラ曲や民族楽器を使った作品は知っていて好きでしたが、ピアノ曲については全く知らないので、「ピアノ曲ありますか」と訊ねたら、「あんな時代遅れな楽器に私が作曲するはずない」と答えるので、「ピアノにはまだ可能性があるはず」と反論しました。すると、「それなら貴女のために書こう」となり、その場で「アイディアが浮かんだ。5台のピアノ！」と急転回したのです。

こちらは真っ青です。必死に5台ピアノ・コンサートの可能性を探して、ようやく翌1993年、パルテノン多摩で公演できるようになりました。他のピアニストもうちに集まって、ホセがそれぞれマンツーマンで教えました。オーケストラともメンバーひとりひとりとパートごとに練習して、あとで全部重ねる、そういうシステムでリハーサルをやる人でした。

使うピアノは同じでも、ピアニストが5人いれば5人みな音が違う。5人もピアニストが集まって弾くことはないので、なかなか面白い経験でした。この「5台のピアノのための音楽」はCDにもしましたし、マセダがアメリカに呼ばれたときのコンサートでも演奏され、多くのアメリカ人から「これぞ21世紀の音楽！」と賞賛されました。

ホセ・マセダのピアノ演奏は、それまで見たこともないテクニックで、まるで蝶がひらひら飛んでいるみたいに軽やかに肘を動かして、楽々と華麗な音を出す。この不思議なピアノ奏法を何としても学びたくて、フィリピンの彼の家に押しかけて、10日間レッスンを受けました。もちろんすぐに身に付いたわけではありませんが、とても刺戟になりました。

ピアノの魅力

ピアノは音がすぐ消えてしまうので、ヴァイオリンに憧れたこともありました。でもやっぱりピアノがいちばん面白い。たしかに音は消えるのですが、錯覚で伸びているように感じられる。佐藤聰明さんの曲で、1音ポーンと弾いた響きが20秒くらい持続して聴こえる、ように聴衆が感じる。「ピアノに何か特別な仕掛けを?」と聞かれるのですが、「気」としか答えようがありません。ポーンと弾いて、「さて次の音は」なんて思っていると駄目で、弾いたら消えなんとする音に魂を入れ込む。「いつまでもそこに残って……」と。理屈では消えている音ですが、私の耳には確実に聴こえている。そして音に集中しているお客さんにも聴こえているのです。演奏の妙味ですね。

高校の頃にジョン・ケージの「環境の音に耳を澄ます」という言葉に触発されて、一晩中じっと周囲の音、室内や戸外の音を集中して聴いてみたこともあります。でも全く退屈することはありませんでした。次にどんな音がするか予測できないし、聴こえてくるさまざまないわゆる「ノイズ」から、宇宙の広大さまでが感じ取れて面白いのです。

1音1音に集中して耳を澄ます

でも、自分の弾いた1音にきちっと耳を澄ますのはなかなか難しい。練習中ピアノに向かっていても、「あの人は今どうしてるだろう」とか、雑念が雲のごとく湧いてきたりする(笑)。1音1音に集中して耳を澄ます、これからも、いつも心掛けていたいことです。

（文責：編集部）

注

☆01——アキ・タカハシは絶対的に静止している、あたかも《集中した祈り》の中にいるように。カフカが小説を書くときの姿勢と同じだ。彼女の演奏を聴くとき、私は極めて宗教的な儀式に招かれる特権を与えられたような気持になる(モートン・フェルドマン)。

【究める】

4

錯視アートの醍醐味

北岡明佳

◉

新しい錯視を発見する
手がかりや、発見した
錯視の「原石」を
適切に磨くための道標は、
美のクオリア……
である。

錯視とは

錯視(visual illusion)というものがある。同じ大きさのものが違う大きさに見えたり[▶図01]、同じ色が異なる色に見えたり[▶巻頭カラー図E・下]、静止画が動いて見えたりする現象のことである[▶同図E・上]。「錯視」は学術的用語なので、一般には「目の錯覚」と呼んだ方がわかりやすい。しかし、錯視の多くは目というよりは脳で起こるケースが多いと考えられるので、「目の錯覚」の代わりに「視覚性の錯覚」と呼んだ方が、学問的には妥当である。錯視研究の参考書としては、Robinson(1972/1998)、今井(1984)、椎名(1995)、後藤・田中(2005)、北岡(2007c)などがある。

いずれにしても、錯視は錯覚(illusion)の一種である。ところが、「錯覚」ということばは、たいへん広い概念である。たとえば、思い違いや勘違いも錯覚であるし、蜃気楼もドップラー効果も錯覚である。それらも含めると研究範囲が広くなりすぎるから、従来の錯視の実験心理学的研究においては、前者は「認知的錯覚」あるいは「錯誤」として、後者は「物理的錯覚」として研究対象から除外し、「知覚

▶図01——ポンゾ錯視を用いた錯視デザイン作品「会議室のおねえさん」
おねえさんの絵は5つとも同一で、同じ大きさであるが、左端と中央と右端のおねえさんが、残りの2つよりも大きく見える。

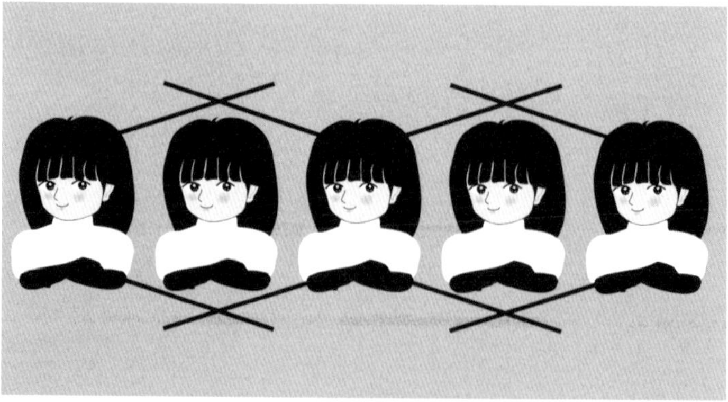

的錯覚」のみを錯視として研究してきた(北岡, 2007a)。このことは、一般の人が自然に想像する「錯視」と、学問的な意味での「錯視」との間に乖離が生じる原因のひとつとなった。
たとえば、筆者の経験からすると、一般の方から「エッシャー(の作品)は錯視(を応用したもの)ですか?」とよく質問される。そのような質問をする人は、肯定的な返事を期待していることが多い。しかし、伝統的な知覚心理学の錯視研究者の多くは、「エッシャーを含め、だまし絵の類は、錯視とはあまり言わないのではないか」と否定的な回答をすると思われる。
だまし絵と一言で言っても、いろいろな視覚効果の集合なので(北岡, 2007b)、ここでは狭義のだまし絵あるいはトロンプルイユ[▶図02]、不可能図形[▶図03]、および反転図形[▶図04]の3種類のだまし絵

▶図02——狭義のだまし絵(トロンプルイユ)の例、作品「立命館湖」
立命館大学衣笠キャンパス(京都市北区)に湖があるように見える。実際には、建物の手前には芝生の広場とロータリーがあるが、建物より上の部分をコピーし、反転させてその下部に張り合わせると、湖があるように見える。「実際には立命館大学には湖や池はない」という「正しい」知識があって初めて成立する錯覚である。その知識が得られないなら、この合成写真を見た人にとっては、立命館大学には湖が存在することになる。「そのような主張は騙しだ。詭弁だ。強弁だ」と批判する人がいるかもしれないが、その人には何らかの手段で「正しい」知識が備わっているからそのように言えるのである。なお、多くのトロンプルイユの作品では、観察者が眺めているうちに「正しい」知識にひとりでに気づくようにできているので、たいていは錯覚として成立する。

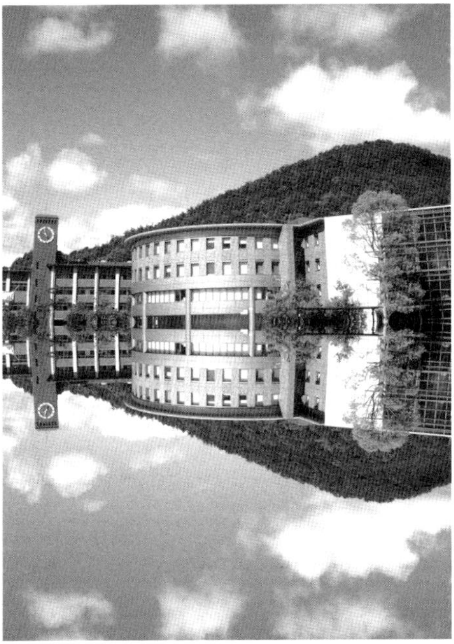

について考えてみる。これらの3種類に共通していることは、部分的には正常で機能的な視知覚のメカニズムが働いていることである。具体的には、知覚としては問題なく完成するが実際の事物や状況とは一致しなかったり(狭義のだまし絵)、最終的な統合の段階で全体の整合性が取れない知覚像となったり(不可能図形)、複数の知覚が完成してそれらのアウェアネス(意識の気づき)が切り替わる(反転図形)、といった形式を取って、「誤った知覚」として現れる。つまり、どれも途中までは正しい知覚である。

ところが、多くの錯視研究者が研究対象としている錯視は、図01や巻頭カラー図E上・下のような最初から誤った知覚のことが多いので、「だまし絵は錯視ではないかもしれない」という反応に傾きがちである。もっとも、今井(1984)の錯視のカタログには不可能図形

▶図03——不可能図形の例
奥行き知覚の推移律を絵画的に犯したもの。

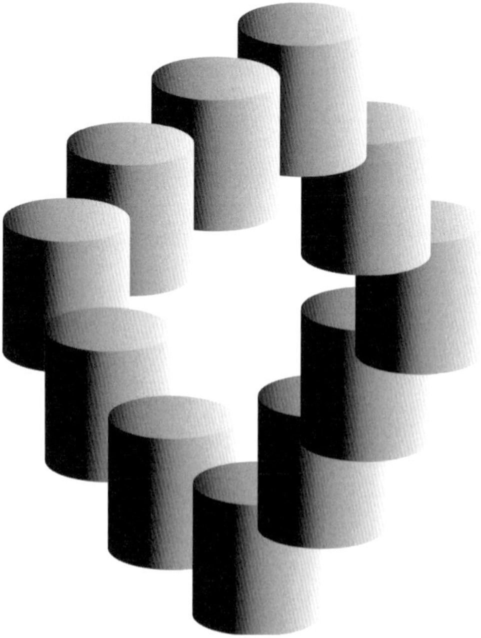

も入っていることに表れているように、研究者にとっても、だまし絵の「錯視度」は概して高いようである。

錯視の
エンターテインメント性と美

一般の人が自然に想像する「錯視」と、学問的な意味での「錯視」との間には、もうひとつ大きいギャップがある。それは、「エンターテインメント性」に関することである。一般の人にとっての錯視は、パズル、推理小説、奇術、芸術といった領域の仲間である。もっとテレビや雑誌におもしろおかしく取り上げてもらって楽しみたいものだ、と思っているはずだ。ところが、知覚心理学の研究者にとっては、錯視はそれ自体がまじめな科学的興味の研究対象であるとともに、広く視覚一般のメカニズムの解明に貢献できそうな有力な道具でもある。そのため、これまでの心理学の錯視研究においては、錯

▶**図04**——反転図形の例、作品「メールボックス」
メールボックスの見えとして、向かって右上から見たもの、右下から見たもの、左上から見たもの、左下から見たものの4つの見えが入れ替わる。ヒントとしては、図の左下を見ていると右上から見下ろした知覚像に見えやすく、図の右上を見ていると左下から見上げた知覚像に見えやすい。また、図の左上を見ていると右下から見上げた知覚像に見えやすく、図の右下を見ていると左上から見下ろした知覚像に見えやすい。

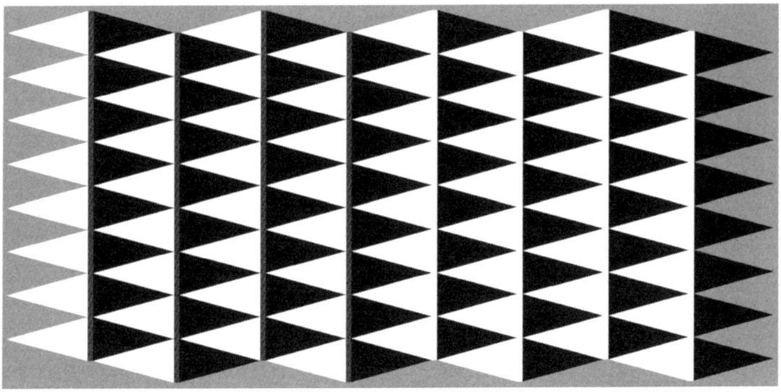

視の持つエンターテインメントの側面は、軽視あるいは無視されてきた。
このエンターテインメント性とも関連することなのであるが、錯視と美の関係についても、錯視研究者はおおむね沈黙を守ってきた。錯視図形が美しいという傾向にあることは誰の目にも明らかで、いつの時代の誰でも指摘できたはずなのに、錯視量と美の評定値の間に正の相関が初めて示されたのは、20世紀も終りの頃になってからである(Noguchi and Rentschler, 1999)。

錯視量の多い図形は美しい

もちろん、美を引き起こすのは錯視そのものなのか、あるいは錯視を起こす刺激の配置の方なのか、という因果関係の問題は、容易に解決できないそうもない難問である。しかしながら、筆者は「錯視量の多い図形は美しい」という記述的な法則自体は、素直に受け入れてよいと考えている。実際のところ、筆者が新しい錯視を発見する手がかりや、発見した錯視の「原石」を適切に磨くための道標は、美のクオリア(感覚の質)だからである(北岡, 2002a, 2002b, 2007d)。

錯視と脳と芸術

「錯視と美には何らかの関係がある」という前提で、以下話を進めてみる。そうすると、錯視は脳が起こすもので、美は芸術に属するものであるから、「脳科学と芸術の新しい融合領域が誕生した！」と大々的にぶち上げて、喧伝できそうなところである。しかし、この生まれたばかりの新しい学問領域は、まさに赤ちゃんで、まだ自力で歩くこともできない。
まずは、錯視に対応する脳活動についての基礎データが必要であるが、エニグマ錯視(Enigma illusion)の脳活動をPETで捉えたZeki, Watson and Frackowiak(1993)や暗示された動き(implied motion)をfMRIで捉えたKourtzi and Kanwisher(2000)などがその希少な例としてあるものの、錯視と脳の関係についての知見の蓄積は未だ十分とは言えない。われわれが研究している「蛇の回転」錯視[▶巻頭カラー図E・上]の脳活動をfMRIで調べている研究は、最初の報告を出そうとしているところである(Kuriki, Ashida, Murakami and Kitaoka, forthcoming)。

また、錯視と美の関係を指摘できるからといって、錯視と芸術との関係が明らかとなったわけでもない。そもそも、「できそこないの知覚というイメージ」の錯視が、どうして「至高の知覚というイメージ」の美と関係するのか、皆目見当もつかないことである。以下、錯視と芸術の融合の可能性について検討してみた。

錯視デザインと錯視アート

錯視を表現するものに、錯視の基本図形(いわゆる錯視図形)と錯視デザインがある。両者の違いを簡単に記述すると、前者は正方形や丸のようなものなので著作権はないが、後者は作品なので著作権がある、という点である。錯視デザインには、使用した基本錯視が必ずある。たとえば、図01は錯視デザインであるが、その基本錯視であるポンゾ錯視は、図05のような基本図形で示される。厳密に言えば、図05もデザインつまり誰かの作品(あるいはその模写)である

▶図05——ポンゾ錯視
左図では、2本の線分は同じ長さであるが、斜線の交点に近い上の線分の方が長く見える。右図では、2つの円の大きさは同じであるが、斜線の交点に近い左の円の方が大きく見える。ポンゾ錯視や古典的な幾何学的錯視については、北岡(2005)のカタログなどを参照されたい。

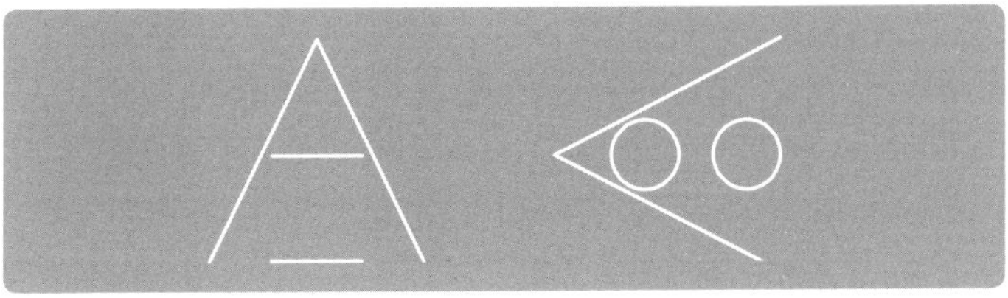

が、それぞれの錯視を示すための必要最小限の媒体として、錯視の基本図形は著作権が発生しない特別なデザインであると解釈するべきであろう。

錯視デザインは作品で、錯視と美は正に相関するのだから、錯視デザインは錯視のアートと呼んでよいかというと、そう簡単ではない。錯視デザインは錯視をわかりやすく見せるためのデザインである(北岡, 2007a)。そのため、タイトル以外に必ず説明文を付けて、どのような錯視を使っているのかを説明する必要がある。錯視は錯覚の一種なのだから、「実際にはこうなのだが、知覚はそれとは異なる」といちいち言わなければならないのである。また、錯視デザインは錯視以外のことを表現することを目的としていない。

この2点は、おそらくはアートの作品の性質とは根本的に異なる。筆者が見たところ、アートの多くは、用いた視覚効果やテクニックについて語ることはないし(作品自体が語るのであろう)、表現すべきは作者の心の内面の吐露、具体的には感動、感情、詩情、物語、主張、教訓、思想などである。

錯視デザインとオプアート

錯視デザインに様子が似ていて、先行するアートとして、ヴァザルリやライリーに代表されるオプアート(op art)がある。オプアートは、視覚効果を全面に押し出したアートである。オプアートは、錯視アートなのかもしれない。ただし、オプアートでは、古典的な幾何学的錯視などは用いず、コントラストの高い縞模様を用いて、ぎらぎら感や不安定感を表現した作品が多い。

図06に、筆者の作ったオプアート風作品「しびれ」を示した。作品「しびれ」では、その視覚効果がどのようなものであるかを不十分ながらも筆者は説明する態度を取っているので、これは錯視デザインである。しかし、錯視の説明を省略して、錯視研究から一転してこの図形を作品として仕上げようとした作者の心の過程(感動→眩暈→倦怠→麻痺→恍惚→喜悦)を表現することを中心に展開すれば、それはオプアートとなるのかもしれない。

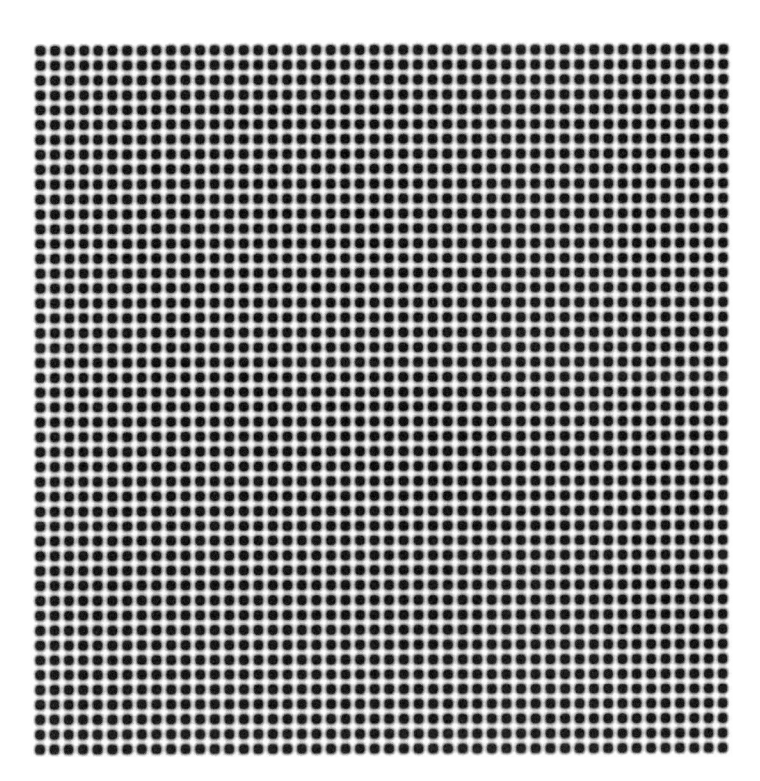

▶**図06**——オプアート風の錯視デザイン作品「しびれ」
白の交点部分に黒いドットが誘導される。これは、バーゲン錯視(Bergen, 1985)あるいはきらめき格子錯視(Schrauf, Lingelbach and Wist, 1997)である。そのほか、斜め方向に主観色が誘導される。

錯視アートの始動

筆者は多くの錯視画を制作するが、それらはアートではなく、錯視デザインを創作しているつもりでいる。しかし、構図を整えたりテーマを決めるのに、心の中にあるいろいろな資源を活用する。そうしないで理屈だけで絵を作ろうとすると、「間抜けな」作品ができてしまうからである。筆者の錯視デザインは、その成り立ち上、学会発表で聴衆に話を聞いてもらうためのいわば客寄せパンダなので、誘目性が高くなければならない。したがって、冗長を排するべき科学的立場から考えると不純とも言えるこのやり方も、そこではやむをえないのである。

例えば、筆者が2003年9月にホームページ(http://www.ritsumei.ac.jp/~akitaoka/)で公開した「蛇の回転」[▶巻頭カラー図E・上])は、予想外の高い人気を博している。この作品の赤い「舌」はタイトルに合わせたただの飾りで、錯視効果はない。しかし、それがなければ、これだけの人気を得られなかったかもしれない。また、円盤の数にも構図上の必然性があるし、隣あった円盤の錯視的回転の方向は反対になるようにしてあることにも意味がある(そうすると美しい)。これらのことは、錯視の科学としては無用の努力であるが、絵画的には必然である。そういう意味では、私が作る錯視デザインはアート的要素を含んでいるのだろう。それが錯視アートだとするなら、筆者が錯視デザインを始めた当初の構想からは外れたことではあるが、その方向性も積極的に評価するべきかもしれない。

錯視アートの可能性

錯視研究にはたかだか150年の歴史しかないが、アートは有史以来人々に親しまれてきたものである。最近では、芸術療法という心理療法も盛んなくらいだから、将来は錯視入りのアートという分野で応用的な何かを創造できるかもしれない。錯視アートは、もちろん脳科学の発展にも貢献できるだろう。

謝辞◉ 本研究の一部は、平成18・19・20年度科学研究費補助金・基盤研究(B)(研究代表者・行場次朗)「「心のデザイン」モデルによる視覚芸術の特性と脳内基盤の解明」(課題番号18330151)の補助を受けた。

参考文献

★01——Bergen, J. R.(1985). Hermann's grid: new and improved (abstract). *Investigative Ophthalmology and Visual Science* (*Supplement*), 26, 280.
★02——Bressan, P.(2001). Explaining lightness illusions. *Perception*, 30, 1031-1046.
★03——後藤倬男・田中平八(編)(2005).『錯視の科学ハンドブック』東京大学出版会.
★04——今井省吾(1984).『錯視図形・見え方の心理学』東京：サイエンス社.
★05——北岡明佳(2002a).「錯視のアウェアネスとクオリアを考える」『基礎心理学研究』21,

69-73.

★06——北岡明佳(2002b).「新しい錯視を創る」『心理学ワールド』18, 21-24.

★07——北岡明佳(2005).「幾何学的錯視」後藤倬男・田中平八(編)『錯視の科学ハンドブック』東京大学出版会, pp.56-77(§2.1)(巻頭の口絵8ページ分も含む).

★08——北岡明佳(2007a).『だまされる視覚　錯視の楽しみ方』化学同人.

★09——北岡明佳(2007b).「だまし絵のつくり方教室」『現代のエスプリ』(仁平義明(編)「嘘の臨床・嘘の現場」), 481(2007年8月号), 141-155.

★10——北岡明佳(監修)(2007c). Newton別冊『脳はなぜだまされるのか?　錯視 完全図解』ニュートンプレス.

★11——北岡明佳(2007d).「心理学から芸術へのアプローチ」『基礎心理学研究』26, 97-102.

★12——Kourtzi, Z. and Kanwisher, N.(2000). Activation in human MT/MST by static images with implied motion. *Journal of Cognitive Neuroscience,* 12, 48-55.

★13——Kuriki, I., Ashida, H., Murakami, I., and Kitaoka, A.(in submission). Functional brain imaging of the Rotating Snakes illusion by fMRI.

★14——Noguchi, K. and Rentschler, I.(1999). Comparison between geometrical illusion and aesthetic preference. *Journal of Faculty of Engineering, Chiba University,* 50, 29-33.

★15——Robinson, J. O.(1972 / 1998). *The Psychology of Visual Illusion.* Mineola, NY: Dover.

★16——Schrauf, M., Lingelbach, B. and Wist, E.R.(1997). The scintillating grid illusion. *Vision Research,* 37, 1033-1038.

★17——椎名健(1995).『錯覚の心理学』講談社現代新書(1233), 講談社.

★18——Zeki, S., Watson, J. D. G., and Frackowiak, R. S. J.(1993). Going beyond the information given: The relation of illusory visual motion to brain activity. *Proceedings of the Royal Society of London B,* 252, 215-222.

intermezzo——#07

直感と推論:香道からみた創造的脳機能

藤井直敬

2年程前の或る時、私は友人より香席に行かないかと誘われた。香道は茶道、華道などとならぶ日本固有の文化であるが、実際に香道を嗜《たしな》んでいるヒトは身の回りには思いのほか少ない。私自身、誘われたその時まで、香道を身近に感じたことは一度もなかった。しかしながら、香木というものが存在し、その香木を焚くことで立ち上る香りを楽しむのだということくらいの一般的な知識は持ち合わせていた。
さて、実際に香席に参加してみると、思っていた以上に香道が奥深いことが分かった。まず何より立ちのぼる香りが、非常に繊細で素人には区別することが難しいこと、そしてその繊細な香りを表現する明確な基準が存在することに驚かされた。

複雑な香り情報を5つの「味」軸で表現する

私たちは、普段の生活で香りを区別することはできても、それを言葉で表現することはあまりしない。例えば、絵画を見て、その詳細を言葉で伝えようとしても、人それぞれで表現の仕方が異なるし、受け手の受け取り方も異なるため、うまく伝えることができない。香りの情報も同じで、通常私たちはそれをうまく他人に対して表現したり、情報を共有したりすることは意外と難しい。「白い長方形の真ん中に赤い丸」と言えば日の丸だと誰にでもすぐに伝わるように、レモンやカレーの香りのような比較的単純で強い香りであれば、それを言葉で伝えることは比較的やさしい。
ところが、香道で用いられる香木の香りは非常に繊細かつ複雑で、特別なトレーニング無しでそれを区別し、他人とその情報を共有することは困難だ。複雑な香り情報を言語化するためには、香りを表現するための表現様式を新しく学ぶ必要があり、そのような表現手法を香道の熟練者たちは身につけているらしい、ということを香席に参加して、彼らの話を聞いてみて初めて知ったのだった。つまり香道を楽しむには、時々刻々移り変わる不安定な香木の香り情報を、言語的に体系化された表現様式を通じて認識し表現するという高度な認知能力を身につける必要があるのである。
香道では、香木の香りを5つの「味」を用いて表現し、それぞれの「味」の程度とその組み合わせから香木の名前を決定する。ここでいう「味」とは、通常の味覚の「味」とは異なる抽象的な評価軸で、甘味、苦味、辛味などがある。香木は流派によって多少異なるが、6つの香木に分類される。私たちに馴染みのある香木としては、伽羅《きゃら》が有名だろう。伽羅は、通常5つの「味」がそれぞれ均等に交じり合ったバランスの良い香りとして分類されるが、別な香木は苦味が強く甘味が少ないなど、それぞれの香木に特有の、五味で表現されるパターンが決まっている。

すなわち、香木の分類は、香木の原木の種類の違いを示すのではなく、あくまで抽象化された香り情報の認知パターンを客観的に分類することで定められるのである。実際に香道の熟練者は、香木のあいまいな香り情報を、5つの独立した「味」軸で表現し、その5軸で表現される香りのパターンが、すでに学習済みの香木のパターンのどれに近いかを試行錯誤の後に確率的に決定しているらしい。このパターンは言語的に表現されることもあるし、5つの軸を持った空間イメージとして表現されることもある。

熟練者の聞香中の脳活動を調べる

このような香道という平安の頃から続く日本固有の文化の中に、極めて高度な仮想的かつ抽象的認知操作を要求するという文化の存在は、非常な驚きであったし、何より香りという非言語的かつ非定常的な情報を、客観的な言語情報に投射して構築しなおすという抽象情報操作にとても興味を惹かれた。もし、そのような抽象的な情報操作を香道の熟練者が行っているのであれば、そのような情報操作機構は脳内部の活動として記録できるはずであろうし、さらに、香道の熟練者が、抽象的情報操作と経験的知識を元に香りを分類しているのであれば、その分類過程は私たちの脳内部での推論機構を反映するものになるはずである。

推論は、ある与えられた限定的な情報を元にして、なんらかの具体的な結論を論理的に導くという私たちの知性の根幹にある脳機能であるが、その脳内部の処理のしくみは未だ明らかにされていない。そこで今回、香道熟練者の聞香中の脳活動を計測し、推論過程の脳内部での抽象情報操作機構を明らかにすることとした。

今回の実験では、光トポグラフィという装置を用いて脳活動を計測した。光トポグラフィは、近赤外線を用いた非侵襲的な脳機能計測装置であり、計測時の姿勢が自由であるためMRIと比べて簡便に利用でき、またその信号は脳局所の機能を反映することから脳波計測とくらべて部位特異性の高い計測が可能である。この光トポグラフィを用いて計測したのは、香道の熟練者10人と初心者10人の前頭前野の脳活動である。前頭前野は、意識的な推論によって状況に応じた最適な行動を適宜選択する役目を担っていると考えられている。前頭前野の障害によって、社会的に異常な行動を示すことがあるのは、前頭前野の持つ環境適応機能に支障をきたすためだと考えられている。

香道では、一回の聞香試行(香道では香りを聞くという)の中で、3回息を吸いこんで3回香りを聞く。熟練者らは、最初の一息でおおまかな香りのパターンをつかみ、残りの2回で詳細を吟味し、香木の分類を決定する。今回の実験では4種類の香木を準備し、その弁別を行ってもらった。まず被験者には、4種類の香木A-Dの香りを順番に聞いてもらう。このPriming Phaseにおいて、被験者はAからDまでの香木の香りの特徴を覚えておかなければならない。その後のTest Phaseにおいて、4種類の香木をランダムに3回ずつ提示し、それぞれの香りがAからDのどの香木だったかを答えてもらった。

このような実験課題中の脳活動を解析してみると熟練者と初心者の間には明らかな違いが見つかった。熟練者においては、まず香りを聞き始めた直後に明瞭に香木の種類を区別する強い反応が左半球の前頭前野にみられた。この反応は右半球には見られず、また初心者にも全く見られなかった。その後、右半球が香りの種類を問わない定常的な活動を聞香期間全般に見せ、同じ時期に左半球では香りの種類に応じて周期的に変化する脳活動が観察された。このような聞香期間中の前頭前野の組織立った活動の変化は、初心者ではみることができず、初心者の前頭前野の脳活動から香りを系統的に組織だって弁別しているようすを確かめることは難しかった。

この結果から、熟練者の前頭前野は、最初に香りを聞いた瞬間に無意識に立ち上がる香木弁別の結果を左半球に表象し、それ以後の、五味を用いた抽象的情報操作にもとづく推論は、左右の両半球が共同して行っているらしいことが示唆された。また、左半球の表象の様式がより言語的であり、右半球の表象の様式が視覚的であることが、過去の知見や熟練者の具体的な心的な聞香プロセスから示唆された[▶**図01**]。

一方、初心者の脳活動に熟練者のような明確な処理パターンが見られなかったからと言って、初心者の脳が聞香期間に働いていないと考えるのは早急であろう。なぜならば、初心者の前頭前野でも香木の弁別ではなく、「お茶」の弁別を行ったときには熟練者との間に差が見られなかったからである。つまり、今回熟練者の前頭前野に見られた香木弁別に関する組織だった脳活動パターンは、弁別するべき刺激に関する知識や、そ

▶**図01**——香道熟練者の聞香中の脳内情報処理

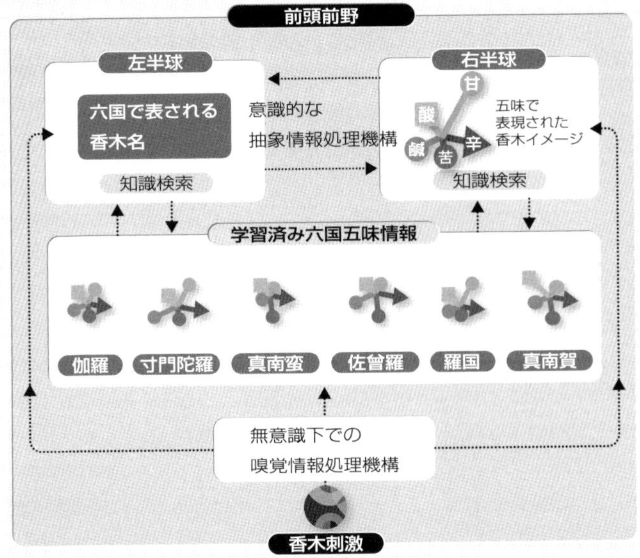

の他の推論に必要な情報がありさえすれば、前頭前野に観察することが可能であり、この組織だった脳活動様式は、情報の種類を問わない一般的な推論過程を反映している可能性があると考えられた。

直感は正しいのに推論で誤ることもある

前頭前野は直接的な感覚情報を表現するというよりは、抽象化された象徴的情報を表現し、その操作を客観的に行なうことができる作業空間であると考えられている。今回の聞香実験を通じて観察された結果は、この作業空間で意識的に行われた推論過程を反映したものであろう。聞香開始直後の香木を弁別する左半球に立ちあらわれた信号は、おそらく長年の香道修練の結果に獲得した無意識的に行われる自動的な香木弁別プロセスの結果が、作業空間に送られた結果だと考えられる。この結果は、無意識から立ち上る「直感」による情報処理の結果であり、熟練者もそのプロセスを説明することはできないのだという。その後、意識的に香り情報を抽象化し、過去に蓄積した香木に関する情報データベースとの比較を行なっている時期に見られた脳活動が、熟練者の意識的な推論過程を反映していると思われた。

面白いことに、直感的な結論と、推論による結論を左半球における脳活動の刺激弁別能力として考えると、直感的な結論の方が正しいことが多く、熟練者が、実際に直感で正しい答えに辿り着いているのに、その後の推論操作で間違った結論に辿り着くようすも脳活動から見ることができた。

直感は正しいのに推論で間違うこともある

私たちの日常でも、直感的な結論はうまく説明できなくても正しいことがよくあり、一方くどくどと考えたことが結局間違っていたということはよくあることだろう。この場合の直感による結論とは、その問題に関して十分な熟練を積むことで獲得できる能力であり、単なる根拠の無い「勘」ではないことは言うまでもない。

*

今回の実験では香道という日本固有の文化の中に潜む極めて高度な情報操作を対象に、前頭前野の脳機能を計測することで、直感という「無意識的情報処理機構」と、推論という「意識的情報操作」の2つがダイナミックに絡み合うようすを描出することに成功した。これらの結果を元により詳細な研究を続けることで、われわれが如何に状況を適切に判断し適応的な知性を発現しているのかという脳内機構が明らかになることが期待される。

参考文献

★01——Fujii N, Abla D, Kudo N, Hihara S, Okanoya K, Iriki A. Prefrontal activity during koh-do incense discrimination. *Neurosci Res.*, 2007 Nov;59 (3) : 257-64. Epub 2007 Jul 22.

【究める】

5

寂静の世界への旅

高田みどり

◉

世界が均質化に
向かうのであるなら、
私は、むしろそこから
弾き出されるほど異質な
分子で在りたい……。

瞑想状態の脳波の音楽

地球の遥か上空を巡る人工衛星から、自分の脳波を音に変えて、ディジタル放送をしたことがある。
ごく初期の衛星放送システムでの、実験的な試みである。
この時、私が考えたのは、人間の身体というミクロコスモスと、宇宙というマクロコスモスとが合体し、時間軸を超越するということだった。その、「非科学的」なアイディアのために用意された脳波測定装置の電極を、頭の何箇処かに取り付けて、私はゆっくりと目を閉じる。脳波計は、シンセサイザーに接続されており、それには予め選択した音色が用意されている。
そこで、私は瞑想状態に入らなければならない。音は、アルファ波のみに反応するように設定したのである。生放送であったから、リアルタイムに音が出なければ、目的は達成されないというリスクを伴っていた。しかし、意識を拡大し、日本の夜中に在る私の身体から、実時間に地球全体を感知するために、何としてもアルファ波−10Hz(ヘルツ)程度の脳波でなければならなかった。
放送が始まると同時に、暗くしたスタジオに居る私の意識は地上を離れ、ぐんぐんと真っ暗な空間を飛び続けた。やがて、地球に微《かす》かな光が見え、そこを目差して飛んで行くと、それは賑やかな光の集合体となって、音楽が聞こえて来た。アフリカの音だ。歌、手拍子、太鼓の轟き。数秒の間、上空からその音に聞き入り、さらに意識は先に飛んで行く。どこかヨーロッパの街か、教会の鐘が夕べの時を告げている。暗闇の中からオレンジ色の淡い仄《ほの》明りが表れた。低い読経の声が響いて来る。
やがてそれは、闇の中に幾重にも折り重なるように響き渡り、空間を埋め尽くしたのだった。
私の意識は音に取り囲まれ、満ちていた。
何分、そこに居たのだろうか。気がつくと、やはり私は暗がりの中でひとり、自らの脳から出る、つぶやきにも似た幽《かす》かな音のみが時折聞こえる、静けさの中に取り残されて居たのだった。
この間に私が聞いたもの、見たものは、現在でも思い出すことができる。
音楽の他に、人々の密《ひそ》やかな話し声、バザールの喧噪、砂漠の砂の軋み……。それらはかつて私自身が地球のさまざまな土地に行って、耳にしたものかも知れない。それが、数分の間に次々と甦り、時系列ではなく、現前と現れたのだった。
記憶の底に沈んだ筈《はず》の音、過去の音。
或いは、未知の音、これから聞くだろう音も有ったのかも知れない、と思う。

身体が「世界」の総体なのだ

その時、私の意識速度は、地球の回転と一緒になり、それを飛び超えた。そしてそれは、身体が「世界」の総体なのだという感覚を、私にもたらすことになったのである。
その「世界」は過去から現在まで、同時に、並列に存在する。この体験によって、マクロコスモスへの希求は加速度を増した。私は、合体したのだろうか？

身体からの再出発

人類が何万年かの年月の間に、作ってきた音楽のかたち。その中のごく僅《わず》かを、人間は音楽文化として認識している。
ひとりの人間が、その人生で享受しうる音楽は、時代や国家という限られた条件や、民族という帰属性の中では、さらに稀少なものになる。
20世紀後半、主に西欧主導型の音楽文化においては、さまざまに実験的な音への試みがなされたが、21世紀に入ってグローバル化が進むと、国家という共同体意識は希薄になり、人々はより細分化された思想の共同体へ移行した。その結果、対峙すべき総体を失った前衛は力を失う。そして世界的な資本主義システムが生産し続ける音楽への、価値の変換。資本が先導する音楽への付加価値が、音楽の実験主義や尖鋭的なモダニティを、社会から孤立させたのではないか。日本の近代化の歴史は、音楽においては西欧の文化を日本のアカデミズムとしたことで、国家として仮想の共同体という体を成したことに始まる。その上で、戦うべき保守体系が、価値観の破壊によって見えなくなった現代、現実《リアル》な共同体を探し求めて細分化していった先端的な芸術家たちは、いっそうの孤立を深めている。
元来、仮想の上に成り立ったものに、利他的な価値を見出す未来も、また仮想にすぎないのだろうか。
音楽に限らず、文化的な人間の営みは、自己を超える何かを求めることを精神的な柱として、時間をかけて考えられてきたものだ。
グローバリゼーションが発達し、世界が均質化に向かうのであるなら、私は、むしろそこから弾き出されるほどに異質な分子で在りたいと思った。

▶**図01**——チェーホフ国際演劇祭で話題をよんだ「羯諦羯諦《ギャテイギャテイ》行く者よ、去り行く者よ」高田みどり作曲・演奏、高野山南山流声明(SAMGHA, 真言声明の会)との舞台(演出：鈴木忠志、モスクワモソヴィエト劇場、2007年7月)。

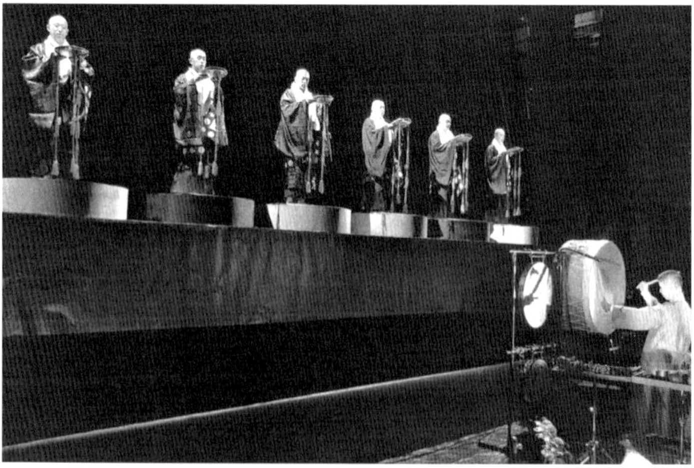

資本主義社会は、音楽にもさまざまな形態の変化を求める。音は人間ではなく、機械から生み出され、ディジタルの波は、音の倍音(オーバートーン・ストラクチュア)を、人の聴覚から奪った。音は、本来、それを豊かにしていた「気配《けはい》」を失ったのである。
産業効率を上げるためのスピード化は、人間の時間感覚を変える。音楽も、ついに生体の速さ《スピード》を超えた。人々の口から労働歌が歌われることは、最早《もはや》ない。
この、何処へ向かうのか解らない不透明な時代を経て、人間の感覚は身体という実体を失っていくのではないかという思いがあった。均質な世界から逃れ、ものごとの差異を認識することなしには、自己を超えて他者と向かい合うことはできないだろう。
身体を取り戻すこと。
それは、文化や民族の差異の前に、人間としての最も基本的な単位から始めるということだ。

身体の内部ミクロコスモスの探求

私は、身体の内部への探求から始めることにした。このミクロコスモスは、どこまで意識化することができるのだろうか?

音は振動である。
空気を伝わる振動周波数を、人は耳で捉える。しかし、耳が不自由な場合、人は振動を身体の表面の皮膚で捉え、音として認識する。例えば、遠く離れた太鼓の音を、振動として皮膚が感じたとしよう。その低音は、人間の可聴音域の最低レベルに程近い、19Hzぐらいだ。それは、人に優しく触れられた時の皮膚の振動周波数と等しく重なる。
音を聞くことは遠くのものに触れることでもある。
皮膚一枚を隔てた外界との関係性は、音というメディアで確認する作業の連続で築かれる。それは私を、音の素材を分子レベルで考えるという音楽観へ導くことになったのだった。
楽器の形態という歴史性から離れ、外観がどのような形であれ、身体と音という関係性のみに発想を集約すること。これは私を、この上なく自由にし、音を介在させたさまざまなメディアに向かうことを可能にした。
土・木・石・ガラス・紙・空気・風・革・水・鉄・種や実などの植物から砂や瓦礫まで、私の音楽の素材となった。また、それらの結果として人間の空間意識が形を構成したもの、すなわち建築物や橋、机や椅子なども音楽を奏でる音響体として考えられるのだ。
外界へ広がる視界は、同時に皮膚の内側、身体内部の音へも向かう。脳波の音変換によって、精神と身体との自在なコントロールがもたらす幸福感、外界と一体となった不思議が、何か私に身体の未知なる可能性を示しているように思えた。
アナログで聞くことができるのは、心音と血流音だ。
私は、それらを血流測定器のプローブ(探査装置)で、身体の内奥から録り出し、リアルタイムで接続したスピーカーから外部に出すという方法で、音響化した。
深い低音の心臓の鼓動が緩やかなパルスを響かせる。少しの動きや緊張で、パルスは速度を微妙に変え、自己の心の働きが起こすビートに身を委ねるうちに、速度のコントロールができるようになる。それは、恰《あたか》も楽器を演奏する時に、表現としてテンポを設定してゆく過程のようだ。
そして血流。高い山奥の岩の間を走る激流のように迸《ほとばし》る流れや、ゆったりとした広大な河の流れが、心音のパルスに同期していく。これも呼吸を止めたり浅くしたりすることで、流れを堰《せき》止めたり、急激に流したりと、音響の色彩を変化させることができる。
筋肉の間を走る電流をセンサーで取り出し、音に変換するのは、特に腕や手指に敏感な神経を駆使する演奏家には面白い作業となった。力の微妙なコントロールが、瞬時に音響の変化となって身体から飛び出して来るのだから。
こうして、日常は音として意識されない体内を、私は自身の意志に共鳴する響きの宇宙として認識したのだった。

音への神聖なる営みを求めて

人間は振動(ヴァイブレーション)を求める。
振動を生み出す行為は、身体のリアリティを確認する作業となる。
原初的な音楽行為としての、手拍子や声(歌)のほか、自然そのものを音にする行為は、人間が自己を取り巻く世界を知る手懸りだ。
私は、そうした音への神聖なる営みを求めて旅をした。

水を叩く——ウォータードラムと呼ばれるこの「楽器」は、川に入って何人かで水面を手で叩いてリズムを作り合う音楽。川が楽器である。パプア・ニューギニアでは、舟もまた楽器となる。大きな刳貫《くりぬ》き舟の上で、何人かが縁《ふち》を叩く。音は水面を伝わり、河の流れがヴァイブレーションを身体に与えるのだ。
揺らめく水と身体と音。森の中で、繊細な水滴の音が、自然と身体の結合を祝福する音楽である。
精霊の木——アフリカのガーナで木琴を演奏する。木は精霊の住処《すみか》だ。その木を切って楽器を作り響きを生むのは、精霊とヴァイブレーションの波長を合わせるということだ。
良い音と悪い音の差異は、悪霊を封じ込めるべく、良い振動を得られるか否かだ。
故に楽器は、その素材に大きな意味を負う。
天の光——全州(チョンジュ/韓国)で、ムーダン(シャーマン)の音を聞き、混《こん》じて演奏もした。

人をトランス状態に導く金属音

激しく打ち鳴らす金属音は、人をトランス状態に導く。飛び上がり、動き回る身体に、金属の高次倍音は鋭く突き刺さるようだ。
金属の音が脳に与える影響はどのようなものだろう。可聴音域を超える高音が、精神と身体にどのように関わっているのかを知りたいと思った。

インドネシアの音楽「ガムラン」で使われる青銅楽器は、ゴングや鍵盤楽器などが僅かにピッチをずらすことで、大きなうねりのあるヴァイブレーションを得るものだ。その響きは森に充満し木々が騒《ざわ》めく。人々は自然と供応する感覚を、音で知るのである。
人間の耳が捉える音の差異が、空間に劇的な変化をもたらすことは、人々の心に神の采配を思わせたのではないだろうか。
人間は振動を空間に長く残すことで、神の領域に少しでも近づきたいと思ったのか。
教会の鐘、寺院の梵鐘、仏鈴、神社の鈴など、さまざまな宗教において、祈りの場では金属が使われている。
水の音、木の音、金属の音。この世界はヴァイブレーションに満ちている。
無限にも思える周波数から、中心となる周波数を求めること。古代からアジアでも西洋でも、人間は根元(Prime-Unity)となる音を求めてきた。即ち、それによって他の振動が測られる礎《いしずえ》となるもの。
聴覚によって世界を統制しようとする意志が、音階を作り出し、聴覚に制度を与えた。
人間の根源音は、現代に至って西欧平均律、即ち12の音に統制されていく流れを強めている。人間が失った音を、取り元すことは不可能なのか。
最古の化石人類は、鳥の骨に穴を穿《あ》けて笛を作った。その音は細く、繊細で柔らかな高い音だ。指先をどんなにデリケイトに動かしたかと驚くほどに小さな、小指大の笛。その音が響いた世界に、彼らは何を夢見たのだろう。
150万年の後《のち》に、私たちはどれ程の音を見出したのだろうか？

音をニュートラルな位置にもどす

音をニュートラルな位置にもどし、国家や民族、文化の歴史から解放すること。
「人類」として発想し、未来に共有できる音楽とは何かを考える上で、過去における音の観念を知ること。それは、音楽が進化する過程で、失ってきたり、切り捨ててきた概念を掘り起こして再評価したり、再び光を当てて、現代における音の意味を問い直すことでもある。

「人類」として共有できる音とは何だろう。人間は文化によって、同じ音でも受け止め方が違う。虫の音《ね》が、西洋人の脳には害虫を想像させるが、日本人の脳には秋の夜に鳴く美しい音として受け止められるというのは、卑近な例だが。「個」を超えて、未来に共有できる音を見つけることは、急務になった。

21世紀に入り、宇宙芸術《スペースアート》については、さまざまな分野で前進的な試みがなされている。私は、スペースシャトルに乗せて、宇宙ステーションに運び、宇宙空間での音具として楽しむ目的で、無重量の条件での音を考えていた。

シャトルの事故によって、残念ながら実現には至らなかったが、その時想念として、真っ暗な宇宙空間と身体と音が、意識のなかで強く繋がっていた。

かつて、プラトン、ピュタゴラス、プトレマイオスといった哲人たちが考えていた天体の音楽。ヨハネス・ケプラーが著作『宇宙の調和』で示した、惑星間と協和音程の比率が一致することへの感動。また。レオナルド・ダ・ヴィンチの、天体の回転が起こす音の仮説など、仮想の中で生き生きと立ち上がり、響き合う音への共感。

仮想の音楽が、脳の中で豊かに満ち、身体を現実から解き放つと同時に、現実の身体が音を奏でる以前に、脳はすでに音楽の中に在ることを知った。

菩薩との対話

菩薩との対話は、こうして始まった。

身体が現実のものでなくても、音は存在する。物理的現象としての音も、想念に転化して時空を超える。

伝統音楽における「虚譜《こかい》」は、観念的な演奏を意識の中で「聞く」ことで、実際の演奏された音楽に、重層的な密度を高めるというものだ。現実には音は出されないが、人々は想念の中で音を「聞く」。
では、音はどこから生まれ、どこへ行くのか。
この永遠の問いに、叡智をもって答える菩薩の言葉が在る。それは、2千年を超える大乗仏教の経典に見られる、天冠菩薩《てんかんぼさつ》(Bodhisattva)と音楽神である大樹緊那羅王《だいじゅきんならおう》(Druma-kinnara-raja)との間に交わされる問答である。ここで、「声はどこから来るのですか」と問う菩薩に、緊那羅王はこう答える。「虚空の中から」。
次に、「この声(音)は身体から生まれるのですか、それとも心からですか」と問う緊那羅に、「思惟《しゆい》(考えること)から音声《おんじょう》は生まれるのです」と菩薩は答えている。
一切の音は虚空性であり、故に実体が無い。実体無きが故に、固定不変のものは存在しないという大乗仏教の「空《くう》」の思想を、音から説いているのである。

空としての音

音は身体であれ楽器であれ、物質から発せられる。物質は原子でできているので、原子レベルでは身体も楽器も同じものだ。即ち、個としての実体が無い。
実体の無いものから発せられる音声《おんじょう》もまた、実体がないのである。
「虚空の中から」発せられた音波エネルギーは、身体から物質とその姿を変化させ、振動は虚空へ帰する。思惟《しゆい》から生まれた音は、「聞き終わる」ことで「空性」に入るというのだ。
音を生む喜びも、苦しみも、その元となる私の身体は原子の密度にすぎない。故に、エネルギー変換によって、空間を飛びまわる原子と私は、ひとつに繋がっているのだった。
菩薩との対話は、私をさらなる地、広大無辺な空間へと押し上げる。全ての音には差別なく、身体には憂《うれ》いなき寂静《じゃくじょう》の世界へ。
脳波の音楽から始まった音の旅は、2千年の思考と出会うことで、新たな指標を見出した。
そして私は、私自身が宇宙であることを知ったのである。

【究める】——

6

世阿弥の秘伝書の極意をめぐって

梅若猶彦＋
小泉英明

◉

［世阿弥は］無心、つまり
心の働きがないのに
「面白い」と認識するのは、
どういうことであろうか、
と問いかけているのです。
これ、今の大脳生理学が
答えるような質問だと
思われませんか。

年齢ごとの教育体系

小泉——脳科学の研究分野では、人間の発達過程をどのように見極めるかという問題がクローズアップされてきていますが、世阿弥(1363-1443)の『風姿花伝』(通称『花伝書』1400-02)には、幼年期から老年期まで全7期にきちんと分けて、その時々の稽古の仕方、芸の花の咲かせ方をいかにすべきか、じつに体系的に書かれています。世阿弥と同時代にご先祖が仙洞御所で能をなさった(1416年、『看聞御記《かんもんごき》』)という由緒ある梅若家に育ったご自身の幼少期の体験から、お聞かせいただけますか。

梅若——初舞台は一般的には何かおめでたい曲で、しかも簡単なものをします。私の場合は仕舞『猩々』でした。父(初世梅若猶義1911-71)が地謡を謡ってくれている写真が残っています。3分くらいで終わって、ほめられて……3歳ですから、まだ恥ずかしいとか緊張するとか意識する以前の段階でした。

稽古でも、父の言うとおりにしていると、一週間くらいで自然に動きが頭の中に入るように教えてくれました。最初は、父の足の上に自分の足を載せて、一体化して動いていく。父は絶対に叱りませんでした。一緒に遊んでいる感覚で、一生の思い出となっています。

ただ、遊びと違うと思ったのは、稽古の最初と最後は「よろしくおねがいします」「ありがとうございました」ときちんと挨拶するのです。厳しいという感覚はありませんでしたが、ただ、何か非日常的なものを感じていました。

小泉——幼いほど、そのような気配には敏感なものでしょうからね。

梅若——何度かそういう舞台を経てから、今度は子方という段階に入ります。たとえば『隅田川』の子供の幽霊の役です。母と子供が旅をしているうちに、いつの間にか子供が人さらいにかどわかされて、母親が半狂乱になって都から隅田川までやってくる。渡し舟の船頭が「今日は供養の日だ。去年3月15日、人さらいにつれられた子供が衰弱したため、捨てられてしまった。介抱したが助からず、都の方角が見えるように葬ってくださいと言い残して死んでしまった」と告げる。案内されて母親がその子(梅若丸)の

▶**図01**——初舞台『猩々』(梅若猶彦)の装束を整える父・初世梅若猶義と母・梅若ロザ(後姿)

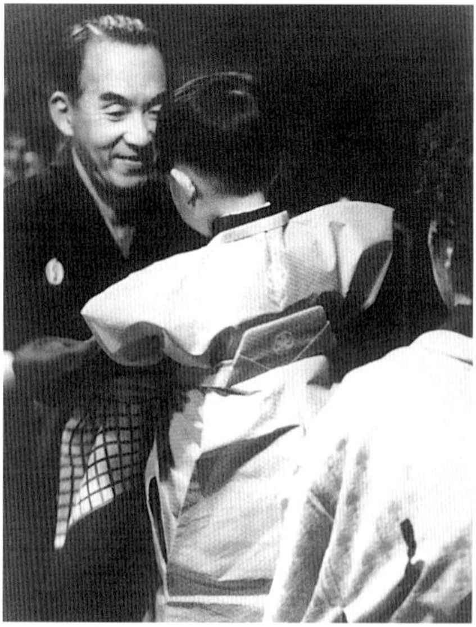

お墓までくると、幽霊が現れます。
梅若丸の役をやっていると、まだ5歳とか6歳ですが、謡の感じとか雰囲気とかのせいでしょう、本番中に涙が溢れてきてしまうのです。まだストーリーも言葉の意味もわからない年齢ですが……。

小泉——まさに内発的な学習のスタート、子供ながらに感動する、そこから入っていかれたわけですね。現在の教育学で論議されている大切なことが、伝統の世界ではごく自然になされてきた。

梅若——装束を着る時は、いつも父が着せてくれます。ゴングが鳴る前のボクシングのセコンドのような感じで、闘いを前に準備を整えてくれて、「がんばってやってこい」と送り出してくれる。父をリーダーとして周囲のみなが世話して盛り立ててくれます。幕が上がったらひとりで出て行くわけですから。
終わるとご褒美もらったり、「よくできたね」なんて言われたりして、子供ながらに達成感を覚えました。
僕は子方を非常に多くやらせてもらったほうで、『安宅《あたか》』の義経の役などは数十回したでしょう。子方を卒業する最後の舞台として『烏帽子折《えぼしおり》』の義経役をやりました。これは義経が大泥棒の熊坂長範を退治した伝説に基づいた役なのですが、シテよりも台詞が多く、それを7歳位で覚えなくてはいけないのが辛かった覚えがあります。父が当時のカセットテープに吹き込んでくれて、小学校から帰って来てそれを聞きながら暗記するのです。
覚えなくても叱られないのはわかっていたのですが、かえって余計覚えようという気になりました。父は叱らずに、ほめるばかりでした。「よくできたね」とか、大げさに「2千人に教えてきたけど、お前はいちばんよく覚えるよ」とか(笑)。

小泉——『風姿花伝』でも、7歳の時は「心のままにせさすべし。さのみに「よき」、「あしき」とは教ふべからず。あまりにいたく諫《いさ》むれば、童《わらんべ》は気を失ひて、能物くさくなりたちぬれば、やがて能は止まるなり」とあります。まさにこのとおりですね。

梅若——おかげさまで、能を嫌だと思ったことはありません。

小泉——小さなころに育まれた、いちばん土台になる気持というのは、成長してから影響するような気がします。ピアノの先生には、ピシッとたたいたり、怖い先生が多いでしょう。教える側にも2通りありますよね。最初に感受性を大切にするべきだという人たちと、技術が基礎にあるべきで、小さいうちから技術を叩き込んでおかなくては、という考え方と。でも、本当にすばらしい芸術家の方々は、先に技術ありきではありません。梅若さんのように、子供心に、ほめられて嬉しかったり、達成感があったり、お父さんの足の上で一緒に動いて楽しかったり、そういうところから入って、しだいに技術を学んでいく。それが神経系の発達に大きな影響を与えるはずです。

梅若——どんな分野でも、子供の時に幸せな気持を味わったかどうかは決定的でしょう。いい先生と楽しい時間を共有すること。

『烏帽子折』にはもうひとつ思い出があります。これは、間狂言が入るのですが、その間、私は舞台上で後ろ向きに座って待機していたのですが、狂言方が面白いことをするので、地謡の人が吹き出して笑っているのが見えた。終わってから父に「面白かったね。後見の人も笑ってたよ」と言ったら、優しく「いけないね」と一言。それで、あ、舞台で笑っちゃいけないのだとわかったのです。あの一言で能の厳しさを垣間見た気がしました。舞台できょろきょろしちゃいけない、1時間じーっとして一点を見つめている、大変でもそれをやり続けることができたのは、あの「いけないね」があったからです。

子方を卒業して、9歳でシテの世界に入りました。曲は『土蜘蛛』で初シテというわけです。まだ小さいのでお面は付けません。その後『石橋』という曲で初面《はつおもて》をさせてもらいました。

そうしているうちに父が亡くなりました。14歳位、声変わりの時期だったように思います。

小泉――『風姿花伝』では、声変わり前は初々しいし、かわいいし、それだけで花がある時期だからそのままやらせればいい、しかしそれが本質ではないと。

梅若――ちょうど声変わりの時期でした。父が亡くなる数年前から、「よくなかったね」と言いはじめたのです。名古屋の熱田神宮の能舞台で稽古をしている時です。

小泉――『風姿花伝』には、この段階では、かじりついてでもやるしかないんだと書いてありますよね(「一期の境ここなり」と、生涯にかけて能を捨てぬより外は、稽古あるべからず)。お話をうかがうと、世阿弥が完璧に定義した教育体系の本質的なところが、しっかり伝承されているのに驚きます。

修行の始まり

梅若――未熟な状態で、父であると同時に師匠であった人を失いましたので、非常に不安でした。母のすすめもあり、高校は神戸にあるカナディアン アカデミー(インターナショナルスクール)に進学しました。高校時代の数年間、父の1周忌や3回忌の舞台は別として、これといって修行らしいことはしていません。

大学に入ってからは伯父(2世梅若万三郎)の世話になりました。それまで父に甘やかされて手取り足取り教えられてきたのが、一変して厳しい教えとなったわけです。

伯父をはじめ、古くからの父のお弟子さんたちにも親身に教えていただきました。

「お父さんはこうしていたよ」「そんな動きしていたら親父さんだったらひっぱたかれるよ」「お祖父《じい》さまはすごかった」などという昔話も。

私が生まれたときには祖父(初世梅若万三郎1869-1946)はすでに亡くなっておりましたし、父はどういうわけか、あまり祖父の芸のことは話しませんでした。でもある時、父が『松風』のシテの木の彫刻の人形をどなたからか頂戴して、それを見て「これはおじいちゃまだよ」と言うんです。「なんでわかるの?」と聞くと「いや、わかるんだ」と。それ以上何も答えない。私も敢えてそれ以上聞きませんでした。今になって、その彫刻を見て私もわかるようになりました。構えが違うのです。

本格的な修行を始めてみたものの、どうしても身体の使い方、自分の周りの空気の動かし方といったらいいでしょうか……自分が動くことによってまわりの空気もついてくるような技、それに関連する内面性といったものを得ることとは別の話で、途方に暮れておりました。修行中の若造が当り前の話ですが、上手《うま》い人がいとも簡単にやってのける一見誰でもできるような所作ができないのです。

能は様式美ですから型から入るのが当然なのですが、自分の修行法として、型を支えているものの研究に時間を取るようにしました。能にも静と動がありますが、そのうちの静を徹底的に勉強しようと決めて、瞑想をやるようになりました。何か役をつけてもらってもまず瞑想による静の探求をおこない、それから体を動かす。それを今も続けています。

小泉——梅若さんの瞑想法の先生は、武道の方でしたね。

梅若——澤井健一(1903-88)師といって、中国の武術の達人、王薌齋《おうこうさい》(1886-1963)師に学んだ方です。立ったままの瞑想法で、澤井

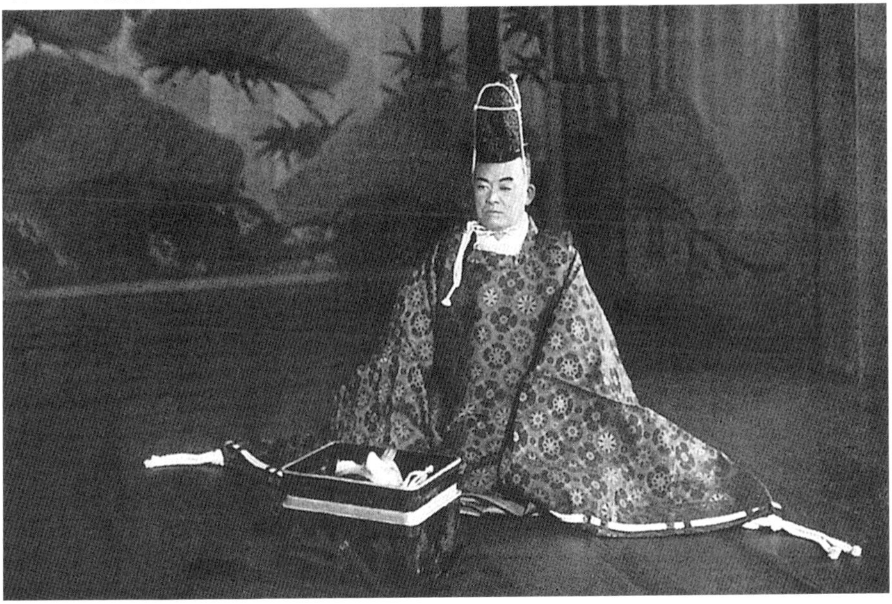

▶**図02**——『翁』(初世梅若万三郎)

先生は「立禅」と呼ばれていました。王薌齋先生は「24時間稽古しろ」と言っていたそうです。そんなことあり得ないですが、考えようによっては、こうやって座っていても、身体の内部を意識して揺らしたりできる極致がある。

ある人が中国の食堂で食事していて、武道家がわずかに顔を動かすともなく揺らしているのを見てその理由を聞いたところ、「向こうの壁の絵に木が描かれているだろう、それを顔で動かしているんだ」と答えたそうです。これはまさに「意《イー》」の内部の稽古なんですね。ある動きを実際におこなわずして内部でする。

ここでは主に2つのことが行われています。まず、描かれている木を実際に存在すると自分に納得させる。同時に自分の顔をその木に直接当てて左右に揺さぶるという、内面でありながら限りなく現実的な動きに近い動きをする。

日常のあらゆる時に稽古は可能

レストランで椅子を引いて「どうぞ」と差し出す時なども、実際の動きとは別の内部の動きが仕草の裏側で同時に行われているのです。日常のあらゆる時に稽古は可能なのですね。

そういう意味では、動きの研究、身体の使い方の研究は24時間は無理としても考えられないくらいの量ができるし、やるべきでしょう。

一般に解釈されているイメージトレーニングでは説明しきれない鍛錬法です。

小泉――脳の神経繊維を情報が伝わっていく速度は、1秒間にたかだか数10メートル、神経の種類によっては数10センチほどと、たいへん遅い。一方、コンピュータの場合は光の速さと同じ、1秒間に地球を7周半回れるので、これとは比べ物にならないほど、脳の情報伝達速度は遅いのです。そのぶん、何十兆という神経の接続部を使って回路を作り、同時にいろいろなことを処理する。分業なら早く処理できます。そのうえで束ねて、束ねて、最後に全部集めれば、どんな高速のコンピュータよりも速く結果が出る。これが人間の脳のやり方です。たくさんのことを同時に分業しているあいだは意識に上がってこないのです。

最後に、分業でやっていたことを束ねると、それまで並列的に処理していたことを、逐次的に処理するプロセスに入る。この最後の段階、時間に沿って情報を処理するようになって初めて、意識できるようになるのです。

物事を考える、目的を果たすために計画する、筋道をたてて議論するといった意識的な働きは、最後の逐次的処理をおこなう表層の部分でしている。つまり脳の情報処理のごく上澄みの部分だけしか、意識上に昇らないのです。どんな壮大な学問体系も、その上澄みの部分だけで議論しているわけです。しかし、本当はその下で、大変なことをやっている働きが重要で、そこでの働きがうまくいかないと、まともな答えは出てきません。

梅若——興味深いですね。

小泉——かつて、ピアノの先生から、鍵盤への指の置き方だけではなく、鍵盤から離したあとの指や手の形にも十分気を配りなさいと言われたことが、とても不思議でした。ピアノは打鍵の瞬間にダンパーが弦から離れ、次の瞬間にハンマーが弦を叩いて音が出ますが、ダンパーが元に戻ったあとの指の所作は、出ていってしまった音にはまったく影響ないはずですから。でもこれは、意識に数百ミリ秒も先だって、無意識下で運動準備(運動野・運動前野)を始めているという最近の脳科学の知見に照らすと、とても理にかなったことだと気づきました。テニスプレーヤーやゴルファーでも、フォロースルーが大事と言いますよね。ボールがすでに飛んでいった後ですが、あとの祭りに見える動きが、ボールが打たれる前の時点の無意識下で、実際のボールの飛ばせ方を制御している可能性があるのです。最近の脳科学では、意識上の行動開始よりさらに数秒早い時点で、別の無意識(前頭前野)もすでに働いていることがわかってきて、私たちの「自由意志」とはいったい何なのかという深遠な問題まで提起されています。長い進化の過程をへて培われてきた無意識こそは脳の本質的な働きですから、今後すべての分野で、十分考慮していかないと、人間の営みの本質の理解にはいたらないでしょう。

メタファーとしての秘伝

小泉——梅若さんがなさっている芸術活動は、まさに意識下の部分を徹底的に使っておられる。能の秘伝の核心のひとつは、まさしくこの部分を鍛錬する方法ではないかと思われます。

梅若——秘伝には大きく2つあると思います。ひとつはメタファー、言葉によって理想を提示する。人間の体というのは汗臭いし、重苦しいし、年とってきたら膝が痛くなったり、人によって癖があったり、その時の体調に左右されたりする不安定なものです。そんな身体を純粋な観念に向かって仕上げるという考え方です。たとえば「幽玄」とか「妙」とかいう美の境地を示す言葉があります。「言葉では表現できない美」と言われるのとは逆で、言葉、つまり観念のほうが肉体よりも上位に設定されており、言葉が先行していて、あとから体が理想的な貌《かたち》を追っていくというケースです。

スランプに陥った能楽師が、繊細な動きが以前に比べてできなくなった、と師匠に相談したとしましょう。以前は自分の舞は蝶々のようだと評判だったが、今は綺麗なだけで深みや力強さがなくなってしまったと嘆いていたとします。それに対して先生は、「右手をこうして、足使いはこう」とは教えません。そんな助言が有効であった時期は過ぎていて、ここで必要なのはメタファー(暗喩)なのです。

「蝶々は時には巌にくい込んでいくことも可能だ。くい込む時、鱗粉がパラパラとこぼれる。そこに秘密があるんだ。君もそういう身体を目指しなさい」と。

これはいわば、答えのない問いを、検索しているようなものです。ひとつの答えではなく、無限の答えが対応する問いとして……。その最上位の観念として「無」があるように思います。

小泉——「蝶々が巌にくい込む」、という言葉を聞いた時、心の深層を動かされるものがあるわけですよね。理性的にロジックの部分で感じたわけではなくて、厳然とした巌に蝶々という美しいものがくい込んでいって、鱗粉が舞う。そうした表現が、意識下の部分に直接働きかけるのでしょう。ロジックとしては成り立たない言葉でありながら、効果としてはきわめて的確に、情動的な神経系の働きをうながす。無意識の部分を鍛えていればいるほど、そういう言葉を聞いただけでパッと反応して、核心的なことを受け継いでゆけるのでしょうね。

梅若——まさにそれこそ、秘伝の継承の形式だと思います。

禅問答がそうですね。心の形を禅師が「川に映っている月のようなものだ」などという。川の急流があって、そこに映っている月、激しさと安定、動と静の両方の真実がメタファーによって語られています。

私は最近、「表現」という言葉の使い方に気をつけているのです。「表現」をなるべく「経験」に置き換えようと。先ほどの蝶々の話も、表現としての教えというより、内的な経験を誘導するためのメタファーでしょう。表現で見せようとすると逃げていってしまうものがあるように思います。内的な経験値が高いほどこれは当てはまります。武道もそうじゃないでしょうか。

内的な経験を誘導するためのメタファー

小泉——私は夢想神伝流を少しかじった程度ですが、一度、鹿島神宮近くでの古流の真剣の大会に出て、ささやかな賞をいただいた時、ある大家の先生に呼びつけられました。ほめられるのかと思ったら叱られて、びっくりしたのですが、その先生は、私の足の裏がごまかしだと指摘されたのです。外から見える師の動きを真似しているだけだと。肝心なのは足の裏にあるのに、それに気づいていないから全部見せかけだ。もっと師の足の裏を盗めと。すごくいい勉強になりました。能の場合も、足の裏は大事なのでしょうね。

梅若——ええ、もう足の裏がすべて、と言えるほどです。立ち方には、一万通りくらいあると私は個人的に思っています。

もちろん、足の親指は重要で、相撲や剣道でも親指は強調されています。ただ古流はまた違うのでしょうか?

小泉——親指の重要性はちゃんと教わりますし、そこまでは先生の足を見ていてもわかるのですが、大事なのは見える部分ではなくて、裏側でした。

日常生活のすべてが秘伝である

梅若——もうひとつの秘伝というのは、師がおこなう、日常生活を含めた、一挙手一投足、すべてが秘伝だと思っております。ちょっとした手の動き、角度、立ち方、それに接していることで自然に身につくことがある。師のすべての物事の捉え方、暮らしぶりも含めて秘伝なのです。

さきほどのメタファーとしての秘伝と、一見相反するようですけど。この、日常生活をも含めた秘伝というのは、無意識の鍛錬法とも無関係ではないでしょう。

伝統の世界では住み込み(内弟子)制度があります。マイナス面でいえば、いじめられたり、何も教えてもらえないこともあるけれど、芸事を習う上で師にいちばん多く接することができる方法です。短い時間でしたが、父との生活もそうでした。

小泉——幼少期の発達の時に、意識下にどのような情報を入れるかで将来が大きく左右されます。脳には、意識している時以外にも情報は絶えず入ってくるわけですから、名人と言われる方と一緒に生活することによって、手の動きから声の抑揚まで、全部吸収することができるわけですね。知らず知らずのうちに情報が入ってきて、意識下に記憶されていく。そしてそれがあるとき意識上にも現れて、制御をかけたり機能しはじめる。

小さい時にまちがった癖をつけてしまうと、あとで直そうとしても上から重ねていくしかない。コンピュータがまさにそうです。まっさらな新型コンピュータの開発の初期段階には次から次へ不具合が出てくる。その不具合の回路やソフトを直す方法は、絆創膏《ばんそうこう》貼り方式なのです。不具合を消し去るわけではなくて、不具合な回路から出力できないように対症療法的な処置をする。つまり、ひとつの不具合を解決するために、余計なものを付け加えていく絆創膏貼りです。時とともに絆創膏がどんどん増えていって、やがて一定の処理スピードしか出せなくなってしまう。だから全体が見通せるある段階までできたら、全とっかえでゼロから装置を造り直すのが、私たちの経験してきた新型コンピュータの効率的な開発方法です。

人間の神経系の成り立ちも似たところがあって、いったん覚え込んだもの自体は消せません。変な癖がつくとあとが面倒になります。特に、最高の到達点を目指す場合

▶**図03**——『井筒』(初世梅若猶義)

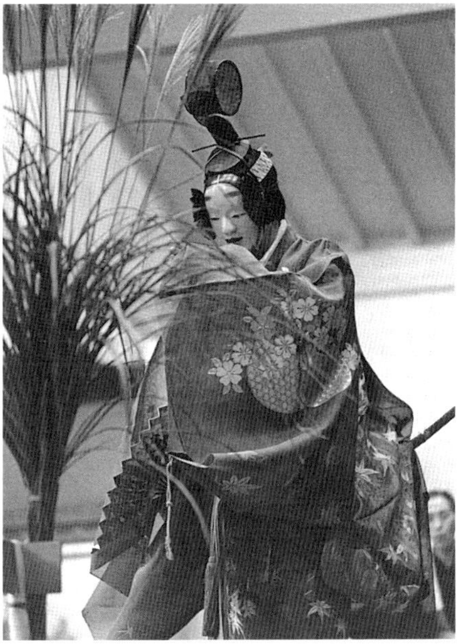

には、正しくないものがわずかでも潜んでいることは命取りでしょう……。

梅若――絆創膏が増えてしまうとは、おそろしいですね(笑)。人間は全とっかえなんてできませんから。

小泉――伝統の世界というと、家を世襲すると思われがちですが、家ではなくて芸を伝承しているのが本質であって、『風姿花伝』にも、本当の適任者でなければたとえ自分の子供であっても伝えてはいけないと厳しく明言されていますね(一代一人の相伝なり。たとひ一子たりといふとも、不器量の者には伝ふべからず)。世襲というのは、芸術の本質をずっと代々伝えていく、伝えるだけでなく発展させていく、そのために最適化された教育・学習システムではないかと感じております。

梅若――そうした日常を共に過ごすことによる秘伝に対してもうひとつ、世阿弥の伝書がありますね。先にあげたメタファーによる秘伝の再確認でもあります。世阿弥の芸術論にはメタファーが非常に多いですから。

先天的才能と後天的な経験

小泉――人間の発達における先天的・遺伝能力と後天的・適応能力の関係については、双生児研究などで論議されているテーマです。遺伝的な素因を重視して極端に追求していくと優生思想にいきついてしまうのですが、最近のサイエンスでは逆に環境的要素がかなり大きいとされています。

以前はフランシス・クリックが唱えたセントラルドグマに従い、遺伝子の塩基配列にすべての遺伝情報が組み込まれていて、塩基配列を全部読んでしまえば人間の設計図は見えるだろうと思われていましたが、結局見つからなかった。遺伝だけでなく、環境によって作りこまれる要素が実際はかなり大きいことがわかってきました。たとえば家を建てるにしても、ブロックを作るまでは遺伝子が決めても、そのブロックをどういうふうに積んでいくかは、環境が主導している。

最近はますます後天的要素にかんする研究が進んできて、エピジェネティクス(後成遺伝学)という分野もできました。ある人が特殊な遺伝子を持っていたとしても、それが一生の間眠ったままで発現しなければ、ないと同じわけです。塩基配列だけではなく、塩基を修飾して遺伝子の発現を制御するシステムも重要で、遺伝子と環境の「相互作用」が注目されはじめています。

『風姿花伝』で語られている「長《たけ》」とは本因性というか、先天的な才能のようなもの、「嵩《かさ》」は後天的な、稽古とか経験によって厚みを増していくようなものを意味しているようですね。半分冗談ですが、文字どおりとれば「長」というのは身長、「嵩」は体重です。背の高さをいくら伸ばそうとしても、自分ではどうしようもない。体重は増やそうと思えばお相撲さんのようにもなる(笑)。さらに『風姿花伝』には興味深い記述がありまして、「嵩」には垢のようなものが混じることもあるが、稽古を積むことによってその垢が落ちると、「長」が表面に現れてきてすばらしさが出てくると、言っています。つまり先天的な力を生かすためには、後天的な努力によって無駄なものを捨てさっていく。そうすると本来のその人の良さも表に出てくると(所詮、位・長とは生得の事にて、得ずしては大かたかなふまじ。また、稽古の功入りて、垢落ちぬれば、この位、おのずと出で来る事あり)。これは科学者よりずっと先をいっているなぁと感じました。

梅若——すばらしい解釈ですね。私が余計なこと言うと逸れちゃう気がするのですが、世阿弥によれば、持って生まれた天分の片鱗が最初に見えるのが子供の時であると。いわゆる「時分の花」であり、それを一時的なものだとしていますが、なおかつ貴重なものとも言っていますね。そして「嵩」という言葉で言われている努力を怠った場合は、「長」もなくなってしまい、麒麟《きりん》にはなれず駑馬《どば》になる。これは教育者の言葉だと思います。

「長」と「嵩」の相互作用

一方で、まだ若いうちに輝いている何かを持っているというのは、若さだけじゃなくて、別格の「花」を備えていると言っているようにも取れます。そこから声変わりの時期を境にして、問題はその先、一生続くのでしょうか。世阿弥は、50歳になってもまだ輝きを保っていたならば、それは絶対的な永遠のものであろうと言っています。もちろん、その輝きは子供の時のままではなくて、「長」と「嵩」が相互作用して混じり合ったものでしょうが、子供の時に輝いていたものは、やはり炎としてずっと変化しながら持続していく、それ自体が「長」の輝きなのではないかと、むしろお尋ねしたいのです。

小泉——今の教育学でそのあたりに関係しそうな最先端の研究がはじまっています。ハーバード大学のカート・フィッシャーという先生が、発達のマイクロダイナミズム、つまり発達する時には、ひとつのまとまったシステムとして発達するのですけど、それが小さなマイクロシステムとしてそれぞれ途中で統合されたり、さらに大きな統合を作るためにいったんその統合を解消したりしながら、発達していく、という研究に取り組んでいます。システム自体がダイナミックだし、ミクロなところからマクロなところまで、複合したものとして考えないと人間の発達は理解できないということです。しかもまだそのあたりを十分に突っ込んだ研究はありません。

少なくとも、そういうものが渾然一体となりながら、きわめてデリケートな形で発達していくことを、『風姿花伝』は明確に指摘しているのではないかと思います。世阿弥の経験と鋭い洞察あって、できたことでしょう。

梅若——「何事も経験だね」という経験は、哲学者の間ではあまり歓迎されてなくて、ア・プリオリ、経験以前の形式、先験的な存在を主張する人もいましたね。しかし経験に対して新しい解釈が脳科学で出てきているのは興味深いことです。

小泉――双生児研究なども考え直してみると、従来の実験は不十分なことが明らかなのです。今までの分離性一卵性双生児研究からは次のように言われてきました。一卵性双生児(天然のクローン)が生まれてすぐに別々の環境、たとえばアメリカと日本で離れて育った場合、成長を比較して同じような結果が見られる部分は遺伝要因、大きく違っている部分は環境要因とした結果、おおざっぱに言って環境要因が6割で、遺伝要因が4割くらいだろうと考えられてきました。

ただこれでは胎児期には同じ環境にいるということが見過ごされている。胎児期でも脳は急速に発達していて、ある時期までくると、皮膚感覚や聴覚もあるし、運動も可能だし、指しゃぶりまでしているわけです。胎盤を通じて母親の生理物質も入ってきます。そういう体内環境の影響も、双子は一緒に受けているわけです。この胎児期にかなり基本的な神経回路が育つわけですから、そこを押さえなくてはいけない。ですから、ますます環境要因は大きいということになります。

動物実験でも、これまで完全に遺伝だと思っていたものが、じつは親の振る舞いを子供が見て学んでいたというような例が見つかってきました。

梅若――動物の、お母さんのちょっとした仕草を見て学んだ動き、つまり本能ではなくて経験による動きだったという話は、先ほど申し上げた、師の一挙手一投足すべてが秘伝だという話と通じるものがありますね。幼児期だからできるのでしょう。情報量は凄いでしょうから。結果的に舞台での振る舞いに生かされるわけですけど、ひとつの芸事だけに限定された知恵ではなくて、もっと大きなものを生活の中で学んでいるのではないでしょうか。それに対して、一時間のレッスンだけで学べることって、ものすごく経験値が限定されるようにも思えます。一時期、私は住み込みの内弟子制度に否定的でしたが、考え方が変わってきました。

▶図04――『実盛』(初世梅若猶義)

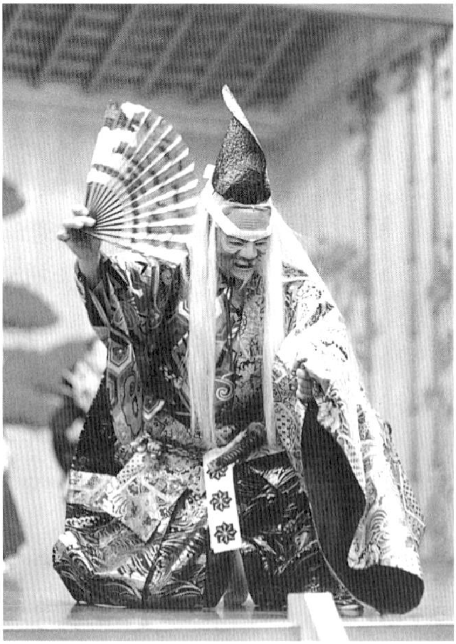

感動と馴化(ハビチュエーション)

小泉――「秘すれば花」(秘する花を知る事。秘すれば花なり、秘せずは花なるべからず、となり。この分け目を知る事、肝要の花なり。「別紙口伝」)という有名な言葉も、すごく本質的なものを意味していると思いますが、いかがでしょう。

梅若――大変難しい質問ですが、私なりにお答えしますと、当時おこなわれていた「立ち合い能」というのは能楽師にとって死活問題でした。同じ曲目を競演することもあって、その競い合いのなかで将軍に気に入られるための戦略は、戦国時代の武芸者の兵法に近い(加藤周一「世阿弥の戦術または能楽論」[★03])。絶対に勝つ、勝たねばならないという方法を芸術論として伝えようとしていたのですね。相手方が自分より若々しくて声のいいシテを出してきた時、いかにして勝つか、を書いているわけです。

立ち合い能を前にして、自分がどういう演出をするか、どんな内的な工夫をするかを明らかにしてはならないというわけです。本番の舞台上で繰り返して演じる曲目でも新鮮さをどのように獲得するかということでしょう。秘伝というのは立ち合いをする競争相手に対してあるというより、むしろ自分の支持者に対してあるべきものだと思います。いちばん恐いのは支持者です。ファンは同じ演目をまた見にくる可能性がありますから、毎回新鮮に見せることを考えなくてはいけない。これが「秘すれば花」の意味だと私はとらえております。

小泉――「秘する」ということが、生理学的にどういうことなのかにも興味があります。生理学では「馴化(ハビチュエーション)」という現象がありまして、同じことを繰り返しているとだんだん神経の興奮が減少してくるのです。刺激の場合も同様で、同じ刺激が入ってくると、だんだん慣れてきて反応が小さくなる。これは脳の働きにおいてきわめて普遍的に見られる現象です。『風姿花伝』にも「久しくて見れば、またfestめづらしきなり」とありますよね。

フロイトが意識と無意識のモデルを作っています。たとえば水瓶の底に意識下のものが沈んでいて、そこからだんだん浮かび上がって意識の中に押し上げられて、水面まで顔を出す。でもそのうち、また別のものが水面上に顔を出して、さっきのは沈んでいく。つまりわれわれは、いくら集中して思考していても、同じことを考え続けるのは難しい。つぎつぎと別の考えが出てくる。神経の馴化という現象を、このモデルは端的に表しているような気がします。

われわれが実験していると、馴化という現象に悩まされます。皮膚の感覚を司る脳の部位(体性感覚野)を、機能的磁気共鳴描画法(fMRI)で計測する実験を、東大とご一緒に世界で最初にやった時は、ほかの研究者もみな競争して試みていたのに果たせなかった。なぜかというと皮膚の体性感覚、触っている感覚を計測するのに、標準的なバイブレーターのような装置を周波数と強さを調整して使うのですが、ビーッと振動するバイブレーターの刺激に対して、脳はみるみるうちに反応信号を出さなくなるのです。測ろうとするうちに、信号が出なくなってしまい、どこが動いているかもわからない。ただ、皮膚には感覚の受容器が何種類か分布している。バイブレーターのようにビーっと震えているような刺激に特に反応する受容器もあれば、皮膚の表面をサーッとなでる感覚に反応する受容器がある。このサーッとなでる感覚への反応はなかなか減少しないので、なでる刺激を均一に与えるようにしてデータを取ることに初めて成功したのです。

馴化は感覚によって違ってはいるのですが、どんな感覚にしても、ずっと同じように受容することはできない。意識の形成の上で、この馴化は大きな役割を果たしているのではないかと思います。また、芸術を体験した時の感動とも、きわめて関係が深いのではないでしょうか。すばらしい曲でも何度も何度も同じように繰り返されると、だんだん感動が薄れていきます。つねに新鮮な感動を与えるためには、多くの階層、そしてミクロからマクロまで鏤《ちりば》められた「秘められたもの」(新鮮な情報)が芸術には必須のように感じます。

梅若——まさしく、そこで工夫があるわけです。

先ほどの皮膚への刺激は、外部から受ける受動的なものですね。芸術の場合も聴覚や嗅覚が刺戟を受動的に受ける場合もありますが、視覚の場合はどうでしょう。優れた芸術作品としての絵は、何度見ても飽きないという面もあります。見るたびに新しい発見がある。これは視覚が光という刺激をこちらから能動的に拾いに行っているように思います。光の強弱と比例しない感動値の強弱がありますね。

聴覚も音源が芸術であった場合、大きい音量が弱く変化したときに感動で涙が出てくることがあります。弱い刺激がより強い芸術的刺激となっている。

すぐれた芸術というのは、情報量の多い少ないで決まるものではないですね。

小泉——オーケストラと独奏楽器、どちらがどうと比べられるものでもありませんね。今回寄稿くださったピアニストの舘野泉さんは、もともと優れた技巧をお持ちで世界的に活躍されてきた方ですが、脳溢血で右半身がご不自由になり、復帰されてからは左手で演奏をされていらっしゃいます。左

▶**図05**——『屋島』後シテ(梅若猶彦)

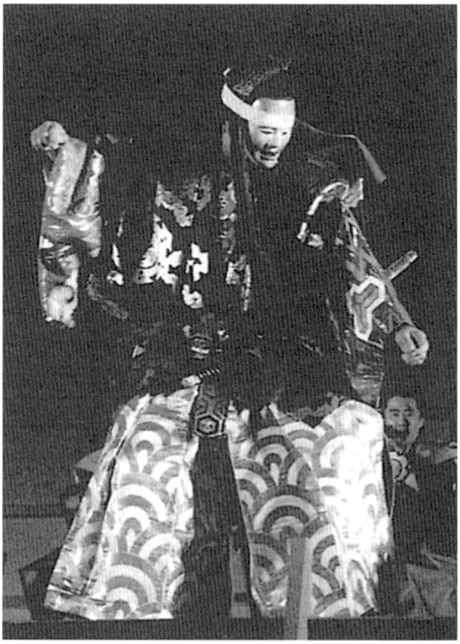

手だけの曲は当然、普通よりシンプルで音も少ないはずなのですが、感動する人は増えているわけです。現在のコンクールの風潮では忘れられがちですが、芸術の感動は、技巧や情報量によるものではない。また、舘野さんの演奏に感動した作曲家の吉松隆さんが、左手のための新しい曲を作曲して、お二人で新たな音楽の地平をひらいていらっしゃることもすばらしいことです。

世阿弥の疑問符

梅若——世阿弥の言葉で非常に気になる箇所が晩年の『拾玉得花《しゅうぎょくとくか》』(1428)にあります。世阿弥が一貫して内的な極致として語っているのは「無心」です。きわめて宗教的な「無心」の結果として「妙」という位が成就されると。
ところが、能にはストーリーがございますでしょう。そこには悲しみとか喜びとか、さまざまな感情が伴っているので、いくら無心で演じていても、時には意識がのぼってきます。すべて最初から最後まで無心であり続けることはできません。そこで先ほどの遺伝と環境の相互作用の話のように、内的なものの獲得は必須ですが、演劇的な動詞である「表現」が使用されることもあるわけです。
『拾玉得花』で世阿弥は「無心の感」が生じた瞬間、意識を超えて感動するような状態を「「妙なり」と得る心、妙花なり」と言っています。この最高の状態こそ「これ妙花なり。これ、面白きなり。これ、無心感なり」と。
ところが、そのすぐあとに疑問符として提示している一文があります。「心はなくて面白きとうけがふは何ものぞ」。無心、つまり心の働きがないのに「面白い」と認識するのは、どういうことであろうか、と問いかけているのです。これ、今の大脳生理学が答えるような質問だと思われませんか。

小泉——本当ですね(笑)。世阿弥の書いたものには、疑問符はあまりないですよね。ほとんどはっきりと断定しています。

梅若——「無心」は当時非常に高尚な観念として宗教や芸術、あるいは武芸の場で機能していました。これを日本人はなんとなく当たり前のこととして受け取れるのがいいですね。
アクターズ・スタジオが採用した演技理論「メソッド・アクティング」や、その元となった「スタニスラフスキー・システム」では、役に入って、感情を自由に動かして、最終的にはその役になりきるということはあっても、「無心」というのは無いといってもいいでしょう。
世阿弥は「無心」が必要だと言っておいて、疑問符付きで「でも、わかんないよね」と書いています。

小泉——脳科学などなかった時代に、「なぜ、そうなんだろう」と非常に現代的な問いを投げているのが大変興味深いですね。

梅若——私はこの疑問符が好きで好きで(笑)。悟ったようなことをいわないのがいい。でも実際には大変な極致にいたのですけれど。

小泉——科学の分野でも、知れば知るほどわからなくなるとよく言います。

梅若——『風姿花伝』は海外でもかなり読まれていますが、この『拾玉得花』などはまだあまり紹介されていないようですね。『風姿花伝』も深くてすばらしいですが、ビジネスマンが読んでも通じるようなところがある。『拾玉得花』になると、「妙なる位」なんて言われても、能の経験のない一般の方には理解しづらいかもしれません。

意識下の力・情動の力

小泉——以前NHKの番組(高尾正克構成)で、梅若さんの瞑想中の脳の活動を測らせていただきました。瞑想して眼を閉じているのですが、時々眼球が激しく動きました。それから半眼の状態になって白目を出されていることもありました。瞑想というと、静的なものだと思いがちですが、そうではない瞑想もあるのですね。

ダライ・ラマ14世の瞑想について知人から聞いた話ですが、ダライ・ラマは毎日明け方の瞑想のたびに、死の苦しみを何度も味わっているのだと言っていたそうです。龍村仁さんの映画『ガイア・シンフォニー第2番』でも瞑想中の映像が出てきますが、その時のダライ・ラマの眼の動きが梅若さんのそれととてもよく似ていました。

実際にダライ・ラマ14世にお会いして伺った時にも、瞑想にはいくつか方法があって、「私の瞑想は徹底的に考える瞑想です」と話されました。どんどん考え抜いて、いわば意識の集中の極限に到達して、日常とは違う状態に入っていくのだそうです。仏教における瞑想にもいろいろあって、日本に伝わっている瞑想はその一部のようですね。

ダライ・ラマ14世の徹底的に考える瞑想

梅若——私は幼少のころ、風邪から回復して数日後、家の階段を降りているとき、突然に鳥肌が立って、何かが迫ってくるような、いてもたってもいられないような一種の発作を体験しました。体がしびれるような、精神と肉体にカユミのようなものが横溢する。ある時期から、瞑想中にその経験が再現できることを知りました。この状態は悪いものではないと自分に言い聞かせています。日常を超越したところに身を置くことがこの方法でできるのです。

小泉——梅若さんのその特別な状態を測ってみると、非常に顕著な結果が見られました。その状態に入ると、前頭葉の中心部、前頭極の活動が止まるのです(→372頁参照)。前頭極というのは、人間のすべての行動のいちばん最上位にある司令塔だということが、近年の研究でわかってきました。そこの活動が止まるということは、ものごとを意図的にああしようとか、工夫しようとか、そういう働きができない状態です。いわば無心でいるわけです。

普通は、舞台上であれば、動きの微調整や、次はこんな動きをしようとか、どうしても意識の一部が働くと思いますが、梅若さんの場合、意図的な、予測的な動きをやっていないことになります。もっと奥の、意識下の活動が、いちばんいい形で自己組織化(セルフオーガナイズ)されて舞台に立たれているのではないでしょうか。

梅若——現代だから、こうやって教えていただける話ですね。世阿弥がいたら、「無心って、そういうことだったのか」なんて興味をもつかもしれません(笑)。

小泉——芸術は奥深いですからなかなか今のサイエンスのレベルでは解明できるところまではいきませんが、ただヒントになることは出はじめているのではないでしょうか。

梅若——無心という本当の姿は、ひとつの状態を指すのではないかもしれませんね。境地に向かって修練していくと脳の状態自体もどんどん変わっていくでしょうから、つまり無心という脳の状態が進化するとも考えられます。刻々と。でもそれと同時に無心というのは限りないワンパターンでもあります。

小泉——ある意味で、意識下の部分を意図的に使えるようになる可能性は十分あると思います。意識下の情報処理能力のすごさを、現代人はまったく気づいておらず、むしろ弱めているような気がします。

梅若——それはゆゆしきことで、そこが教育論のいちばん大事なところでしょう。

小泉——意識というのは、理性とか知性に関係するところに上澄みが出やすいわけですけど、そこはいちばん最後に発達した外側の大脳皮質です。その内側に情動関係とか、意識上に現れないものがたくさん動いているわけで、幼いうちからその内側をしっかり育むと、たとえ厳しくつらい事態になっても、それに堪えるだけの志とかパッションが育ってくると思います。

教育において今とても問題なのは、知育ばかりが重視されていることです。外側の大脳皮質にいくら知識や技術を詰め込んでも、やる気を起こすための内側がからっぽでは、何も始まらないわけですね。大切なのは、何かをやろうという思い、意志、それらの源泉としての情動を育むことでしょう。その情動を育む方法のひとつが、芸術であり、世阿弥の『風姿花伝』はまさにそれを非常に明確な形で言っています。

非風を是風に

梅若——『風姿花伝』には年齢によってやるべきことが書かれていますが、『至花道』(1420)には、年齢によってやってはいけないことが書かれています。

例えば、若いバリバリの能楽師が、老成した名人の手の動かし方を真似てはいけない。私が長いことお世話になっていた故南條秀雄先生は、祖父の初世万三郎のもとで修行されたのですが、ある時、万三郎の真似をしてこっぴどく怒られたと言っておられました。多分その真似た所作、あるいは謡い方が、正統とされる「是風」から逸脱した「非風」だったのでしょう。本来はよくないとされる要素を祖父はあえて取り入れてアートにしていた。それは達人にして初めて可能なことで、若い人はもっと他のことをしなければいけない。若い時に咲かせるべき花を十分やって、それからあとに可能になることなのです。
いわゆる「無心」「妙花」の境地には、本来はマイナスの「非風」が散りばめられている。世阿弥最晩年の『却来花』(1433)には、「望却来、却来不急」、却来(高い境地に達したのちに、達する前の境地にたち返ること)を願うけれども、急いで却来の境に達しようとしてはいけない、とありますので、この先もっと修行を重ねたうえでの楽しみにいたしましょう。
達人が、簡単な曲をすっとやるとすごくいいということがありますでしょう。世阿弥は曲そのものに格付けしたがらない人で、曲自体に優劣はないと思いたいのですが、しかし『土蜘蛛』とか『吉野天人』などは比較的軽い曲です。でもこれらの曲は深淵とは無関係、ともいえません。
子供の時に「いちばん難しい曲って何?」と父に聞いたことがあるんです。そしたら「簡単な曲だよ」と言ってました。

小泉――一見単純そうに見えるものほど深いというのは、どんな芸術にも共通する一面でしょう。

梅若――初世は『万三郎芸談[★05]』で、外から見た型はまったく同じでも、内面は一度として同じには演じていなかったと言っています。南條先生が、15、6歳ぐらいの修行中の時、万三郎の歯形が付いた食べ残しの羊羹《ようかん》を、誰も見ていないところで食べたそうです。そうしたら自分も名人になれるかもしれない、と。ご本人の弁です。

小泉――少年時代にそのような心情になれる師に出会えているというのは、うらやましいことです。

梅若――世阿弥は将軍足利義満から英才教育を受けて学識を高め、思想的には禅の曹洞宗に大きな影響を受けています。私は道元の『正法眼蔵』(1231-53)も読んでいるのではないかと推察しています。世阿弥の『花鏡』(1424)に「目前心後」、能において理想的な構えは、「目を前に見て、心を後に置く」という言葉があります。『正法眼蔵』には、「照後観前」、後ろを照らして目を前に向ける、という言葉があるのです(『正法眼蔵』44「佛道」)。道元は、この言葉を仏道をまっとうするための智略として述べているのですが、世阿弥はそれを取り入れたのでしょう。しかし、この後と前の逆転も深淵な思想で、それを理解できるようになるには非常に時間がかかるし、体現できる人しか説明できないでしょう。

目前心後

小泉――晩年の世阿弥と足利将軍家の関係についてはいかが思われますか。世阿弥が冷遇されるようになってから増阿弥が高く評価されたわけですが。

梅若――諸説あり、世阿弥が晩年の義満や次の将軍義持に優遇されなかった直接的な理由はわかりません。最後に佐渡に島流しにあった理由も謎です。31歳で死んだ息子の元雅は、処刑されたという説もあります。何か政治的な事情に巻き込まれたのか、本当のところはわかりません。

小泉——南北朝問題がまだくすぶっていた政治背景があったかとも思いますが、一方で、田楽の増阿弥の勢力が高まって、一部の人々の興味が申楽から田楽に移ったということもあったのでしょうか。

梅若——むしろ逆で、もともとは田楽が本筋でした。観阿弥世阿弥親子の成功により、人気が申楽に移行したわけで、当初は田楽のほうが「座」というシステムつくりに貢献していたのです。東大寺文書などを調べても、田楽が上演された記録が多く残っています。『風姿花伝』や『申楽談義』(1429)で世阿弥は、田楽の本座に一忠という名人がいると言及しています。世阿弥は一忠をみていませんが、観阿弥は20歳のころに見ています。

名人が出るということは、芸術の技法とその体系がしっかりしているといえるでしょう。観阿弥のころの申楽は、田楽と比べて深みがなかったのかもしれません。田楽のいいところを観阿弥が取り入れた結果、舞と謡、歌舞を根本とする二曲論が申楽にも生まれたわけです。さらに、それを世阿弥が複式夢幻能という世界的にみて独自の文学性をもつ形式にまで洗練させたのです。

小泉——世阿弥は自身が天才であるにもかかわらずほかの人の良いところを、秘伝書のなかでさえ、心から称賛しているのには感動しました。世阿弥はライバルの増阿弥を『申楽談義』で「冷えに冷えたり」と評していますね。「冷え冷え」というのは、現代の能でも通用する言葉でしょうか。

梅若——最高の褒め言葉でしょうね。「冷え冷えとしました」なんて言葉を贈られた能楽師はうれしくて2週間くらい眠れなくなるんじゃないですか。

小泉——先ほどからお話ししている意識下の問題でいえば、意識上では何も存在していなくても、身体性とも直結した意識下の神経回路で膨大な動きがありますから、無心の境地にありながら、一方で最高潮の働きが熱くなされている可能性がありますね。だから体は感動する。

「冷え冷え」という概念、これも意識上では

▶**図06**——『リア』(脚本:岸田理生、演出:オン・ケルセン)では、リアとその妻(写真前)の2役を演じる

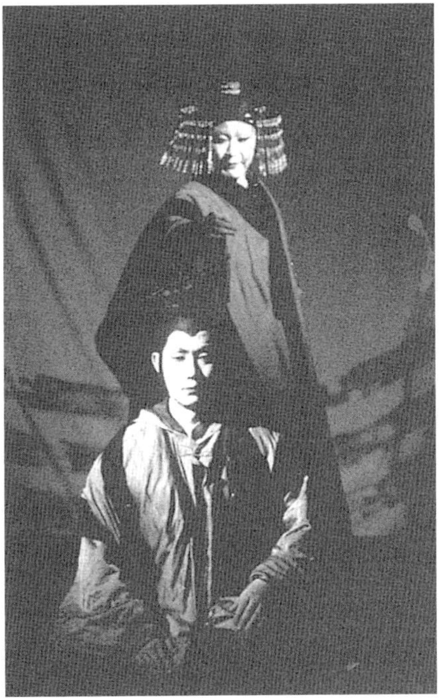

客観的に冷えていながら、その下ではしんしんと燃えているような状態なのではないかと思ったのです。飛んでしまった解釈ですが、珠光を経て利休のわび・さびにも繋がってゆくのではと感じています。

梅若——世阿弥は九つの位『九位《きゅうい》』(142?)について定義しています。最下位から麁鉛《そえん》風、強麁《ごうそ》風とあがって、血気盛んだとか動きに歯切れがあるとか体力の充実した強細《ごうさい》風は、まだ下から3番目。その先に初心の芸の美しさを表す浅文《せんもん》風、広精《こうしょう》風、次に正花《しょうか》風、ここで花という観念がでてきます。その花がさらに深まっていく段階で、7番目に当たるのが「冷えたる位」閑花《かんか》風です。銀のボウルに雪をいっぱいに盛ってある、冷たい境地。その次にあるのが寵深花《ちょうしんか》風といって、深くて底が見えない境地。最高位が「妙花風」の位で、新羅という国では、真夜中に太陽がさんさんと照っている、というわけです。

冷えたる位 閑花風

「冷えたる位」についての解釈は、先ほどのお話のように、表面上は冷えているけれど、脳の意識下の部分で熱く燃えたぎっているという状態なのでしょうか。一生やってみて、少しは見えてくるものもあるのかもしれません。

小泉——世阿弥は、最下位から始めるのではなく、中位の浅文風から入門せよとして、最上位まで達するまで下三位を演じてはならぬとしているのも、興味深いことですね。下三位はとかく「これ見よがし」の意識がはたらきがちになるでしょうから。

梅若——最近、私は現代演劇を演出したり脚本を書いたりする機会が多くなっているのですが、20年来ずっと興味を持ち続けているのが、演劇の中の入れ子の構造です。能はみごとな入れ子構造ですが、ひとつの軸からもうひとつの軸に移る時、その境界線に惹かれます。

実際に演出や脚本を手がけてみて、改めてストーリーの密度といい、場面転換の鮮やかさといい、世阿弥の才能のみごとさを痛感しております。

小泉——「境界線」(分け目)という大切で深い概念が登場してきましたね。「生命」の本質にも、「複雑系科学」の本質にも関係することですが、これについてのお話し合いはこれまで以上に時間が必要になりそうです。またの機会を楽しみにいたしましょう。本日は、梅若猶彦さんの実体験にしっかりと裏打ちされた貴重なお話を伺うことができまして、本当に勉強になりました。

蛇足ですが、このように優れた芸術論・教育論が世に出たのは、まだ100年ほど前の明治42(1902)年であることも驚きです。旧大名家が所蔵していた古書類を安田善次郎(東大安田講堂寄附者・安田財閥当主)が引き取ったさいに、前年に『申楽談義』を刊行していた吉田東伍が、その古書類に「秘伝の写し」を見出し、ただちに『世阿弥16部集』として刊行したと言われています。さらに昭和になって、金春本の『拾玉得花』他計5部が世阿弥の真作として加えられました。

室町幕府が興った時代から500年間も秘されていたにもかかわらず、観阿弥・世阿弥の思想と方法論の真髄は脈々と伝承されてきました。特に『風姿花伝』が記されてから600年以上たった今、梅若さんの実体験をうかがって、その伝承を心から実感し感動しています。『風姿花伝』は英語にもいくつか翻訳されていますが、『拾玉得花』『九位』『却来花』、このように深く優れた日本文化が海外にもさらに発信され、また、その仲介役として脳科学がわずかでもお手伝いできれば、このうえない喜びです。本日は本当に有難うございました。

参考文献

★01——『風姿花伝』の引用は、栗山理一校注訳『日本古典文学全集51』(底本は吉田本、小学館　1973；表章訳『新編日本古典文学全集88』同　2001)による。また、『風姿花伝』『拾玉得花』『九位』ほか世阿弥21部は、小西甚一編訳『日本の思想8：世阿弥集』(筑摩書房　1970；『世阿弥能楽論集』同　2004)を主に参考とした。

★02——梅若猶彦『能楽への招待』岩波新書　2003.

★03——加藤周一「世阿弥の戦術または能楽論」『日本思想史体系　世阿弥・禅竹』岩波書店　1974.

★04——梅若万三郎『亀堂閑話』積善館　1938；玉川大学出版部　1997.

★05——梅若万三郎『万三郎芸談』積善館　1946.

★06——白洲正子『お能　老木の花』講談社学芸文庫　1993/2004.

intermezzo——#08

能楽師の脳内観賞 ……渡辺英寿

能楽師の梅若猶彦さんが、立ち姿勢のとき、「無我の境地」に入ることができるようになったとのこと。いつでも自分で自在に入ることができるようになったというのである。早速、その時脳がどのように活動しているのかを調べることとなった。研究室に来ていただき、光トポグラフィをかぶってもらい、「さあ、入りますよ！」 すると、前頭葉の前のほうがするすると血液量が低下してゆくではないか。それと同時に、耳の上のほうの運動野と呼ばれるあたりでは血液量が増してゆく。つまり、運動をしているときのような、形である。彼の頭の中では、いつでもさっと運動ができる「かまえ」ができているようだ[▶図01]。それを自然に体得したのではないか？ 体操などスポーツ選手が無我の境地で演技しているときは良いが、いったん邪念が湧くと体が上手く動かないようなことをしばしば耳にする。前頭葉は、スムーズな身体の運動を抑制するのではないか？ 無我の境地とはつまり前頭葉を鎮めることなのではない

▶図01——「無我の境地」に入った能楽師の脳血流の変化

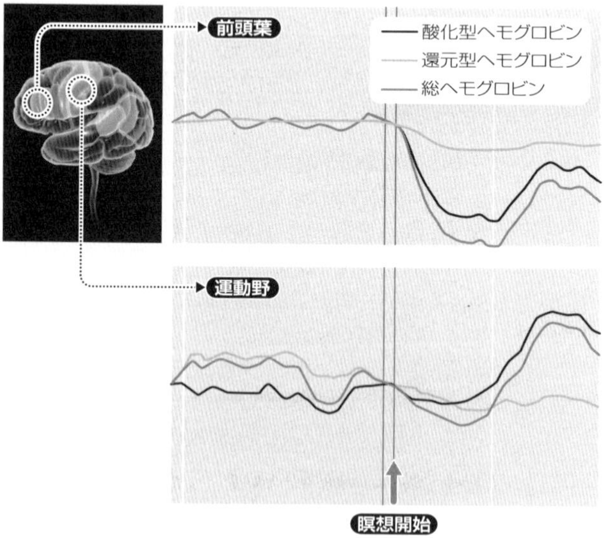

か？　このような疑問が湧いてきた。
その後、さまざまな、「無我の境地」あるいは「瞑想」を光トポグラフィで計測する機会を得た。
自分で禅の無我に入れる友人、患者をトランス状態に入れることで、緊張性の心理疾患を治療している催眠療法士などである。
まず、自分で禅に入れる友人。彼は私の高校時代のクラスメートで銀行員だが、自分でトレーニングして禅の瞑想ができるようになり、禅の本まで出版している。彼の説によると、頭の中で身近な雑事を順繰りに整理して消滅させてゆくと自然に瞑想状態になるらしい。このときを光トポグラフィで観察してみた。まず雑事の整理をしているときは前頭葉が活発に動いている。ところが瞑想に移行し始めると、急速に前頭葉の血液量が低下する。能の梅若氏の瞑想と同様である。
次に、催眠療法中の患者さんの脳を計測した。まず、患者さんを静かな部屋にいれ、光トポをかぶって安楽いすにリラックスして横たわってもらう。療法士は水車の回る音のようなリラクゼーションの音を聞かせながら、「さあ、目をつぶって……今からだんだん気持よくなってきますよー」と、そっと誘導を始める。するとやはり、突然前頭葉の血液量が低下するのである。計測波形を見つめているこちらも、「あ、いよいよ

▶図02――催眠療法でトランス状態に入った例

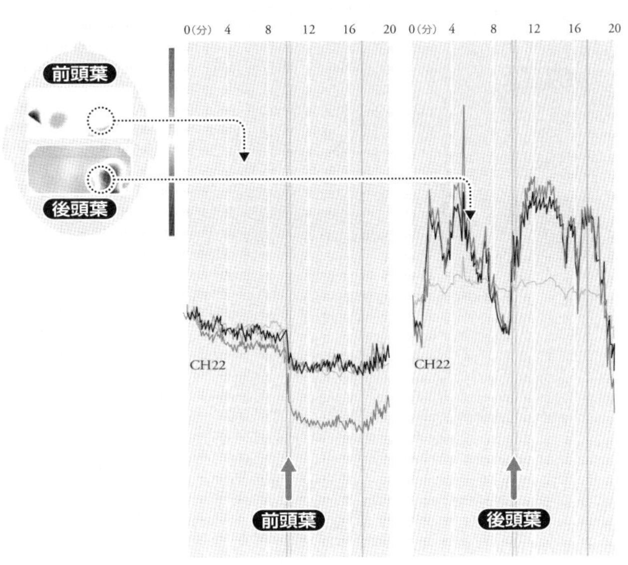

トランス状態に入ったな」とはっきり判るのである[▶**図02**]。ある時、「さあ、気持よくなってきますよ……」と導入が始まり、患者も目をつぶり、リラックスしているようす。しかし、前頭葉の血液量はまったく変わらずそのままである。変だな、今日はようすが違うぞ、とその時は結局、血液量は不変のまま終了した。終了後に今日の調子はどうでしたかときくと、「なんだか変に緊張して今日はまったく入れませんでした」との答え。やはり、前頭葉の血液量が変わらなかったのはトランス状態に入れなかったためであった[▶**図03**]。結局12回の催眠療法をモニターした。8回は催眠成功で、このときは毎回前頭葉の血液量は素早く低下した。しかし、4回は上手くトランスに入れなかったが、いずれも、血液量が変わらず、観察していて脇から察しがついたものである。トランス状態になると前頭葉の活動が沈静化することは間違いないことが分かった。

▶**図03**——催眠療法でうまくトランス状態に入れなかった例

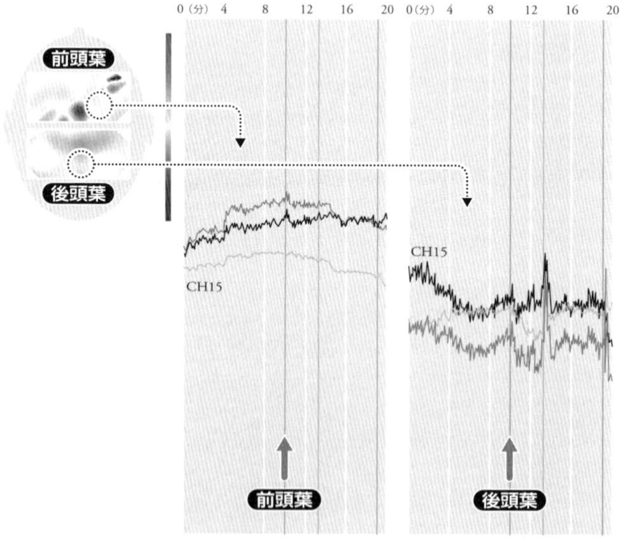

【究める】

7

脳科学と芸術の明日にむけて

小泉英明

◉

「科学」は人間が自然を
より深く知ろうとする
営みであり、
「芸術」は人間が作りだした
作品を通じて、
自然や生命への
感動を共有する営みとも
考えることができる。

はじめに

ローマ法王庁科学アカデミーは、「人間についての知識とは何か？」(What is our knowledge about the human being?)という会議を2006年に開催した。脳科学・人類学・哲学・科学史の専門家が、バチカン内のピウス4世夏の宮殿に招かれて、人間についての徹底的な議論を行った(Koizumi, 2007b)。多岐にわたるテーマの中でも、「美とは何か」そして「美の役割」についてなど、芸術論の基本にも通じる美の本質を、哲学者と科学者が虚心坦懐に話し合ったことは、生まれ来る新たな潮流を予感させるものであった。

「我思う、故に我あり」(*Cogito, ergo sum*)というよく知られたデカルト(René Descartes 1596-1650)の言葉がある。「考えること自体が自己の存在証明」であるということを哲学の根底に据えようとしたこの言葉は、意識の内と外との発見とも言える。デカルトは、考え続け

▶**図01**——脳構造の進化

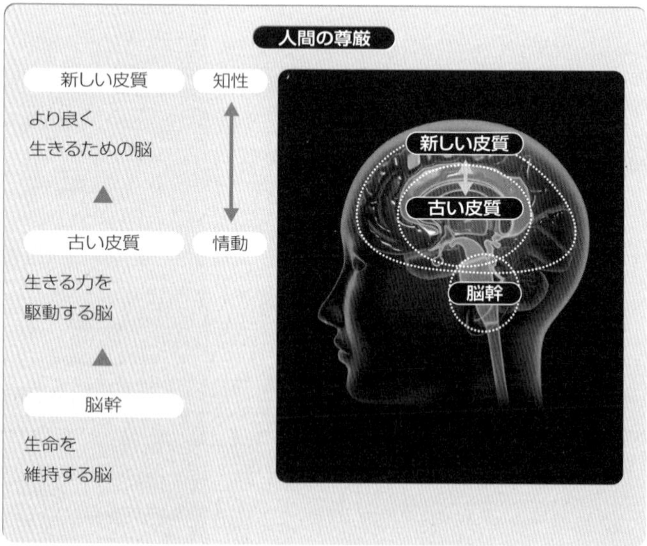

た末にこの言葉を発したが、最先端の脳科学は「意識の内と外の関係」にも新たな光をもたらしている。われわれの脳は、感覚器（5感）を通じて外部世界の情報を取り込むが、一度、要素に分解してから並列分散処理を行う。分業処理をした後に、分解した要素を統合して外部世界を脳内に再構築するのである。内に作られた世界が外の世界と一致するという保証はない。また、自己の記憶や経験から組み立てられる純粋な内部世界も脳内には存在する。このような脳内機構の上に芸術が生まれてくる。

さらに脳は、自己を取り巻く周囲環境からの情報のほかに、身体内部からのさまざまな情報を集めている。脳は身体から切り離された臓器ではなくて、周囲環境と内臓を含めた身体状態の情報を集積し、統合処理している。この「脳と身体性」の関係は、感性と知性の相互関係の上に成り立つ芸術の概念には極めて重要である。

古来、芸術理論は「美」との関連において論じられてきた。文豪トルストイ（Lev N. Tolstoi 1828-1910）は真摯な思索の果てに「芸術は、人間が造りだした作品を通じて素晴らしい感動を追体験させるものだ」との趣旨を結論した（Tolstoi, 1897）。自分の作品の一部を否定してまで考えた末の結論であり、発表直後から多くの批判もあったが、宗教観を別にして考えると脳科学と符合する点も多い。

「脳科学と芸術」（Brain-Science & the Arts）という新領域は、芸術の重要性を脳科学によって再び解き明かすとともに、芸術を通して脳の働き、つまりは人間自体をより深く知る試みでもある。さらに一歩を踏み出せば、「科学」は人間が自然をより深く知ろうとする営みであり、「芸術」は人間が作りだした作品を通じて、自然や生命への感動を共有する営みとも考えることができる。

この論考では、さらに、知・情・意を基盤として「感性と知性による協創」（Co-creation of Sensibility & Intelligence）という考え方を提出したい。「協創」とは、互いに衝突しつつも最後に協調・融解して生まれいずる創発を意味する。脳の古い皮質と新しい皮質の相克は、本能と理性の相克となるが、新旧の皮質が調和した志やパッションは

「感性」と「知性」の協創をもたらすのである。感性と知性の2つの要素から成立し、たとえて言えば、両者が光輝きながら上昇し、高温溶融して降り注いだ世界が芸術ではないだろうか。そこにはおのずと人間の尊厳と格調が現れる(Koizumi, 2008a, 2008b)。

芸術の基盤となる
脳を知る

進化による多層構造

「芸術とは何か」という問題に答えが見出しにくい背景には、人間の特異な脳構造があると思われる。図01に示すように、人間の脳は進化の歴史を一部に宿している。中心から外側へ向けて進化したが、中心部は爬虫類の脳とよく似た脳幹である。脳幹は、循環系や呼吸系の制御に携わり、生命を維持するための脳である。その周りを古い皮質(大脳辺縁系:limbic system)が取り巻いている。これは、食欲や性欲、そして意欲を司る本能の脳である。「快・不快」や「好き・嫌い」にも関係し、日本語で言う「感性」には欠かせない。古い皮質の周囲には、新しい皮質が最後に進化した。周囲環境によりよく適応するための脳であり、人間では思考・認識そして判断などの「知性」を司る脳である(MacLean, 1949)。

進化の歴史を宿す人間の脳

特に額の裏側に位置する前頭極(frontal pole: Brodmann's Area 10)は、現生人類(ホモ・サピエンス)が出現する段階で急激に進化し、われわれに最も近い種であるチンパンジーと比較しても、脳全体に占める体積比は約2倍である(Semendeferi, 2001)。約600万年前に分岐したチンパンジーとわれわれは、DNAの塩基配列から見ると1パーセント強しか違わない。それなのに、前頭前野、特に前頭極の進化の差は歴然としている。さらに、これらの3層構造の各層は密接に相互連携している。倫理的な行動においても新しい皮質の知性（理性）と、古い皮質の本能との相克がある（小泉, 2005b; Koizumi, 2007a）。芸術もやはり、特に古い皮質と新しい皮質の相互作用、すなわち「感性」と「知性」の相互作用から生まれる部分が大きい（Koizumi, 2008b）。

機能局在と側性（ラテラリティ）

人間の脳機能には古くから局在説と全体説があり、まだ、完全な決着はついていない。しかし、最新の脳科学では、完全な局在説も、あるいは完全な全体説も無理があることが分かりつつあり、両者が相互に補完する方向に動いている。

利き手の問題も、脳との関係は単純ではない。遺伝子が共通の一卵性双生児の場合にも、その3分の1程度は利き手が一致しない。したがって、利き手は遺伝子だけで決まるものではない。

一方、大脳半球の側性（laterality: 脳の形態的・機能的左右差）は確かに存在する。各部位の側性指標（laterality index: LI）を用いて詳細な研究が続けられているが、未だにその真の原因については明らかにされていない。言語を司る機能領野が左半球に偏る場合が多いことは、事実であるが、言語機能のすべてが片側の半球に偏在しているわけではない。左右の両半球は太い神経線維の束で結ばれており、また、片方の半球が反対半球に抑制をかけている場合があるなど、問題は複雑である。最近も、右脳と左脳の関係を真摯に研究してきたハーバード大学のガラバーダ（Geschwind & Galaburda, 1987）氏と深夜まで議論したことがあった。詰まるところ、ここ数年の脳科学の知見を含めても、側性の根拠と実態については、まだ、分からないことが多いのである。

数学の基礎に戻って側性を考えるのも、ひとつの方策ではないかと考えている。量には離散量と連続量がある。デジタル量とアナログ量に近い概念でもある。あるいは分析と総合、微視《ミクロ》と巨視《マクロ》、微分と積分にも通じるものがある。脳が情報を処理するさいに、離散量と連続量の差を考えてみる。例えば、言語というのは文節、すなわち連続音を切ることから始まった。全体を部分に分割して、その分割された要素を構造化して情報を託すのである。この処理は左半球に局在化されている場合が多いようである。一方、旋律《メロディ》やフレーズの場合は音の繋がりであり右半球で処理されることが多い。分割された空間と連続した空間の場合でも同様であろう。確かに音楽と情動の関係は深いが、情動を主として司る辺縁系からの大脳新皮質への投射が側性を持つか否かについては、今後の研究を待たねばならない。

古い皮質と新しい皮質への神経接続

神経線維の投射は解剖学的に明らかにされているが、実際に神経活動がどのように行われているかは、未だ十分に明らかにはされていない。しかし、非侵襲高次脳機能描画(機能領野が活性化するありさまの観察)や、テンソル描画(神経線維の走行方向や接続の観察)によって神経線維の連結性(connectivity)が明らかにされようとしている。解剖学的な知見を含めて現在知られている古い皮質と新しい皮質の間の神経連結には次のものがある。芸術活動にも関係深いと予測される神経接続は、まず、大脳辺縁系の扁桃体(amygdala)付近と大脳前頭前野(prefrontal cortex)を、帯状回(cingulate gyrus)を経て連結するものがある。これは帯状束(cingulum)と呼ばれる。さらに側頭葉尖端部(側頭極:temporal pole)と、やはり前頭葉下方の眼窩野(orbital cortex)を結ぶ鈎状束(uncinate fasciculus)と呼ばれる神経線維の束がある。最近の研究でも、帯状回の前部には、種々の情動活動や感情にともなって活性化する部位が見つかっているし、脳全体の指令塔である前頭前野に情動の信号が投射されているのは、理に適っていると考えられる。また、帯状回には以前から「注意」に関係して活性化する部位が見つかっている(Posner, 1994)。眼窩野に情動に依拠する新たな「注意」機構があるらしいことも、最近になって研究されている。

そのほかに大脳の左右半球を結ぶ神経の太い束である脳梁(corpus

callosum)と前交連(anterior commissure)がある。解剖学的にも、左右の大脳半球は太く結ばれており、また、互いの情報も密接に交換されている。芸術には分析的知性と総合的知性の双方が不可欠であるが、この両者は脳梁・前交連で連結されていると同時に、前頭前野で統合されている可能性がある。

芸術では、分析的知性と総合的知性を常時双方向的に扱うことが求められる。分析的知性は言語・論理に代表される微視的・離散的な方向性を持ち、総合的な知性は、格調にみられる巨視的・連続的な方向性を持つ。「音楽は流れる建築、建築は凍れる音楽」と言われることもある。もちろん必要十分条件ではないが、時間と空間の本質に触れた一般論であるため、古代ギリシャから近世まで多くの哲学者や詩人が類似の発言をしたようだ。格調をもった芸術音楽には知的な構造が必要である。卓越した技巧を持ちながらも構築感が脆弱で、そのときどきの感情にのめり込む場合は、知的要素に乏しい芸術となる可能性がある。脳における時間・空間処理の連関は、これからの脳科学で解明する重要課題に含まれるだろう。

情動の座

現在の脳科学の進展はめざましく、情動(emotion)分野の基礎となるような知見も得られるようになってきた。動物の行動の基本は「快・不快」であるが、これは生存に有利な方向を選択するための指標でもある。食の快楽は生きるための報酬であり、性の快楽も子孫を残すための報酬でもある。そして、これらの「快・不快」や「報酬」には、古い皮質(旧皮質+古皮質=辺縁皮質)に扁桃体(amygdala)や海馬(hyppocampus)などを加えた大脳辺縁系が主たる働きを担っていることがわかってきた。サルの実験から、前述の前頭眼窩野に報酬系があって、神経伝達物質のドーパミンが関係していることが明かされている。最近では、非侵襲脳機能描画法によって人間の脳機能を安全に観察できるようになり、この報酬系の研究もさかんになってきた(Schultz, 2004,

前頭眼窩野と報酬系

2006)。

サルの場合の報酬は、ジュースや果物であるが、人間の実験の場合には主として通貨が用いられている。実社会での人間の報酬にはさまざまなケースが考えられるが、例えば、名誉や地位なども代表的な報酬であろう。最近では、短期的に予測される報酬と長期的に予測される報酬で活性化する脳内部位が異なることも報告された(Tanaka, 2007)。すなわち、衝動に駆られて目先の欲しいものにすぐ手を出すか、あるいは先憂後楽を選ぶかの判断にも関係する。さらに「美」を感じるさいには、この報酬系の一部も活性化することが見出された(Kawabata, 2004)。

美は報酬系を活性化する

これらは「快・不快」と同じく、「美」が生存に望ましい方向を指し示す羅針盤の役目をしていることを示唆している。また、愛に関する脳内部位の研究も開始されており、すでに「母性愛」と「恋愛」の場合では、脳内の機能領野がそれぞれ異なるという知見も発表された(Bartels, 2004; Zeki, 2007)。一方、黄金分割をなぜ美しいと感じるかについての脳研究も始まった(Di Dio, 2007)。さらなる研究が期待される分野である。

並列分散処理と意識

芸術は、心の深いところから湧きでるものが根底にあるので、科学の視座から再考するさいに、「意識」そして「意識下」(under-consciousness であり non-consciousnessではない)との関係を考えることも必要となる。西田幾多郎(1870-1945)の論考の筋道も、「精神科学の根本概念を明らかにする」として、まず「意識」を論じ(西田, 1920)、次に「芸術」並びに「道徳」(西田, 1923)へと進んでいる。哲学では、思考作業を進めるのに意識自体が直接関係している。そのために「意識を意識する意識」(一段高い意識：meta-consciousness)の関係が生じて問題は複雑である。科学の場合は、意識を脳の機能として客観的に捉えられる可能性があるので、哲学とは異なったアプローチができるかも知れない。意識と意識下の関係を脳科学からみると次のようになる。
コンピュータは電線(金属線)の中を流れる電子によって情報を伝達する。電子が伝える情報は1秒間に地球を7回り半もする光速に近い速度で電線内を走る。また、最近よく使われる光ファイバーは、光子を使っているので、光速で情報を伝播する。一方、神経は、情報伝達の手段に膜電位の伝播を使って進化してきた。そのために電子や光子と比較すると情報伝達の速度は極めて遅い。有髄神経の場合でも、たかだか1秒間に100m程度である。そのかわりに、天文学的な数の神経間接続(シナプス)を造ってたくさんの神経回路を形成し、分業、すなわち並列分散処理を行う。
例えば、視覚の場合、網膜から外側膝状体を通って第1次視覚野に投射される。ここからは線分・動き・色などの諸要素に分解されて脳の別々の部位で並列分散処理された後、再度、諸要素は統合されて像が意識に現れるのである。途中は分業で同時処理されるために意識に上ってはこない。多くの脳内情報処理は、並列分散処理でありその途中過程は意識下にあり認識されない。分散処理後に逐次処理となって初めて意識に上るのである。芸術ではこの意識下の過程がとても大切になってくる。美術史に残ってきた種々の抽象絵画も、線分・色・動きと、視覚を分解して同時並列処理をする意識下の過程を現している可能性がある。以前、美術評論の方から、ピカソのモデルに実際会った人は、抽象的に描かれた人物像がモデルにそっくりだと感じると聞いたことがあった。
「知性」は、脳内で並列分散処理が終わったあとの逐次処理に現れる意識に基づいた脳活動が主である。一方、「感性」は意識下の並列分散処理過程の状態に関係する脳活動が主である。

感性と知性の協創

「感性」(Sinnlichkeit, sensibility)の脳科学はまだ緒についたばかりといってよい。最近の脳科学では、古い皮質と新しい皮質を繋ぐ具体的な神経回路に関心が収束してきている。1937年に発表されたペーペッツの情動回路(Papez circuit)は、早くから大脳辺縁系と情動の関係を示唆した(Papez, 1937)。極めて先駆的な知見であり、今から見れば問題点もあるが、最近は人間の非侵襲脳機能描画法(non-invasive brain-function imaging)によってより確かな研究が進みつつある。主として機能的磁気共鳴描画法(functional magnetic resonance imaging: fMRI)によって帯状回や島皮質(insular cortex)の働きが明らかにされてきた。島皮質は、側頭葉の内側の大脳皮質であるが、大脳基底核群と大脳新皮質からの神経投射があり、両者を結ぶものとして極めて興味深い。前述の時間感覚を伴う報酬の予測機能に関与することや、この部位に体内の各部署の状態を表す神経投射が集まっていることが明かされつつあり、芸術との繋がりはさらに深くなることが推察される。

島皮質と芸術

このあたりの議論はダマジオ夫妻(Antonio & Hanna Damasios)とも続けているが、氏の“The feeling of what happens”の考え方は、近い将来に芸術論に結び付くだろう(Damasio, 1999, 2003)。

感じる脳・
考える脳を観る

症例の剖検にはじまる

人間の脳科学は19世紀に「症例の脳地図」からはじまった。ブローカ(Paul Broca 1824-80)はフランスの神経内科医・外科医で自然人類学者であったが、発話に関係する運動性言語中枢が左前頭葉にあることを症例の剖検から見出した。さらに、ウェルニケ(Carl Wernicke 1848-1905)は言葉の理解に関係する感覚性言語中枢が左側頭葉と左後頭葉の境目(上側頭回・角回)あたりにあることを見出した。このような機能局在は戦時下の脳損傷からも研究されたが、近年、剖検(autopsy: 解剖検査)によらずに非侵襲脳機能描画によって研究が可能になった。すでに応用論文を先に紹介したように、感じる脳、そして考える脳に関して、生きたままの人間の脳の活性化部位を直接観察できるようになってきた。

感じる脳·考える脳の機能計測

感じる脳、そして考える脳を直接観てみたいと思ったのは、1980年代に磁気共鳴描画装置(magnetic resonance imaging: MRI)を開発していた頃であった。1992年には日立中央研究所で開発したいわゆる超高速磁気共鳴描画(echo-planar imaging: EPI)を用いることにより、身体を動かすことを想像しているだけで、脳の運動前野が活性化することを観察することに成功した(山本, 1992; 高橋, 1994)。(これは考えるだけで機器を制御する非侵襲的なブレイン・マシン・インターフェイス(brain-machine interface: BMI)の基本原理でもある(Koizumi, 2005c, 2007c; Utsugi, 2007))。この装置を用いて東京大学医学部教授の宮下保司氏そして助手の酒井邦嘉氏(現在、教養学部准教授)らと共同研究を行った。その結果、色のついた残像を感じているさいに、大脳紡錘状回の色を処理する部位が活性化することを見出した(Sakai, 1995)。

この結果は色に関する脳内処理機構の一部を明らかにした意義もあるが、同時に、主観的現象(残像)を客観的に観測した例として特筆される(小泉, 1995)。最近、酒井氏らは、歌を聴いているさいに、音程は右の脳で、言葉は左の脳で別々の処理している証拠を見出した(Yasui, 2008)。後述するように、これらの結果は「感性」と「知性」の協創である芸術の本質を考える上でも重要である。

脳の芸術活動を観る装置

非侵襲脳機能描画には、MRIや機能的MRI(fMRI)のほかに、脳磁図(magneto-encephalography: MEG)、近赤外光トポグラフィ(near-infrared optical topography: NIR-OT)などがあり、日立の諸研究所では広く連携してこれらの開発を続けてきた(Sekihara, 1994; Maki, 1995)。特に近赤外光トポグラフィは「脳科学と芸術」、そして脳科学と人文学・社会科学を架橋・融合するうえで、特に重要であると考えている。その理由は、この方法論自体が安全・無害であることと、ほとんど半導体による部品で構成できるからである。近赤外レーザや光検出器、そしてデータ処理装置が主な構成要素であるが、どれもが半導体デバイスであり、将来は集積化が可能と考えている。最近、日立基礎研究所で開発した携帯型のウエアラブル光トポグラフィ(wearable optical topography: WOT)は、22点計測の装置で全重量はわずかに1kg。身体に装着して計測結果を無線で送る。すでに、ソプラノ二重唱と伴奏ピアニストの三者の演奏中の脳活動を同時に捉えている。

生きた人間の脳で神経線維の走行を仔細に調べるには、超高磁場のMRIが必要であるが、フランスに竣工した新研究所では、約12テスラという世界最高磁場のMRI(パルスシーケンスでfMRIとしても機能)が数年後に稼動をはじめようとしている。世界最高磁場のMRI装置と、演奏中や創作中の脳活動を計れる世界最初のウエアラブル光トポグラフィが連携することによって、脳科学の視座からの芸術研究をはじめることが可能になると期待される。

ALS患者の感動と自律神経系

筋萎縮性側索硬化症(Amyotrophic lateral sclerosis: ALS)の患者さんの脳機能を、配偶者と主治医の許可を得て、光トポグラフィで計らせていただいたことがある。ALSは英国の天文学者ホーキング(Stephen Hawking 1942-)博士で知られる疾病であるが、脳から筋肉を支配する神経が信号を伝えられなくなる。筋肉が使えないと、声も出せないし、身振りやキーボードを叩くこともできない。進行すると完全な拘禁(Locked-in)状態になって外からは植物状態にしか見えなくなる。しかし、聴覚系は筋肉を必要としないので、こちらの話すことは理解できる可能性が高い。

最初に行った実験では、まず、音声による質問をした。回答がYes(はい)の場合には、例えば右手を握る運動を繰り返すことを想像してもらい、回答がNo（いいえ）の場合には何も想像しないようにしてもらう。運動神経は交叉しているので、右手を握る運動を想像すると左半球の運動前野が活性化する。想像しなければ脳に活動は起こらない。この方法を使って、世界で初めて拘禁状態のALS患者の方とコミュニケーションをとることに成功した。拘禁状態になってすでに2年半が経過していたが、ほぼ完全に近い意識があることが発見されたのであった（Koizumi, 2005c）。（最近ではこの方法を発展させて、考えただけで鉄道模型を発進させたり停止させたりすることも原理的に可能となった（Utsugi, 2007; Koizumi, 2007c））。

ALS患者の脳活動

実際に言葉を発するように想像してもらうと、大脳の左半球のブローカ野が活性化した。言葉を聴いてもらうと、やはり大脳左半球のウェルニケ野が活性化した。言語に関する左半球の局在は顕著であった。旋律の綺麗な音楽を聴くと右半球が強く活性化した。ALS患者の方の光トポグラフィ信号は、人工呼吸器を付けていることもあって、雑音や偽像が少なく典型的なデータとなる。もちろん、健常者でもこの結果は変わらない。確かに一般的には音楽の反応は右半球に顕著である。（前述したように最近の研究例でも、歌を唄うさいに、言葉を間違えると聴き手の左半球が働き、音程を間違えると聴き手の右半球が働くことが報告された（Yasui, 2008））。

その日、すべてのテストを終えて玄関を出ようとしていると、患者さんに付き添われていたご家族が飛んで来られた。「ちょっと見てやって下さい。顔が紅潮しています」。引き返してお顔を拝見すると、ほんのりと赤みが指して、確かに上気していた。「こんなことは初めてです。意識があることを分かってもらえて、深く感動しているにちがいありません」と言われる。確かに、2年半の長きにわたって、ご家族と一切の意志疎通ができなかったのだ。今日、ご家族と再び心を通わすことができたこと、そして自分は意識があることを知ってもらった感動は、どれだけ大きく、どれだけ強いものであったろう。感動で顔を紅潮させる自律神経系は、ALSの場合でも正常に機能していたのである。

芸術とは
何か

深く大きな課題

「芸術」という概念が、言葉として現れたのはルネサンス(14-16世紀)といわれている。英語のartに芸術の意味が現れたのは、1620年とされる(寺澤,1997)。英語のartの語源は、古代ラテン語のars/artemであるが、もともとは「技術」を指すものであったらしい。わが国でも江戸時代に佐久間象山(1811-64)が「東洋道徳・西洋芸術」と唱えたが、この「芸術」は西洋の先進技術の意味であった。よく知られているように、知性的認識の学である論理学(logic)に対して、感性的認識の学として美学(aesthetic)を1735年に提示したのは、バウムガルテン(Alexander G. Baumgarten 1714-62)である。芸術の理論に美学を据える時期もあったが、包括的な芸術理論として、美学に対立的かつ並立的に提示されたのが、デッソアール(Max Dessoir 1867-1947)らによる「一般芸術学」((allgemeine) Kunstwissenschaft)であり、1906 年のことであった。この議論はいまだに定着しておらず、また、同義の英語も存在していないようである。このあたりについては、西田幾多郎(前述および後述)の論考も興味深い。芸術は、物質・生命の進化のなかで人間が最後に獲得したものではないかと私は考えている(小泉, 2006; Koizumi, 2007b, 2008b)。

真摯な芸術家

芸術とは何かを想うたびにいつも心に浮かぶことがある。30年近く前に、レスリー・チャバイ氏、ミハエル・ハイドウ氏らと、アスペン高原(北米ロッキー山脈)で過ごした日々のことである。チャバイ(Leslie Chabay 1907-89)氏は、ナチスからスイス経由で逃れて、米国に亡命したメトロポリタン歌劇場の歌手である。ベラ・バルトークの子息がプロデュースしたシューベルトの「冬の旅」で、ディスク大賞に輝いたこともあった。また、子息のイラン・チャバイ（科学者）氏は親友でもあり、プレゼントされたリヒャルト・シュトラウス（Richard G. Strauss 1864-1949）と並んだチャバイ氏の写真は、今でも私の手元にある。ピアニスト・作曲家のハイドウ氏はフランツ・リストの曾孫の直弟子である。

晴れた日には、一緒に鱒釣りにでかけた。渓流沿いの小道を歩きながらチャバイ氏がシューベルトの「鱒」の旋律を口ずさむと、すかさずハイドウ氏がピアノパートを口ずさむ。私を振り返って「この漁師は鱒をペテンにかける悪《ワル》なんだ……」と、さらにおどけて歌った。

ある日、皆で音楽を楽しもうということになってピアノのあるお宅にお邪魔し、チャバイ氏もピアノの傍らに立った。氏はその頃、パーキンソン病の症状があって、声のコントロールが必ずしも自由にならなかった。曲の頂点を形づくる大きなフレーズの途中で、突然、歌声が止まった。ピアノも止まって部屋中が凍りついた。「ごめんなさい……もう一度やらせてください」と氏は再び最初から歌い始めた。より激しく鬼気迫るものがあったが……同じことが再び起こった。それでも、氏は決して安易な歌い方をとらずに、何度も最初からやり直しては挫折を繰り返した。「……これ以上は皆さんにご迷惑だ……」と肩を落として椅子に倒れ込んだ。私は涙が止まらなかった。芸術にこれほど真摯に向き合っている瞬間に、居合わせたことがあっただろうか。

芸術の魔力

芸術に内在する力は極めて大きい。ときには諸刃の刃ともなる。古代ギリシャの哲学者たちが、現在の芸術に繋がる概念に批判的であったのも、根源的な力を直観的に危惧していた可能性がある（Murdoc, 1977）。ソクラテス（Sokrates BC470-399）・プラトン（Platon BC428-348）・アリストテレス（Aristoteles BC384-322）、そしてキリスト教神学に繋がるアウグスティヌス（Aurelius Augustinus 354-430）への流れは、動物的な本能を危険視した。心を揺さぶるような強い情動は、鍛錬と理性によって檻に閉じ込めておく必要を感じていた節がある。
古代ギリシャでは、現在の芸術という概念が明確でなく、建築・彫刻・絵画・音楽・詩などは、技術あるいは技芸と考えられていたようである。方法論としては、「模倣」という概念も重視されていた。彫刻の最高傑作のひとつとされるミロのヴィーナス(BC130年頃の作らしい)も、ある意味では人間の美しさを模倣したものだと言えるかも知れない。この点については脳科学の視点(ミラー・ニューロン系)から研究が進みつつある(Iaroboboni, 1999)。
古来、軍隊には士気を高揚させる軍楽隊が必須である。日本でも陣太鼓の歴史は古い。また、一方で作曲家ショスタコーヴィチ(Dmitrii D. Shostakovich 1906-75)が体制批判を密かに作品に塗り込めたり、体制批判を露にした小説家ソルジェニーツィン(Aleksandr I. Solzhenitsyn 1918-2008)を、わが身を捨てて支援した芸術家たちの活動も近代史に残っている。時に政治体制を左右する底力をもつのも芸術である。

脳と芸術の関係

芸術学や美学の分野で論争されてきたことを脳の視座から見ていくと、論点が整理できる可能性がある。芸術は「感性と知性の協創」(Co-creation of Sensibility & Intelligence)と前述したが、それには情動・記憶回路と思考・判断回路の相互作用が基盤となっている。図02に脳と芸術の関係を試案として纏めた。まず、芸術活動に感性的要素と知性的要素は必須の構成要件であると考える。感性的要素には、大脳辺縁系に重なる古い皮質の働きが必須であり、知性的要素には大脳新皮質の働きが必須である。重要なのは感性と知性の相互作用である。対立的かつ並立的に両者は作用しあって昇華し芸術の姿に結晶する。知的要素の中に分析処理と総合処理の両者が、大脳新皮質の作用として考えられる。大脳左右半球のラテラリティについては、左半球が分析

感性と知性の協創

的・離散的で右半球が総合的・連続的な傾向がある。図02に示すように、感性要素が強い芸術と、知性要素が強い芸術が存在する。時代とともに一方への傾斜が強まることもあるし、それが振り子のように変化することもある。また、一人の芸術家の脳の中でも揺れ動くこともあり、それは創作中や演奏中にも起こりうる。

最古のオペラ(オラトリオ)といわれるのはカバリエリ(Emilio De'Cabalieri 1550頃-1602)の「魂と肉体の劇」(Rappresentazione di Anima e di Corpo, 1600)であるが、魂と肉体が互いに反発しつつ昇華して一体となる筋である(オペラ生誕400周年と新国立劇場開館が重なった折に、日本でも東

▶図02——芸術の構造

芸術の構造は「感性と知性の協創」(Co-creation of Sensibility & Intelligence)によって形成される。「感性」は脳の深部(古い皮質)に関係し、「知性」は最後に進化した脳の浅部(新しい皮質)に関係する。特に、大脳左右半球の新しい皮質は、芸術を構築する知性の働きを分担している。芸術は時代の変遷の中で、あるいは芸術家個人の中で、中心軸の近傍を揺れ動く。 現代芸術の一部には、知性的要素に偏り、感性要素の薄いものも散見されるが、これらは分散の端に位置づけられる。一方、感性的要素が極めて強いものは、分散の他方の端に位置づけられるが、プラトンが危惧した危険性を孕む場合もある。

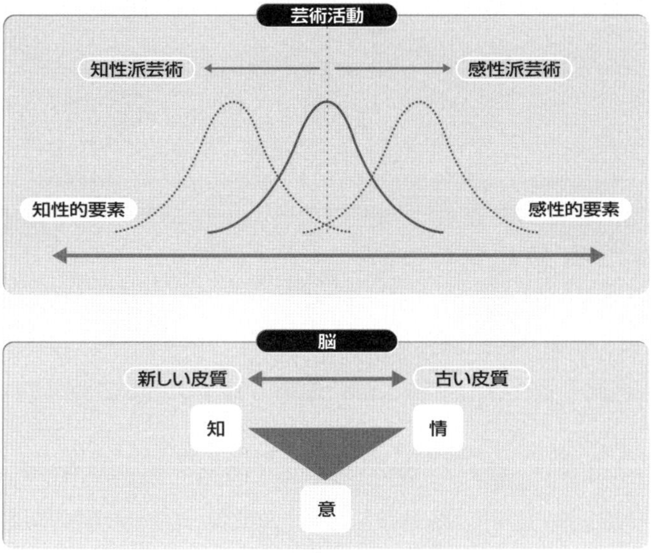

京室内歌劇場によって初演された)。この関係は古くから言われる「知・情・意」の関係とも符合する。特に、このオペラは哲学的主題を掲げ、脳の知性を扱う領野に深く関連する。また、オペラは総合芸術とされるが、必ず言語が重要な役割を果たすので、いわゆる言語野の活動は不可欠である。先に述べたように、歌の場合は左脳の言語野と、その対側にある右脳の音楽野の両者が同時に活動するので、わかりやすい知性と感性の協奏となる。人間の聴覚は十分に進化しているが発声器官は進化途上である。マリア・カラスが発声を学んでいた鳴禽類(songbirds)と違って、楽器や言葉の助けが必要である。言葉のない歌はヴォカリーズ(vocalise)であるが、より深い感性と確かな技巧が要求される。多くの作曲家がそれぞれ数少ないヴォカリーズを遺していることも、脳科学から見て興味深い。
知性は「知」に対応し、感性は「情」に対応する。そして「意」は両者が統合されて行動するための意思である。さらに、感性と知性が融合するところに深い愛が生まれると感じているのは、現在、最高峰の声楽家・オペラ歌手の一人であるオブラズツォワ(Elena Obraztsova)氏である。

明日に向けて

日本の実情

科学技術を基盤にした文明が急激に敷衍した現在にあって、一度、冷静に人間の向かう明日を考える必要が生じている。科学技術が国力の決め手とされ、科学技術者の養成のために知育が重要視されている。
身近な具体例で言えば、義務教育では「知育」の代表である数学・国語など主要5教科に力が入り、音楽・図工などの芸術科目の時間数は漸減する傾向にある。それで本当に良いのだろうか。この傾向の背景には、経済協力開発機構(OECD)が行った「学習到達度調査」(Program for International Student Assessment: PISA)の日本の順位低下がある。そのために、まだ評価が終わっていない「総合学習」の時間の一部を削って、主要5教科へ割り当てる方針も決定された。しかしながら、他の調査も含めて俯瞰すると、本当に憂慮すべきは、生徒たちに蔓延する極端な学習意欲や興味の低下のほうである。

「知育」偏重傾向への疑問

最初に述べたように、最も後から進化した新しい皮質は知性の座であり、知識や技能を司る。しかし、意欲や志《こころざし》、そして情熱《パッション》は、古い皮質(辺縁系)が中心となる。意欲や志が無ければ、何も始まらない。

芸術と権威

芸術は本来、時に危険視されるほど、心を揺さぶる強い力を持っている。芸術科目が、本来の強い力を出し切れていないとするならば、今一度、初心に立ち戻って芸術とは何か、そして何のために進化の過程で人間が獲得したのかを考えてみる必要があるだろう。

芸術は感性と知性が相俟って昇華・融合したものであるから、時には主観的でもある。主観的であるが故に、権威主義に陥りやすい。かつての「永仁の壷事件」がそうである。作品の成分分析の結果と、加藤唐九郎(1898-1985)氏が「自分で作った」と言い切るまで、東京国立博物館が買い上げた重要文化財(国宝)を、多くの権威者が贋作とは見抜けなかった(あるいは口に出せなかった)。

日本を代表する作曲家のひとりであった伊福部昭(1914-2006)氏も、最初に海外コンクールに応募したさいには、基本を習っていない人が作曲したものを海外に出すのは恥ずかしいと、国内の権威から強く反対されたと聞く。しかし、応募した結果は最優秀と評価されて道が拓けた(名著『管絃楽法』は2008年3月に復刻)。20世紀最大の傑作とされるストラヴィンスキー(Igor F. Stravinskii 1882-1971)の「春の祭典」(バレー音楽、1913)も、初演時には怒号で音が聞こえなくなり、ニジンスキーが舞台袖からダンサーに拍子を合図せねばならなかったという事件が知られている。
芸術は、常に新たなパラダイム創造への挑戦でもある。その真の担い手は、組織に頼って活動するような人々からは遠い距離にいる。後世に作品を残した多くの芸術家は孤独であった。よく言われるように、ゴッホ(Vincent W. van Gogh 1853-90)は生きている間に1枚の絵も売れなかった。そして唯一と思えた理解者から世の中への迎合を薦められて、自らの命を絶ったとされる。程度の差こそあれ、現在もこの基本構造は変わっていない。
文明や利便性、とりわけ権威主義は感性と知性を排他する。また、技巧で隠蔽した感性や知性に乏しい演奏は、本来の芸術ではないはずである。真摯な、そして若く才能に溢れた芸術家たちが、どうしたら生き生きと芸術活動を推し進められるだろうか。まずは、孤独な芸術家をしっかりと支える芸術評論・芸術ジャーナリズムの復権を心から期待したいと思う。私たち科学者も微力ながら、心ある芸術家へのお手伝いを根気よく続けていきたい。

終わりに

ともすれば科学技術や文明一辺倒に向かいつつある現代において、芸術の意義を再考する必要性が強く感じられる。そのためにも得心の行く「芸術」概念の理解が必要であろう。芸術の本質を知るために活動する芸術家も多いし、また、芸術は常に実験だとする芸術家もおられる。しかし、生命進化や脳科学の視座から芸術を観ることも重要である。そこで「脳科学と芸術」(Brain-Science & the Arts)というひとつの研究領域を提案した。今までにも「脳科学と教育」「脳科学と社会」「脳科学と倫理」「脳科学と経済」「脳化学と社会規範」など、「脳科学＋人文学・社会科学」(Brain-Science & XYZ)という研究を鋭意推進してきた(小泉, 2001, 2005a, 2005b, 2006a, 2006b; Koizumi, 2004,

2007a, 2007c, 2008a, 2008c)。この領域命名法にはひとつの思い入れがある。そこには、脳科学を深く掘り下げると同時に、脳科学から人文学・社会科学の分野の本質を再考し、かつ、両者を架橋・融合する意図を含ませている(Koizumi, 2007a)。これは漢語での熟語の造り方と類似している。

欧米でも、ほぼ時を同じくしてこれらの研究が進みつつあるが、新領域の命名法としては、Neuro-ethics, Neuro-economic などが多い。Neuro-science やNeuro-psychology などを踏襲しているためと思われるが、この命名法から上記の熟語類似の意味や新概念は生じない。あくまで、神経科学をある領域に応用したという、一方通行の概念しかNeuro-XYZでは表現できないからである。熟語に近い概念併記の命名法は、前述の西田幾多郎が論文の表題に多用していることに最近気づいた。「美と善」「真と美」「芸術と道徳」など枚挙に暇がない。西田は『芸術と道徳』の冒頭にて、「此書は〈意識の問題〉に於いて述べた考を基礎として、芸術及び道徳の世界の成立とその相互の関係とを論じたものである」と述べているが(西田, 1923)、これは「脳科学と芸術」と「脳科学と倫理」を併合した考え方に極めて近いものがあり、先人の慧眼に脱帽の感がある。

冒頭に述べた2007年の会議の以前に、ローマ法王庁科学アカデミーは、ヨハネ・パウロ2世の下、創立400周年の記念式典と記念シンポジウムを2003年に行った。そのさいの記念テーマは、Mind, Brain, and Educationであり、概念併記の方法が取られた(Koizumi, 2008a)。このテーマによる国際学会が2004年に発足し、また、同名の学術誌が英国Blackwell社から2007年に創刊された(Fischer, 2007)。本原稿の印刷間際(2008年2月)に、この学術誌*Journal of Mind, Brain, and Education*が米国出版協会(AAP)のThe Best New Journal Award を受賞した。この賞は、自然科学・技術と人文学・社会科学のそれぞれについて、前年に出版された世界の最も優れた学術誌(1件)に贈られる。特に今回は人文学・社会科学部門で選出されたことに意義を感じている。創立編集長のハーバード大学教授フィッシャー(Kurt Fischer)氏をはじめとする方々の大変なご尽力の賜物である。浅学菲才ながら創立副編集長を務める私も大変嬉しく感じているが、この事実は、領域架橋時代の曙光を象徴しているようにも思える。「脳科学と芸術」(Brain-Science & the Arts)もやがて一般的な術語となることを祈念しつつ、この最終章を終えたい。

領域架橋時代の曙光

参考文献

★01——Bartels, A. and Zeki, S.(2004). The neural correlates of maternal and romantic love. *Neuroimage,* 21, 1155-1166.

★02——Damasio, A.(1999). *The Feeling of What Happens: Body, Emotion and the Making of Consciousness.* Heinemann, London.『無意識の脳・自己意識の脳』田中三彦訳、講談社 2003.

★03——Damasio, A.(2003). *Looking for Spinoza: Joy, Sorrow, and the Feeling Brain.*『感じる脳』田中三彦訳、ダイヤモンド社 2005.

★04——Di Dio, C., Macaluso, E., and Rizzolatti, G.(2007). The Golden Beauty: Brain response to classical and Renaissance sculptures. *PLoSONE,* II, el201.

★05——Fischer, K., Daniel, D., Immordino-Yang, H., Stern, E., Battro, A., and Koizumi, H.(2007). Why Mind, Brain, and Education? Why Now?, *J. Mind, Brain, & Education(MBE),* 1, 1-2.

★06——Gardner, H.(1982). *Art, Mind and Brain: a cognitive approach to creativity*, Basic Books, Jackson.『芸術、精神そして頭脳:創造性はどこから生まれるか』中瀬律久+森島慧訳、黎明書房 1991.

★07——Geschwind, N. and Galaburda A.M.(1987). *Cerebral Lateralization: Biological Mechanisms, Associations, and Pathology.* The MIT Press, Cambridge.『右脳と左脳』品川嘉也訳、東京化学同人 1990.

★08——Iarobotoni, M., Woods, R. P., Barass, M., Bakkering, H., Mazziotta, J. C., Rizzolatti, G.(1999). Cortical mechanism of human imitation. *Science,* 286, 2526-2528.

★09——伊福部昭(1951).『音楽入門:鑑賞者の立場』現代文化振興會(復刻版:全音楽譜出版 2003).

★10——Koenigs, M., Young, L., Adolphs, R., Tranel, D., Cushman, F., Hauser, M., Damasio, A.(2007). Damage to the prefrontal cortex increases utilitarian moral judgments. *Nature,* 446, 865-866.

★11——Kawabata, H. and Zeki, S.(2004). Neural correlates of beauty. *Journal of Neurophysiology,* 91, 1699-1705.

★12——Koizumi, H.(1994). Analytical Science as a new paradigm of analytical methodology. *Seizon & Life Sci.,* 5, 393-407.

★13——小泉英明(1995).「〈脳と心〉の分析科学:自然科学と人文科学の融合」『ぶんせき』1995/12, 974-979.

★14——小泉英明編著(2001).『育つ・学ぶ・癒す　脳図鑑21』工作舎.

★15——Koizumi, H.(2004). The Concept of 'Developing the Brain': a new natural science for learning and education, *Brain & Development,* 26, 434-441.

★16——小泉英明(2005a).『脳は出会いで育つ:「脳科学と教育」入門』青灯社.

★17――小泉英明(2005b).「脳科学の進歩:〈脳を見る〉もの自ら倫理問う」『朝日新聞』7月11日付け夕刊.

★18――Koizumi, H., Maki, A., Yamamoto, T., Sato, H., Yamamoto, Y., and Kawaguchi, H.(2005c). Non-invasive brain-function imaging by optical topography, *Trends Anal Chem,* 24 147-156.

★19――小泉英明(2006a).「脳科学研究における生命倫理の意味するところ」『生命倫理』16, 12-28.

★20――小泉英明(2006b).「新・人間学序説:物質と情報の理論の架橋・融合」*Seizon & Life Sci.,* 16B, 13-29.

★21――Koizumi, H. (2007a). The Concept of "Brain-Science & Ethics", *Seizon and Life Sci.,*17B, 13~32.

★22――Koizumi, H.(2007b). "A New Science of Humanity: A Trial for the Integration of Natural Science and the Humanities towards Human Security and Well-being", *What Is Our Knowledge About the Human Being* (Sorondo, M.S., ed.), 61-67, Pontifical Academy of Sciences, Vatican.

★23――Koizumi, H., ed.(2007c). *Application of Brain-Function Imaging to the Realm of Education,* Hitachi, Ltd., Tokyo.

★24――Koizumi, H.(2008a). "Developing the Brain: A functional imaging approach to learning and educational sciences", *The Educated Brain* (Battro, A., Fischer, K., Lena, P., eds.), 166-180, Cambridge University Press, New York.

★25――Koizumi, H.(2008b). Brain-Science and the Arts, *Seizon & Life Sci.,*18B, 1-7.

★26――Koizumi, H.(2008c). Brain-Science & Social Norms : New Ethics Basis for the Existence of Human, International School of MBE, Ettore Majorana Center for Scientific Culture, Erice, Italy.

★27――LeDoux, J.(1996). *The Emotional Brain: The mysterious Underpinnings of Emotional Life,* Brockman, Inc., New York.『エモーショナル・ブレイン:情動の脳科学』松本元+川村光毅ほか訳、東京大学出版会 2003.

★28――MacLean, P.D.(1949). Psychosomatic disease and the visceral brain: recent developments bearing on the Papez theory of emotion, *Psychosom. Med.,* 11, 338-353.

★29――Maki, A., Yamashita, Y., Ito, Y., Watanabe, E., Mayanagi, Y., Koizumi, H(1995). Spatial and temporal analysis of human motor activity using noninvasive NIR topography, *Med. Phys,* 22, 1997-2005.

★30――Murdoc, I.(1977). *THE FIRE AND THE SUN,* Oxford Press, Oxford.『火と太陽:なぜプラトンは芸術家を追放したのか』川西瑛子訳、公論社、1980.

★31――西田幾多郎(1920).『意識の問題』岩波書店.

★32――西田幾多郎(1923).『芸術と道徳』岩波書店.

★33――西田幾多郎(1950).『西田幾多郎全集』第3巻(「意識の問題」ならびに「芸術と道徳」)岩波書店(第4版1988).

★34――Papez, J.W.(1937). A proposed mechanism of emotion, *Arch. Neurol. Psychiatry,* 38, 725-743.

★35――Posner, M. and Raichle, M.(1994). *Images of Mind, Scientific American Library,* New York.『脳を観る』養老孟司+加藤雅子+笠井清登訳、日経サイエンス社 1997.

★36――Sakai, K., Watanabe, E., Onodera, Y., Uchida, I., Kato, H., Yamamoto, E., Koizumi, H., Miyashita, Y.(1995). Functional mapping of the human colour centre with echo-planar magnetic resonance imaging. *Proc. R. Soc. Lond. B.,* 261, 89-98.

★37——Schultz, W. (2006). Behavioral theories and the neurophysiology of reward. *Annu. Rev. Psychol.,* 57, 87-115.

★38——Schultz, W. (2004). Neural coding of basic reward terms of animal learning theory, game theory, microeconomics and behavioral ecology. *Curr. Opin. Neurobiol.,* 14, 139-147.

★39——Sekihara, K., Takeuchi, F., Kuriki, S., Koizumi, H. (1994). Reduction of brain noise influence in evoked neuromagnetic source localization using noise spatial correlation, *Phys. Med. Biol.,* 39, 937-46.

★40——Semendeferi, K., Armstrong. E., Schleicher, A., Zilles, K., Van Hoesen, G.W. (2001). Prefrontal cortex in human and apes: A comparison study of Area 10, *Am. J. Phys. Anthrop.,* 114, 224-241.

★41——寺澤義雄編(1997).『英語語源辞典:The Kenkyusha Dictionary of English Etymology』研究社.

★42——高橋哲彦＋滝口賢治＋板垣博幸＋小野寺由香里＋山本悦治＋小泉英明(1994). 超高速MRIを用いた運動想像時の脳機能イメージング.*MEDICAL IMAGING TECHNOLOGY,* 12, 626-631.

★43——Tanaka, S., Schweighofer, N., Asahi, S., Shishida, K., Okamoto, Y., Yamawaki, S., Doya, K. (2007). Serotonin differentially regulates short- and long-term prediction of rewards in ventral and dorsal striatum. *PLoS ONE,* 2, e1333.

★44——Tolstoi, L.N. (1897).『芸術とは何か』河野与一訳、岩波書店 1958.

★45——Utsugi, K., Obata, A., Sato, H., Katsura, T., Sagara, K, Maki, A., and Koizumi, H. (2007). Development of an Optical Brain-machine Interface, *Conf. Proc. IEEE Eng. Med. Biol. Soc.,* 1, 5338-5341.

★46——山本悦治＋高橋哲彦＋滝口賢治＋小野寺由香里＋板垣博幸＋小泉英明(1992). 超高速MRIによる無侵襲脳機能計測.『映像情報』(M), 表紙, 1466-1467.

★47——Yasui, T., Kaga, K., and Sakai, K. (2008). Language and music: Differential hemispheric dominance in detecting unexpected errors in the lyrics and melody of memorized songs. *Human Brain Mapp.,* [Epub ahead of print].

★48——Zeki, S. (2007). The neurobiology of love. *FEBS Lett.,* 581, 2575-2579.

intermezzo——#09

「感性」という言葉の意味するところ
——芸術と脳科学の架橋へ向けて……小泉英明

遠く離れた分野間で実のある議論をするためには、核となる用語を明確に定義して、同一の概念を相互に共有することが極めて大切である。異分野研究者間のシンポジウムでは、終了時刻の間際になって、核心となる術語を互いに別の意味に使っていたことに気付くことも少なくない。それでは、議論が平行線を辿るのも無理からぬことである。

審美の天才、青山二郎(1901-79)は「論理をささえるものは言葉……思想をささえるものはイメージである」と言った(『知られざる神』)。

本来、芸術は言葉で考えたり語ったりするものではないかもしれないが、書き物を通して議論するには、少なくとも「感性」という言葉の共通理解が必須であろう。しかし、「感性」とは、用いる人によってさまざまな内容を意味する典型的な言葉である。ここでは「感性」とそれに関係した術語について少し整理してみたい。

西周の訳語

よく知られているように、日本の主要な哲学用語は西周《にしあまね》(1829-97)によって翻訳時に作られたものが多い。「哲学」という言葉自体も然りである。西周は幕命でオランダに留学し、法学・哲学・経済学を学んだ。大政奉還前後には、最後の将軍となった徳川慶喜の政治顧問を務め、1874年には福沢諭吉らとともに『明六雑誌』を発行して西洋哲学の邦訳・紹介に努めた。「芸術」「科学」「技術」「現象」「概念」「観念」「主観」「客観」「命題」「理性」「悟性」「感性」「知性」(智性)「知覚」「感覚」「総合」「分解」「帰納」「演繹」「肯定」「否定」など多数の優れた訳語を作っている。「脳科学と芸術」と言うのも、「脳」という言葉以外は西周の新造訳語を借りていることになる。

カント(Immanuel Kant, 1724-1804)の『純粋理性批判』に「先験的感性論」という章があるが、そこに「感性」と「悟性」に関する次の記述がある。

「認識が直接に対象と関係するための方法、また一切の思惟が手段として求めるところの方法は直観(Anschauung)である。しかし直観は、対象がわれわれに与えられる限りにおいてのみ生じるものである。ところで対象がわれわれに与えられるということは、少なくもわれわれ人間にとっては、対象が或る仕方で心意識(Gemüt)を触発(affizieren)することによってのみ可能である。われわれが対象から触発される仕方によって表象を受け取る能力(Rezeptivität 受容性)」を感性(Sinnlichkeit, sensibility)という。それだから対象は感性を介してわれわれに与えられる。また、感性のみがわれわれに直観を給するのである。ところが対象は悟性(Verstand, understanding)によって考えられる。そして悟性から概念(Begriff)が生じるのである。しかしおよそ思惟は、直接にせよあるいは或る標徴を介して間接的にもせよ、結局は直観に関係する。したがって思惟はわれわれ人間にあってはまず感性に関係する。対象はこれ以外の仕方でわれわれに与えられることができないからである。われわれが対象から触発される限り、対象が表象能力に与える作用によって生じた結果は感覚(Empfindung, senses / sensation)である。感覚を介して対象に関係するような直観を、経験的直観という。また経験的直観のまだ規定されていない対象を、現象(Erscheinung)というのである。」(篠田英雄訳、岩波文庫)

一方、カントより10年早く生まれたバウムガルテン(Alexander G.Baumgarten, 1714-62)は、「美学」(Aesthetica)を創始した。ライプニッツ(Gottfried W. von Leibniz, 1646-1716)らの影響もあって、認識を「悟性的認識」と「感性的認識」に区分し、前者の学を「論理学」、後者の学を「美学」と定義した(ブリタニカ国際大百科事典)。

広義の「悟性」は、「知性」に近い「理解力」を指すが、より厳密には「感覚」(senses / sensation)と「理性」(*ratio*, reason)に対置された知的能力を指す。「感性」や「悟性」という言葉は、カントがより明晰に定義したとは言え、カントの専売特許ではない。古代ギリシャのプラトン(Platon, BC428-348)やアリストテレス(Aristoteles, BC384-322)は、対象を直接的・直観的にとらえる知的能力(*nous*)に対して、推論を伴う間接的な認識能力(*dianoia*)を「悟性」とした。また、カントが生まれる以前に、ロック(John Locke, 1632-1704)は、「understanding」(*intellectus*の英訳)という概念を出している。旧来は「悟性」と訳されていたが、現在は「知性」と訳されることが多い。ロックは、今も発達認知神経科学で議論の的になるタブラ・ラサ(*tabula rasa*)の概念を主張した哲学者でもある(この概念の起源はアリストテレスにある)。認識の経験心理学的研究から「悟性」の限界を検討し、知識は経験から得られると考えて本有観念の存在を否定した。一方、カントが考えた「悟性」とは、「範疇によって感覚素材を再構成する機能」とされ、「原理の認識」とは異なり、推理過程の知的作用とされた。これらの概念の集大成として、「悟性の学」を「論理学」、「感性の学」を「美学」としたバウムガルテンの定義を捉えることができる。注意すべきは、古代ギリシャ・ローマでは概念の序列が、*intellectus*(悟性)、*ratio*(理性)、*sensus*(感性)の順であったが、カントでは、理性(reason)、悟性(understanding)、感性(sensation)となって「理性」と「悟性」の序列順位が逆転していることである。岩波哲学・思想事典にも明記されているが、このあたりも本来の術語の意味が混乱する原因ともなっているのではないだろうか。
厳密な神経科学的な考察を加えるためには、これらの用語のどの定義に沿って考察しているかを明確にする必要がある(例えば、「悟性」は狭義の「知性」である)。しかしながら、あまり厳密に使い分けると逆に煩雑かつ混乱をきたすので、本著の中では広義の「感性」「知性」という言葉で代表させた。この術語のどちらも、依然として西周の新造訳語である。
「感性」という言葉には、日本独特の意味合いを載せて使用している場合も多い。むしろ、日常、「感性」という言葉を耳にする場合はこちらの方が多い。例えば、「日本感性工学会」(Japan Society of Kansei Engineering)という1998年に設立された学会組織があり、邦文論文誌『感性工学』のほかに英文論文誌『*Kansei* Engineering International』も発刊している。会則第1条「名称」並びに細則によると、「"*Kansei*"の英語による説明は、第2回会員総会にむけてすみやかに成案を作成し、理事会の議決を経た後、会員総会で承認をうける。」と定められている。しかし、ホーム頁を拝見すると、10年近くが経過した2007年の細則改定時においても、未だ定義は行われていないようである。日本独特の「感性」という言葉の意味合いを正確に定義付けることの難しさに苦労しておられるのではないかと拝察する。
筆者は「感性」を「知性」の対立概念として用いるのが現実的ではないかと、今のところは考えている。端的に言えば、感覚(senses / sensation)、情動と感情(emotion and feeling)そして情念(passion)などを包含する概念である。最初に述べたカントの考えでは、「感性」はむしろ感覚に近い概念として扱われていたが、「知性」の対立概念として捉えた方が、意味が拡がって日常の感覚に符合するように感じられる。情動と感情は類似の意味で使われることもあるが、ダマジオ(Antonio R. Damasio)は両者を明確に区別した。それは身体的反応と精神的反応は互いに呼応し、それが意志決定にまで関わるという仮説(somatic marker hypothesis)である。脳が行動を選択するさいに、情動による身体性反応が生じて固有の感情を引き起こす。これが行動の選択に寄与するのである。「感性」はこの種の身体性概念までを包含する広大さがある。
「感性」を「知性」の対立概念として用いるためには、「知性」の定義も必要になる。「知性」は先に述べたように悟性・理性をも含む概念である。近代・ギリシャ・インドの各哲学、そして儒学でも「知」と「智」は、それぞれ大きな課題であった。インド哲学の因明論では、直接知覚を「現量」、そして推論による認識を「比量」と言った。これも古代ギリシャの考え

(logos, *ratio*: 比)に通じるものを感じる。さらに「智(叡智)」に関しては、それ以上に深い意味合いを誰でも感じている。「智」は、論理を超えて「直観」或いは「洞察」(insight)するものなのか、はたまた「熟考」(deliberation)の末に得られるものか？　それが、ギリシャ哲学と近代哲学での「理性」「悟性」の逆転を生んだのかも知れない。「知」に関して最近は、認知心理学によっても解明が試みられてきた。例えば、ガードナー(Howard Gardner)によって提唱された「多重知性」(multiple intelligence)理論がある。ガードナーの場合は「知性」を、言語的・空間的・論理数学的・音楽的・身体運動的な各知性に分類した。その他に、社会的知性や絵画的知性などもある。しかし、その厳密さは必ずしも十分とは思えず正確な分類は、今後の脳科学の進展にかかってくると筆者は考えている。

感性と大脳辺縁系

それにしても脳からすれば、これらの知性は、主として大脳新皮質の働きである。一方、「感性」を、この「知性」の対立概念として捉えると、大脳新皮質に対する古い皮質、即ち辺縁系を中心とする脳の働きが色濃く浮かび上がってくる。「知性」と「感性」は、大脳新皮質の左右差を含む局在論の問題だけではなくして、脳の表層と深部の関係が重要となってくる。こうして、哲学的考察と神経科学的考察が互いに架橋・融合されてくると考えられるのである。

あとがき……◉小泉英明

「脳科学と芸術」は独立行政法人科学技術振興機構の社会技術研究開発センターに設置された「脳科学と社会」研究開発領域にて、将来領域のひとつとして2004年に企画した。すでに数年間にわたって推進中であった「脳科学と教育」(Brain-Science & Education)の次に必要な新領域としては、「脳科学と倫理」(Brain-Science & Ethics)を具体的に進めつつあった。これらについては、海外でも最近いくつかの潮流が生まれつつある。さらにその次の課題として「脳科学と芸術」(Brain-Science & the Arts)を、広範な「脳科学と人文学」(Brain-Science & the Humanities)に関連する新領域として、国際シンポジウムの機会にその概念を提示したのであった。しかし、国の科学技術研究費の配分を担う独立行政法人の立場として、科学技術からあまり逸脱しないで欲しいという要請があったことから、「脳科学と芸術」は文部科学省所管の財団法人生存科学研究所で研究を続けることとした。生存科学研究所で「脳・心と教育」研究会を開始したのは、同年2004年のことである。この研究会を通して、将来課題探索のためのシンポジウムを多数開催してきたが、「脳科学と芸術」シンポジウムは2006年春に第1回目を開催した。このときは、理研脳科学総合研究センターの岡ノ谷一夫氏にも大変お世話になった。

本書は、700頁余の大著となった工作舎創立30周年記念出版『育つ・学ぶ・癒す　脳図鑑21』(2001)の姉妹編として企画・編集が進められた。編集内容が具体化するにつれて、思いがけない事柄も見えてきた。例えば、日本の現代音楽の発祥には、北海道の寄与も少なくないことが、色濃く浮かびあがってきた。伊福部昭氏が札幌で芸術論を語り合い、また、一緒に演奏を楽しんだのは早坂文雄氏であった。1934年には仲間で「新音楽連盟」を創立し、エリック・サティなど20世紀の海外音楽を早い時期に紹介した。伊福部昭氏はかつて、「日本の現代音楽は「憧れ」のうえに築かれた根無し草が多い」との趣旨を語っておられるが、北海道から生じた音楽の流れは独自性に富んでいた。ゴジラのテーマはあまりに有名であるが、映画音楽に深く関った伊福部氏・早坂氏の流れは、やはり映画音楽と関わった武満徹氏の感性へと受け継がれる。名監督との協創は音楽に新たな息吹きを吹き込んだ。伊福部昭氏の弟子の方々は、芥川也寸志・黛敏郎・松村禎三・石井真木・矢代秋雄の各氏はじめ枚挙に暇がない。

編者が北海道大学で客員教授をしていたさいにお世話になった伊福部達氏は伊福部昭氏長兄のご子息だが、昭氏との密接な間柄から貴重な生き証言を頂戴できた。また、瀧口修造氏の芸術集団「実験工房」を通して武満氏と大変に関係深かった方々も、湯浅譲二氏をはじめ複数の方々がご執筆くださる結果となった。

武満氏も早坂氏も若いときには環境に恵まれず、ピアノの音がする家を見つけてはピアノを貸してもらって練習したようであるが、伊福部達氏のお宅のピアノも早坂氏がよく借りに来られたそうである。そのような中から、心の底を揺さぶる芸術が誕生し、世界へと羽ばたいた。

「芸術とは何か？」という疑問を、編者に最初に喚起したのは、1960年当時、映画の世界におられた俳優・演出家の三谷礼二氏であった。大学に入った直後に偶然、氏と邂逅した。東京渋谷の小さな室内劇場で「20世紀音楽を楽しむ会」を始めたいとのことであった。私がやりたかったのは物理と実験だったのであるが、好奇心から氏の活動にたびたび足を運ぶようになった。それは当時の多くの作曲家や詩人、そして演奏家の方々と接する機会となった。もともと、祖父がベルリンから持ち帰った竹針の蓄音機やロールピアノで、生まれるとすぐから西洋音楽を聴かされる機会はあったのであるが、突然のジョン・ケージやシュトックハウゼンとの遭遇には唖然とするばかりだった。
それまでの「美」が根底にある作品とかなり異なるので、初めはなかなか馴染めなかった。この小劇場でコンタルスキー兄弟の演奏を聴いて、初めてシュトックハウゼンの作品が美しいと感じたのである。それまでは、国内での現代音楽の演奏自体に問題があって、作曲者が意図したものと異なっていた可能性もある。
三谷氏には、若気の至りで随分と生意気なことを言って、たびたび睨まれた記憶がある。しかし一方で、血気に逸る大学の仲間たちと一緒にNHK室内交響楽団の演奏会を企画し、1964年に完成した渋谷公会堂(2,000席強)を満席にして活動資金を獲得。三谷氏が推す若い演奏家の方々による現代音楽の無料コンサートを開いたのは良い思い出となった。後に吉田秀和氏は、鬼才三谷氏を「日本のオペラ界にも〈自分の魂の底〉から生まれてきたイデーによって仕事をする才能がついに出現した」と絶賛した。この渋谷の小劇場からは、やがて東京室内歌劇場が生まれていく(1969)。
その三谷氏が力強く推したのが、当時は新進ピアニストの舘野泉氏であった。氏は1960年代からフィンランドに移り住まれているが、このたび、ご子息ヤンネ舘野(ヴァイオリニスト)氏の友人でもある福間洸太郎(ピアニスト)氏を通じて、執筆をお願いすることができた。
舘野氏の最近のCDをすべて聴きとおしたさいには、感動で涙が止まらなかった。左手だけで、こんなにも心を動かすことができるのか。このような演奏が可能であることは、芸術に対して、本質的な問いを投げかけているように感じた。本来、たったひとつの音、たった一本の線、たったひとつの動きに心を震撼させられるのが芸術ではないか。高度な技巧は、芸術のためのものであって、技巧が芸術の目的ではないはずである。しかも、右手が利き手である舘野氏の言語野は、多分、左脳にあるはずである。音楽的感性に関係深い右脳から左手に直接出力できることも、より音楽的になる可能性が脳科学からも推察された。

舘野氏の左手のための作品造りに真摯に貢献しておられるのが、前述の松村禎三氏の筋にあたる吉松隆氏である。吉松氏が最初に作品を発表されたのは、調律師・プロデューサの原田力男氏の「プライヴェートコンサート」(1978)であった。この原田氏も、調律を業としながら私財をほとんど若い芸術家の支援に注ぎ込んだ反骨の人であった。「零の会」を主宰して、ガリ版摺りの芸術論・哲学論をずっと送り続けてくださったが、関係された多くの方々が現在活躍されている。

一方、「20世紀音楽を楽しむ会」で、われわれ悪餓鬼どもが噂をしていたことがあった。高橋悠治氏の妹御に、芸高(東京藝術大学音楽学部附属音楽高等学校)から進学した才能溢れるピアニストがいる……と。その方こそ高橋アキ氏であった。今回、協力いただけたのも40年来の夢がかなったような気がしている。アキさんはやがて、「実験工房」のメンバーだった秋山邦晴氏と結婚された。ご夫妻は武満徹氏の最大の理解者・協創者でもあった。

音楽の関係でも因縁めいたご縁を感じるが、美術についても種々のご縁を感じている。美術も音楽と同様に古典から知らずのうちに入ったが、前衛の思想を教えて下さったのは、陶芸家・美術評論家であった里中英人氏である(『陶による新しい造形——思考とテクノロジー』グラフィック社 1976他)。氏の作られる器の歪みは、いつも格調高いことが不思議でならなかった。それを言うと、氏はいつもにこやかに笑うだけである。科学者の悪い癖で、知りたいとなったらとことんしつこい。ある日のこと、やっと話していただけた。「これは秘密ですよ……実は轆轤《ろくろ》で轢いたあと、まだ粘土が柔らかなうちにそっと投げたのです。ですからこの歪みは私ではなく自然が創った。ただし、投げ方は微妙で、それは私が決めるのです」。里中氏の独創的な種々の手法は自然との協創が多い。このことも、「芸術とは何か」を考えるときにヒントとなった。氏のアトリエには、「黄色のフォルクスワーゲンが二つに割れたオブジェ」がいつも照明されていた。幼かった娘が「おじちゃま、どうして二つに割れてしまっているの？」と質問した。氏は答えに窮した。一週間後に電話がかかってきた。「どうしたら本当の説明ができるのかずっと考え続けています……」。とことん真摯な方だった。それから何年かして、氏は銀座の個展会場に作品を搬入した帰り道、交通事故で急逝された。静かな中に燃えるような思いを秘めた壮絶な生き様だった。運転していた車は黄色のフォルクスワーゲンだった。

省みれば、浅学菲才の科学者・技術者である私が、何とか編者の任を果たせたとすれば、それは真摯に生きようとしている友人・知人の方々が与えてくださったさまざまな機会によるものである。幾多の思い出は尽きないが、折々に芸術根幹の息吹を吹き込んでくださった世界各地の方々に心よりお礼申しあげたい。

一方、脳科学に関係する方々は、編者の専門分野でもあり、執筆をお願いするのに迷いは少なかった。どなたも創造性に富んだお仕事を確実に進めておられ、科学的な事実を逸脱してまで面白く書くことは決してなされない方々である。

今回の原稿を賜って、本当に多くのことを勉強させていただいた。例えば、福祉工学者の伊福部達氏はご専門の感覚器官進化の視座から、叔父様の伊福部昭氏の深い芸術観と融合させた壮大な音楽起源論を展開くださった。正に神経科学と芸術論の融合である。大橋力氏は科学者として神経科学を含む広い分野で研究を進めてこられたと同時に、山城祥二の名で「芸能山城組」を主宰して来られた。脳科学と芸術の架橋・融合をすでに実践されており、その成果は国際的にも高く評価されている。お一人ずつお名前をあげることはしないが、今回執筆下さった全ての方々に、ただただ心から感謝するばかりである。

また、脳科学分野での芸術研究は、正に黎明期に一歩を踏み入れようとする段階にあって、実際の脳機能画像で信頼できるものは極めて限定的である。そのような現状から、巻頭には、英国・ドイツ・フランスをそれぞれ代表する研究機関の友人から、貴重な画像データを提供いただいた。その中からドイツのロバート・ターナー氏のデータを使わせていただいている。氏はマックスプランク研究所の脳機能描画研究所の所長であって、磁場強度7.0テスラのfMRI装置を駆使している。10年ほど前に、脳機能と文化の関係をテーマに共同研究しないかと提案してきたが、彼ほど創造性に富んだ人を私は知らない。そしてまた深い芸術への思いがある。また、日立基礎研究所の脳科学応用グループの顧問として、ご指導を頂戴している京都大学霊長類研究所元所長の久保田競(神経科学者)氏にも深く感謝したい。脳科学の視点、特に情動系について貴重なご教示と校閲を賜った。

今回の編著の作業は、客員教授を務めている東京大学先端科学技術研究センターで、煉瓦造りの時計台にある教授室にて、静かな休日に進めることが多かった。たまたま、生垣を隔てて柳宗悦(美術評論家)・柳兼子(声楽家)ご夫妻の旧邸が接しており、何かと参考にさせていただいた。特に、両氏の蔵書は芸術・哲学関係の貴重な書籍が多く、お世話になった日本民藝館に厚く御礼申し上げたい。

また、芸術について深く考えさせてくれた国立音楽大学・大学院教授の小泉惠子(声楽家)氏の存在がなければ、編著の任は到底果たせなかったと思う。また、氏の周囲の方々からも、温かいご指導を長年にわたって頂戴してきた。特に、畑中良輔(評論家・詩人・声楽家)氏、エレーナ・オブラズツォワ(オペラ歌手)氏、大中恩(作曲家)氏、若杉宏(指揮者)・長野羊奈子(声楽家)ご夫妻……さらに工作舎の十川治江氏はじめ助けて下さった多くの皆様に心から感謝して、このあとがきを終えたい。

索引［執筆者・話者は目次および本文参照］

ア

カ

サ

タ

ナ

ハ

マ

ヤ

ラ

ワ

岡ノ谷 一夫 ●OKANOYA, Kazuo

1959年生まれ。83年、慶應義塾大学文学部心理学科卒業。89年、メリーランド大学心理学部博士課程修了、Ph.D.取得。専攻は神経行動学。上智大学生命科学研究所、農林水産省鳥害研究室、慶應義塾大学心理学研究室、千葉大学文学部などで鳥の発声の研究を続け、2004年より理化学研究所脳科学総合研究センター知的脳機能研究グループ生物言語研究チーム・チームリーダー。著書に『小鳥の歌からヒトの言葉へ』(岩波科学ライブラリー)、『心理学辞典』(共編著、丸善)など。

齋藤 亜矢 ●SAITO, Aya

1978年、茨城県生まれ。京都大学理学部を卒業、京都大学大学院医学研究科修士課程を終了後、東京藝術大学大学院美術研究科博士後期課程修了。博士(美術)。現在、日本学術振興会特別研究員PD(東京藝術大学大学院美術研究科)。同大学で非常勤講師もつとめる。芸術の起源に科学的な手法でアプローチし、その本質に少しでも触れたい。

港 千尋 ●MINATO, Chihiro

1960年生まれ。84年、早稲田大学政治経済学部卒業。ガセイ南米基金を受けて南米各地に滞在後、85年よりパリを拠点に写真家・評論家として活動。現在、多摩美術大学美術学部教授。著書は『注視者の日記』(みすず書房)、『記憶——「創造」と「想起」の力』(講談社、97年サントリー学芸賞受賞)、『洞窟へ——心とイメージのアルケオロジー』(せりか書房)など、写真集は『瞬間の山——形態創出と聖性』『文字の母たち』(以上インスクリプト)などがある。

入来 篤史 ●IRIKI , Atsushi

1957年生まれ。86年、東京医科歯科大学歯学研究科博士課程修了。歯学博士。医学博士。87年よりロックフェラー大学助手、東邦大学助教授、東京医科歯科大学教授などを経て、現在、理化学研究所脳科学総合研究センター知的脳機能研究グループ・グループディレクター、東京医科歯科大学客員教授、ロンドン大学客員シニアフェロー、東京大学客員教授。著書に『研究者人生双六講義』(岩波科学ライブラリー)、『ホモ・ファベル 道具を使うサル』(医学書院)など。

川畑 秀明 ●KAWABATA, Hideaki

1974年生まれ。2001年、九州大学大学院人間環境学研究科博士課程修了。博士(人間環境学)。日本学術振興会特別研究員、ロンドン大学画像神経科学部神経生物学研究室研究員を経て、鹿児島大学教育学部准教授。ロンドン大学神経生物学研究室客員研究員。専門は神経美学。セミール・ゼキ教授とともに、「美」や「欲」を感じる脳のしくみについて研究。著書は『やわらかい「わたし」のつくりかた——脳とこころで学ぶ、自分と世のなか』(柏書房)。

金沢 創 ●KANAZAWA, So

1966年生まれ。京都大学文学部心理学専攻卒業。京都大学大学院理学研究科霊長類学専攻単位取得退学。理学博士。三菱化学生命科学研究所、淑徳大学などを経て、現在、日本女子大学人間社会学部心理学科准教授。知覚の発生論、心の進化論などを専門とし、芸術を含めたあらゆる人間活動の起源と根源に関心をもつ。著書に『他人の心は存在するか』(金子書房)、『妄想力』(光文社)など。

山口 真美 ●YAMAGUCHI, Masami K.

中央大学文学部心理学専攻卒業。お茶の水女子大学大学院人間文化研究科人間発達学専攻単位取得退学。博士(人文科学)。ATR人間情報通信研究所、福島大学などを経て、現在、中央大学文学部心理学研究室教授。JST「デジタルメディア作品の制作を支援する基礎技術」のさきがけ研究員として、科学と芸術の関係に、発達・教育の立場から関わる。著書に、『正面を向いた鳥の絵が描けますか?』(講談社アルファ新書)、『赤ちゃんは世界をどう観ているのか』(平凡社新書)など。

保前 文高 ●HOMAE, Fumitaka

1974年生まれ。横浜市出身。東京大学大学院総合文化研究科博士課程修了。学術博士。科学技術振興機構戦略的創造研究推進事業研究員、日本学術振興会特別研究員(東京大学大学院教育学研究科)を経て、現在、首都大学東京都市教養学部助教。専門分野は認知神経科学、発達脳科学。言語発達を実現する神経システムの解明とその動作原理の包括的な理解をめざしている。

多賀 厳太郎 ●TAGA, Gentaro

1965年生まれ。神奈川県出身。94年、東京大学大学院薬学系研究科博士課程修了。博士(薬学)。京都大学基礎物理学研究所学振特別研究員、ボストン大学神経筋研究所博士研究員、東京大学教養学部基礎科学科助手をへて、2000年、東京大学大学院教育学研究科講師、現在、准教授。カリフォルニア工科大学HFSP短期フェロー、科学技術振興機構PREST研究員、CREST研究代表者などを併任。著書は『脳と身体の動的デザイン——運動・知覚の非線形力学と発達』。趣味でヴァイオリンを弾く。

川村 光毅 ●KAWAMURA, Koki

1934年生まれ。66年、千葉大学大学院医学研究科博士課程修了。医学博士。現在、慶應義塾大学名誉教授、理化学研究所脳科学総合研究センターおよび東京都神経科学総合研究所客員研究員、ほづみクリニック精神科および三芳病院精神科非常勤医、東京シティフィル・コア(合唱団)メンバー。著書に『Olivocerebellar projection: a review』(共著、Springer Verlag)、『脳と精神:生命の響き』(慶應義塾大学出版会)、訳書にJ・ルドゥー『エモーショナル・ブレイン』(共訳、東京大学出版会)など。

北浜 邦夫 ●KITAHAMA, Kunio

1944年生まれ。フランス国立科学研究所神経科学部門研究ディレクター。理学博士。東京大学文学部心理学科卒業、1971年よりリヨン大学医学部実験医学教室にて現在に至るまで睡眠と夢の脳研究に従事。本当はフランスの芸術にあこがれて渡仏、清貧にして絵画と音楽と野良仕事の日々を送る。著書に『ヒトはなぜ、夢をみるのか』(文春新書)、訳書にジュヴェ『夢の城』『睡眠と夢』(紀伊國屋書店)ほか。エッセイ多数。

北澤 茂 ●KITAZAWA, Shigeru

1962年生まれ。91年、東京大学大学院医学系研究科修了。医学博士。93年、東京大学医学部助手、95年、電子技術総合研究所主任研究官、2001年、産業技術総合研究所主任研究員をへて、03年より順天堂大学医学部生理第一講座教授。04年から08年まで、東京大学大学院教育学研究科客員教授を兼務。専門は神経生理学。運動制御の研究から脳の中の時間に興味をもつ。1999年、塚原仲晃記念賞受賞。

河内 十郎 ●KAWACHI, Juro

1961年、東京大学文学部心理学科卒業。東京大学教養学部教授、日本女子大学家政学部教授を経て、現在、東京大学名誉教授、文学博士。専門は神経心理学。共編著に『脳卒中後のコミュニケーション障害』(協同医書出版社)、訳書はゼキ『脳のヴィジョン』(医学書院)『脳はいかに美を感じるか——ピカソやモネが見た世界』(日本経済新聞社)はじめ多数におよぶ。

斎藤 公子 ●SAITOH, Kimiko

1920年、島根県隠岐生まれ。39年東京女子高等師範学校保育実習科卒業。さくら・さくらんぼ・第2さくら保育園創設者。著書：『あすを拓く子ら』『自然・人間・保育』(共著、あゆみ出版)、『さくら・さくらんぼの障害児保育』『子どもはえがく』(青木書店)、『さくら・さくらんぼのリズムとうた』(群羊社)、『子育て・織りなした錦』『生物の進化に学ぶ乳幼児の子育て』(かもがわ出版)など。

野田 燎 ●NODA, Ryo

1948年生まれ。72年、大阪音楽大学卒業後、アメリカのノースウェスタン大学、フランス国立ボルドー音楽院に留学。パリを拠点にサックス奏者・作曲家として活動、フランス作曲家協会賞などを受賞。帰国後、95年に野田音楽運動療法研究所を設立。現在、大阪芸術大学教授。医学博士。著書に『芸術と科学の出合い——音楽運動療法の理論と実践』(医学書院)、『脳は甦る——音楽運動療法による甦生リハビリ』(共著、大修館書店)など。無伴奏サクソフォン作品に「インプロヴィゼーションI〜III」、「舞」、管弦楽曲「じしん」、カンタータ「ゲルニカ」がある。

舘野 泉 ●TATENO, Izumi

1936年生まれ。慶應義塾高等学校2年よりレオニード・コハンスキーに師事。60年、東京藝術大学を首席で卒業。64年にフィンランドに移住。世界各地で演奏活動を重ね、40周年記念リサイタルツアーを日本とヘルシンキで行った翌年の2002年1月、リサイタル中に、脳溢血で倒れる。翌年より、間宮芳生、ノルドグレン、吉松隆をはじめとする作曲家に左手のための作品を委嘱、04年には左手のピアニストとして、復帰リサイタルを日本の主要都市で開催し、反響をよぶ。日本シベリウス協会会長。著書は『ひまわりの海』(求龍堂)など。

吉松 隆 ●YOSHIMATSU, Takashi

1953年生まれ。慶應義塾大学工学部在学中に松村禎三に弟子入り、大学を中退。78年、「忘れっぽい天使」で作曲家として デビュー。81年、現代の音楽展'81で初演された「朱鷺によせる哀歌」で評価を得、98年よりイギリスのシャンドスレーベルと専属作曲家の契約を結び、日本を代表する作曲家のひとりとなる。2004年以降は舘野泉の委嘱を受けた左手のためのピアノ作品「タピオラ幻景」「アイノラ抒情曲集」やピアノ協奏曲「ケフェウス・ノート」などでも注目を集める。著書も『図解クラシック音楽大事典』(学習研究社)はじめ多数。

緑川 晶 ◉MIDORIKAWA, Akira

1971年生まれ。中央大学大学院博士後期課程修了。教育学博士。現在、中央大学文学部准教授。臨床心理士。小学校よりユーフォニウム、中学校よりトロンボーンを始め、高校時代はブラスバンドに、大学時代はオーケストラに明け暮れていた。現在は年に1回のアンサンブル活動を細々と続けている。著書は『楽譜表記の神経心理学的研究』(風間書房)など。

河村 満 ◉KAWAMURA, Mitsuru

1949年生まれ。77年、横浜市立大学医学部卒業。現在、昭和大学医学部神経内科教授、付属東病院長。日本神経心理学会・高次脳機能障害学会理事。目黒区民交響楽団団員(オーボエパート、インスペクター)。専門は、失語、失行、失認などの病態の研究を主とする臨床神経心理学、臨床神経症候学で、MRIなどによる病巣局在の検討も早期からはじめている。著書に『MRI脳部位診断』『神経心理学の挑戦』『神経文字学――読み書きの神経科学』(以上共著、医学書院)など。

中井 久夫 ◉NAKAI, Hisao

1934年生まれ。京都大学医学部卒業。ウイルス学から精神科医に転じ、69年、統合失調症の患者の回復プロセスを絵で読み解く風景構成法を創案。2004年、兵庫県こころのケアセンター初代センター長。現在、神戸大学名誉教授、NPO法人・ひょうご被害者支援センター理事長。日本芸術療法学会理事。著書『最終講義』『徴候・記憶・外傷』、共編著『1995年1月・神戸』『昨日のごとく』ほか、訳書もヴァレリー『若きパルク』(以上みすず書房)ほか多数。

伊福部 達 ◉IFUKUBE, Tohru

1946年生まれ。71年、北海道大学大学院修士課程修了。工学博士。84年、スタンフォード大学客員助教授)。89年、北海道大学電子科学研究所感覚情報分野教授。生体工学の視点から、感覚代行システムを研究する。現在、東京大学先端科学技術研究センター人間情報工学分野教授。北海道大学名誉教授。バリアフリー支援のための福祉工学の開拓・応用研究を推進。著書に『福祉工学の挑戦』(中公新書)、『音の福祉工学』(コロナ社)など。作曲家の伊福部昭は叔父にあたる。

檀 一平太 ◉DAN, Ippeita

1969年生まれ。(独)農業・食品産業技術総合研究機構 食品総合研究所 食認知科学ユニット 主任研究員。国際基督教大学教養学部卒業。東京大学大学院総合文化研究科博士課程中退。学術博士。科学技術振興事業団研究員、(独)食品総合研究所重点研究領域特別研究員を経て、2008年2月から現職。キャリア初期の専門は情報生物学、現在の専門は脳科学および食品心理学。2006年、安藤百福賞発明発見奨励賞受賞。

大橋 力 ◉OOHASHI, Tsutomu

1933年生まれ。東北大学農学部卒。農学博士。74年から山城祥二の名で芸能山城組を主宰しつつ、文部省放送教育開発センター教授、千葉工業大学教授、ATR感性脳機能特別研究室長などを歴任。現在、文明科学研究所所長、国際科学振興財団主席研究員。著書に『情報環境学』(朝倉書店)、『音と文明――音の環境学ことはじめ』(岩波書店)など。CD / LP 14タイトルなど作品多数。中山賞大賞、木村重信民族藝術学会賞、日本レコード大賞企画賞、日本アニメ大賞最優秀音楽賞、ダルマ・クスマ勲章(バリ島の文化勲章)など受賞。

湯浅 譲二 ◉YUASA, Joji

1929年生まれ。高校時代在学中より独学で作曲をはじめ、慶應義塾大学医学部在学中に秋山邦晴、武満徹、鈴木博義と出会い、51年に結成された実験工房に相前後して参画。切磋琢磨しながら、音楽、美術、詩など、インターメディアの新しい表現を開拓する。52年「二つのパストラール」でデビュー。81-94年、カリフォルニア大学サンディエゴ校で後進を指導。著書に『人生の半ば——音楽の開かれた地平へ』(慶應義塾大学出版会)、作品に管弦楽曲「クロノプラスティック」「始原への眼差し」、電子音楽「世阿弥・九位」ほか多数。

篠田 桃紅 ◉SHINODA, Toko

1913年、旧満洲国大連に生まれる。5歳ごろから父に書の手ほどきをうけ、女学校時代以外はほとんど独学で書を学ぶ。56-58年、ニューヨークで文字の決まりごとを離れた新しい墨の抽象画「墨象」の境地を拓き、個展でも高い評価を得る。和紙に、墨・金箔・銀箔・金泥・銀泥・朱泥といった日本画の画材を用い、限られた色彩で多様な表情の作品を生み出している。エッセイストとしても活躍し、著書も『墨を読む』(小学館)、『桃紅 私というひとり』(世界文化社)など多数におよぶ。

高橋 アキ ◉TAKAHASHI, Aki

1968年、東京藝術大学大学院在学中に武満徹作品でピアニストとしてデビュー。75年、エリック・サティ没後50年を記念して『エリック・サティ連続演奏会』を夫の秋山邦晴と主催。77年、「ベートーヴェン150年祭」での招待演奏はじめ、欧米の数々の音楽祭に招かれ、ソロ、室内楽のみならず、メルボルン響、N響、読響など国内外のオーケストラとも数多く協演している。レパートリーは現代曲のほか、シューベルトなどのロマン派や古典作品からビートルズ・ナンバーまで、幅広い。

北岡 明佳 ◉KITAOKA, Akiyoshi

1961年、高知県生まれ。91年、筑波大学大学院博士課程心理学研究科修了。教育学博士。東京都神経科学総合研究所にて大脳視覚皮質の電気生理学的研究を進めるかたわら、エッシャーを記念した「超感覚ミュージアム展」(99-2000)など、多くの場で錯視作品を発表。01年より立命館大学文学部心理学科助教授。06年より同教授。現在の専門は知覚心理学。錯視の実験心理学的研究と、錯視デザインの創作を得意とする。06年、第9回ロレアル色の科学と芸術賞金賞受賞。著書多数。

藤井 直敬 ◉FUJII, Naotaka

1965生まれ。 97年、東北大学大学院医学系研究科・医学部にて博士号取得。98年よりMIT McGovern Institute Graybiel Labにて上級研究員。2004年より理化学研究所 象徴概念発達研究チーム 副チームリーダー。 08年より理研適応知性研究チーム チームリーダー、理研BSI－トヨタ連携センター 双方向性BMI連携ユニット ユニットリーダー兼任。主要研究テーマは、適応知性および社会的脳機能解明。著書に『予想脳』(岩波科学ライブラリー)がある。

高田 みどり ◉TAKADA, Midori

東京藝術大学卒業後、1978年、ベルリン放送交響楽団の打楽器ソリストとしてデビュー。80年代より、アフリカやアジアの伝統音楽家とともに多く活動。また即興演奏のトリオ「トン・クラミ」として世界各地のジャズシーンで活躍。90年代より、音楽・俳優として、『サド侯爵夫人』(原田一樹演出)、『エレクトラ』(鈴木忠志演出)に出演。仏教音楽への取り組みは『観想の響き』『沈黙の鳥』『羯諦羯諦――行く者よ、去り行く者よ』として舞台化。身体と音への視点から、ジャンルを超えた活動を続けている。

梅若 猶彦 ◉UMEWAKA, Naohiko

1958年生まれ。81年、上智大学外国語学部比較文化学科卒業。95年、ロンドン大学Ph.D取得。能楽師観世流シテ方。静岡文化芸術大学教授。ロンドン大学客員教授を経て現在フィリピン大学教授。多くの能楽でシテを演じるかたわら、創作能や現代舞踊とのコラボレーションなどにも積極的に取り組み、能を通じての国際交流も活発におこなう。また能を演じている時の身体や脳の状態の研究にも医学者と共同で取り組んでいる。祖父は初世名人梅若万三郎、父は初世梅若猶義。著書、『能楽への招待』(岩波新書)。

渡辺 英寿 ◉WATANABE, Eiju

1976年、東京大学医学部卒業。医学博士。東京警察病院脳神経外科部長などを経て、現在、自治医科大学脳神経外科教授。てんかん外科、下垂体外科を専門とし、手術を必要とする患者の脳の機能分布図を作成するため、診断法の開発、とくに光トポグラフィなど非侵襲検査法の開発を中心に研究を進める。また、コンピュータで脳の外科手術中の位置を確認できるナビゲーションシステムも、世界に先がけ開発。てんかんの外科治療についての一般用解説については以下を参照。http://eiju.8m.com/epi/

小泉 英明 ◉KOIZUMI, Hideaki

(株)日立製作所役員待遇フェロー、(独)科学技術振興機構「脳科学と教育」領域統括、東京大学先端科学技術研究センター客員教授、中央教育審議会・原子力委員会各専門委員。1971年、東京大学基礎科学科卒業・(株)日立製作所入社。76年、偏光ゼーマン法の創出で理学博士。83年から日立MRI開発プロジェクトリーダーとしてMRAやfMRIを含む種々の新技法を開発。95年、光トポグラフィ法を創出して「心の計測」に取り組む。同社基礎研究所所長、(社)日本分析化学会会長などを歴任。大河内賞3回ほか内外の多くの賞を受賞。著書『脳は出会いで育つ』(青灯社)、編著書『幼児期に育つ 科学する心』(小学館)、『育つ・学ぶ・癒す 脳図鑑21』(工作舎)など。